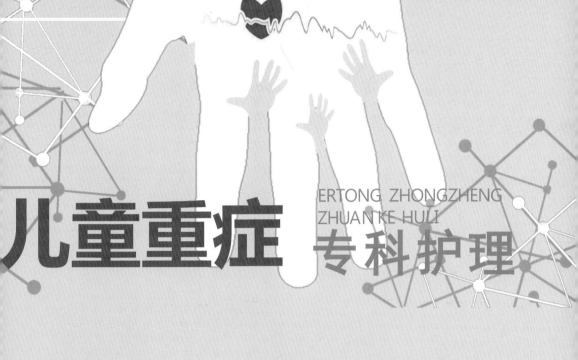

儿童重症专科护理

ERTONG ZHONGZHENG
ZHUANKE HULI

甘肃省专科护理培训教材

GANSUSHENG ZHUANKE HULI PEIXUN JIAOCAI

齐海燕　郭宇　主编

甘肃科学技术出版社

图书在版编目（ＣＩＰ）数据

儿童重症专科护理 / 齐海燕, 郭宇主编. -- 兰州 ：
甘肃科学技术出版社, 2020.11
ISBN 978-7-5424-2529-4

Ⅰ. ①儿… Ⅱ. ①齐… ②郭… Ⅲ. ①小儿疾病—急
性病—护理学②小儿疾病—险症—护理学 Ⅳ.
①R473.72

中国版本图书馆CIP数据核字(2020)第238557号

儿童重症专科护理

齐海燕　郭宇　主编

责任编辑　陈　槟

封面设计　冯　渊

出　　版　甘肃科学技术出版社
社　　址　兰州市读者大道568号　730030
网　　址　www.gskejipress.com
电　　话　0931-8125103(编辑部)　0931-8773237(发行部)
京东官方旗舰店　https://mall.jd.com/index-655807.html

发　　行　甘肃科学技术出版社　　印　刷　兰州瑞昌印务有限责任公司
开　　本　710毫米×1020毫米　1/16　印　张　24.75　插　页　2　字　数　487千
版　　次　2021年7月第1版
印　　次　2021年7月第1次印刷
印　　数　1~1 500
书　　号　ISBN 978-7-5424-2529-4　　　定　价　48.00元

编 委 会

前　言

　　儿童健康事关家庭幸福和民族未来。儿科病人从出生到青春期年龄跨度大,每个阶段又有其独特性。儿童不是成人的缩小版,儿科疾病起病急、发展快、病情危重且病死率高。随着国家加强儿童医疗卫生服务措施的进一步落实,各地区各级综合医院相继成立了不同规模的新生儿重症监护室(NICU)和儿童重症监护室(PICU),两者各有侧重,分工越来越细。医学与科技快速发展,新的重症监护技术应用于临床,挽救了许多重症儿童,提高了抢救成功率;新的诊疗和护理理念引入重症监护病房,最大程度地满足重症儿童及家庭的心身需求,促进病儿疾病康复,很好地改善了儿童危重症的结果与预后。儿童重症患者是重症患者中的特殊人群,护士是重症监护过程中病情观察、评估的前哨,又是治疗方案实施的重要后卫,护理涉及的专业知识和技术面较广,日新月异不断更新,这对广大儿科重症监护领域护士的要求逐渐提高,PICU/NICU的专科护士的培训尤 为重要和紧迫。

　　目前,甘肃省小儿重症培训指导教材一直空白,不能满足专科护士培训需求。为此,在甘肃省护理学会的支持下,由甘肃省省级医院的护理同道合作共同编写了培训教材。其中刘萍编写第五章内容,约13万字;王鸿雁编写第八章内容,约13万字;巩亚琴编写第一章、第二章、第三章、第四章、第六章内容,约13万字;李尕梅编写第七章、第九章内容,约9万字。该教材从临床实用性出发,凸显可操作性,内容包括儿童重症病房的安全管理、医院感染防控、常用重症监护技术、常见急危重症监护与护理、儿童重症监护常用护理技术、常用监护设备管理、常用急救药物应用、儿童急救及院外转运等方面,立足培养儿童重症专科护士核心能力和风险的预见能力,提升儿童急危重症救治综合能力,最后,希望本书能为临床护士提供力所能及的指导和帮助。本教材在编写过程中得到全省各医院的大力支持,在此表示感谢!

由于编者水平有限,书中难免有疏漏和不足之处,恳请广大同仁和读者批评指正。

编者

2021 年 4 月

目　录

第一章　绪　论

第一节　儿童重症医学发展历史

重症医学(Critical care medicine ,CCM)是研究危及生命的疾病状态的发生、发展规律及其诊治方法的临床医学学科。重症监护病房是重症医学学科的临床基地,它给因各种原因导致一个或多个器官与系统功能障碍危及生命或具有潜在高危因素的患者,及时提供系统的、高质量的医学监护和救治技术,是医院集中监护和救治重症患者的专业科室。ICU应用先进的诊断、监护和治疗设备与技术,对病情进行连续、动态的定性和定量观察,并通过有效的干预措施,为重症患者提供规范的、高质量的生命支持,改善生存质量。

1863年,南丁格尔就曾撰文提到专门为术后患者设置"小房间",这便是重症监护病房(Intensive care unit, ICU)的雏形。1948~1953年间,美国、丹麦、瑞典等地脊髓灰质炎大规模流行,促成呼吸治疗单位(Respiratory care unit,RCU)建立,是文献报道的第一个专科ICU,标志着ICU新纪元的开始。1970年美国危重病医学会作为一个独立的学术团体宣告成立。1982年欧洲成立了欧洲危重病医学会(European society of intensive care medicine,ESICM)。

1967年1月,美国费城儿童医院主任麻醉师唐斯(Downes)医生通过对慢性呼吸衰竭、哮喘发作、手术后早产儿呼吸暂停及家庭式呼吸机应用的研究,成立了北美第一家儿童医院儿科重症监护病房(Pediatric intensive care unit,PICU),对小儿麻醉及危重症护理做出了巨大贡献。

我国的重症医学发展起步较晚,1982年北京协和医院外科主任曾宪九教授,率先成立ICU。1984年北京协和医院正式成立第一家独立的医疗科室。之后,重症医学发展迅速,国家卫生部门非常重视危重症医学的发展,已把设立ICU列为衡量医院等级的条例内容。

我国儿科危重症医学起源于20世纪50年代对儿童传染病的救治,现代儿科危重症医学的发展得益于联合国儿童基金会(UNICEF)项目成立。1982—1984年我国原国家卫生和计划生育委员会和联合国儿童基金会合作设立了"小儿急救与培训项目"。1983年在世界卫生组织(World health organization,WHO)的支持下,中国儿科危重症医学的开拓者和奠基人、首都医科大学附属北京儿童医院樊寻梅教授在国内率先创建了PICU。之后,在"小儿急救与培训项目"的基础上,试点医院先后成立了PICU、新生儿重症监护病房(Neonatal intensive care unit,NICU)等,其目的在于集中管理危重患儿,对其进行密切观察与积极治疗,提高危重患儿的救治成功率,为我国现代儿科危重症医学事业的发展奠定了基础。

近30年来,PICU和NICU从少数几家医院建立到全国三级医院普遍存在,甚至发展到县市,救治患儿从院内扩展到院前,从个体抢救到群体,在面向自然灾害和突发公共卫生事件的抢救,都做出了辉煌的成绩。

第二节　分类与特点

重症监护是最大限度地确保危重患儿的生存及预后生命质量而采取的及时、有效、高质量的医学监护。重症患儿的生命支持技术水平,直接反映医院的综合救治能力,体现医院整体医疗实力,是现代化医院的重要标志。

ICU作为重症医学专科的临床基地,是医院中危重患儿及高危患儿的集中管理单位,其病源来自临床各科室,也是临床各科的坚强后盾。

一、ICU的分类

ICU分为综合性ICU和专科ICU。儿童专科ICU主要有以下几类。

1.NICU　收治生后28天以内的危重新生儿,尤其是早产儿。

2.PICU　收治各类重症疾病患儿的综合ICU,包括手术前、后的患儿。部分医院的PICU兼有心脏ICU功能,收治先天性心脏病术后监护患儿。收治患者的年龄上限各家医院标准不一。

3.其他　部分医院还有儿科急诊重症监护病房和儿童外科重症监护病房。

二、儿童危重症监护的特点

NICU收治的是新生儿期的患儿；PICU收治的患儿年龄跨度大，从婴儿期、幼儿期一直到学龄前、学龄期和青春期。依据儿童生长发育特点，危重症以新生儿、婴幼儿期患儿居多。这类患儿无明确的主诉，检查不配合，并且起病急、进展快、病死率高，需要医护人员望、闻、问、触、听和询问家长代主诉进行综合分析、判断。为便于危重患儿的管理和控制医院内感染，我国NICU和PICU均采用无陪病房的模式，限制探视。因此，患儿家属易出现焦虑、烦躁，加之住院费用较高，经济负担重，了解患儿相关信息的渠道少，容易对治疗、护理工作产生负面情绪。并且，由于治疗的原因，经常需要对患儿进行有创监测、操作，使患儿感觉疼痛和恐惧。因此，NICU和PICU的医护人员除了要承担繁重的诊疗护理工作外，还要针对患儿及其家长进行大量的心理护理和沟通疏导。

第三节　重症儿童安全管理

重症监护病房是集中救治危重患儿的病室，24小时无陪护，所有治疗、护理完全由护理人员完成，加上患儿病情重且复杂多变，工作量大，是容易引发护理纠纷和投诉的高风险科室。为此，安全管理是护理管理的核心，如何发挥护理管理能力，规范护理行为，确保护理安全，满足患儿的需求，提高患者满意度，是护理环节中的重中之重。

一、制度建设

重症监护病房应当建立健全并严格遵守执行各项规章制度、岗位职责、相关诊疗技术规范、操作流程，保证医疗服务的质量安全。同时应当制订各类突发事件应急预案和处置流程，定期演练，以强化员工快速有效应对意外事件，提高防范风险的能力，确保医疗安全。应建立重症监护病房质量管理制度，完善质量管理流程和关键环节的管理，加强对诊疗、护理的不良事件的报告、调查、分析和改进，提高医疗质量。

1.完善各项规章制度、岗位职责和相关诊疗技术规范、操作规程，保证医疗服务质量及医疗安全。

2.加强职业道德教育,认真学习《医务人员职业道德规范及实施办法》,认真履行《执业医师法》,严格遵守《医疗事故处理条例》。

3.努力提高医疗安全意识,强化观念。严格执行卫生法律、行政法规、部门规章、基本医疗制度、诊疗护理规范和常规.落实医疗安全责任目标。

4.严格执行首诊负责制、会诊转诊制度、危重病人抢救制度、交接班制度、三级医师查房制度、术前谈话制度、手术分级和手术审批制度,重大手术、疑难、死亡病例讨论等医疗制度。

5.有急危重症抢救流程和应急预案以及相关科室支持配合,有章可循。

6.正确识别患儿身份,准确核对诊疗信息,确保医疗安全。

7.严格执行病历书写规范,及时、真实、完整、正确书写病历.严格执行知情同意的原则,切实履行告知义务,健全和执行患方签字制度,尊重患者或家属的知情权、选择权、决定权。

8.在重大抢救时,特别是突发公共卫生事件或群体灾害事件的重大抢救,启动相应的处置程序,按规定及时报告医院相关部门或上级卫生管理部门。

9.遵循《医院感染管理办法》及相关法律法规,加强医院感染管理,严格执行标准预防及手卫生规范,对特殊感染患儿采取隔离。

10.牢固树立"医疗安全第一"的观念,坚持医疗管理中安全有效的原则,杜绝事故,减少差错和缺陷。

二、安全隐患与防范要点

(一)身份识别

身份识别的环节包括:入院、住院期间、出院三个环节。具体注意事项如下:

1.患儿办理入院时,护理人员应与值班医生一起到接待室,为患儿更换衣服,仔细核对病案首页的信息,包括姓名、性别、住院号等,并向家长交代患儿的特征及身体异常情况,护理人员与患儿家长核对信息无误后,签字确认,并将双腕带分别佩戴于患儿手腕或脚踝,将患儿带入病区。

2.患儿住院期间进行各项护理操作时,护理人员应核对患儿腕带和床头卡,内容包括:床号、姓名、性别、诊断、ID号,确保信息无误后再进行操作。

3.外出检查时,应由护理人员双人核对患儿腕带和床头卡,责任护士应明确患儿检查的项目及时间,遵医嘱准备检查所需的药物。检查前与医生及家属共同核对患儿信息及检查项目;检查完毕后,再次与医生、患儿家属核对患儿身份信息,确认无误后返回病房。

4.患儿转入时,责任护士应与转入科室的责任护士双人检查患儿的全身皮肤、核对患儿腕带进行身份识别,内容包括:姓名、性别、年龄、诊断、住院号、床号,并核对患儿所需携带的各类物品,包括病历和患儿的药物等,核对正确后,责任护士接收患儿。

5.新生儿病区的工作人员不得私自将患儿抱出病区,医院监控部门应24小时监控新生儿病区的通道,防止有人私自抱走患儿。当有意外紧急情况发生时,病区医师和护士应在第一时间通知病区负责人、医院总值班,根据角色分工组织人员妥善将患儿撤离病区。

6.护理人员应确保每位患儿均佩戴双腕带,佩戴时松紧以一指为宜。若患儿腕带脱落,或在沐浴、检查、治疗时损坏,应及时补戴,新的身份识别腕带要双人核对患者的信息无误后佩戴。

7.患儿出院时,护理人员双人核对患儿身份信息,确认信息无误。使用开放式提问与患儿家属核对患儿身份信息,查看患儿全身情况,确认信息无误后,家属签字,必要时让家长出示身份证件,安全出院。

(二)安全用药

1.护理人员必须严格遵医嘱给药,不可擅自更改医嘱,对有疑问的医嘱与医生反复核对确认无误后再执行,避免盲目执行。

2.护理人员应了解患儿的病情及治疗目的,熟悉各种药物的性能及副作用,掌握剂量、用法、时间,严格执行三查八对。

3.静脉配制中心配制好的静脉药送至病房后,责任护士需与医嘱进行核对,无误后才可使用。需要病房配制的药物,必须双人核对剂量以及药品。输注特殊药物,如多巴胺、葡萄糖酸钙、脂肪乳剂等,要特别慎重选择血管和部位,防止渗出血管外而引起局部损伤,静脉输液过程中应加强巡视,注意观察患儿输液部位,发现注射部位红肿、渗出等问题要及时对症处理,以免造成局部皮肤及肢体坏死。

4.口服、雾化、肌肉注射、外用药等应掌握药物性质,正确用药,避免混淆。

5.加强病房药品管理,对容易混淆的药品,看似、听似、包装相似的药品分开存放,设立醒目标识。

6.对麻醉、贵重、高警示药品实行加锁,专人管理。

(三)坠床

1.远红外抢救辐射台四周挡板应随时将卡槽安置到位,锁紧脚刹。

2.护理暖箱内的患儿,操作完毕及时关闭暖箱门,避免患儿坠床。

3.常检查暖箱以及婴儿床的功能是否完好,一旦发现故障及时送修,并做好设备登记工作,不可坚持使用,防止发生意外。

4.怀抱患儿时需防止患儿从包被内滑出;转移患儿时,需用小床转送。

5.更换床单元时需两人配合操作。

6.患儿称体重时将称移至床边。

7.加强巡视,发现有坠床风险时及时处理。

(四)烫伤

1.置患儿于暖箱、蓝光箱、辐射台等设备前应查看设备各项指标是否显示正常,设置箱温或选择肤温控制模式并预热,患儿入箱后放置舒适体位,妥善固定肤温探头,避开肝区,正确设置肤温。

2.安全使用仪器设备,加强巡视,检查肤温探头是否脱落,有无被其他物品覆盖,并监测患儿体温,记录箱温,做好交接班工作。

3.沐浴时,水温控制在39℃~41℃,水温以手臂内侧皮肤温热为宜。沐浴时喷头出水不可直接淋在患儿皮肤上,以防水温突然升高发生烫伤。

4.喂奶时奶液温度适宜,避免烫伤患儿口腔黏膜。

5.如果发生烫伤,立即通知医生,配合紧急局部处理,上报科主任、护士长及护理部,填写《护理不良事件》。

(五)护理不良事件上报

新生儿病房、儿童重症监护病房大多采取的是封闭式管理模式,相比较成人病房缺乏来自患者或者家属的监督,且强制性的报告制度侧重对不良后果的处理,医护人员容易担心受到惩罚而采取隐瞒态度。因此提高医务人员的安全防范意识,做到主动上报不良事件,帮助他人避免犯同类错误,最终保障患儿的安全。

1.建立护理安全管理小组,设置护理安全管理员,及时将科室内发生的护理不良事件进行分析和反馈指导,对科室护理安全因素进行评估和评价,制定措施预防不良事件的发生。护理人员日常工作中出现隐患时及时与管理员沟通,发生护理安全事件时按要求上报。

2.制定医疗安全不良事件主动报告制度,明确不良事件的定义,对不良事件的上报流程和奖惩措施进行明确规定,为护理不良事件管理提供制度上的保障。

3.与医院信息中心一起研发院内不良事件上报网络平台。平台支持主动上报和匿名上报,填写采用简单易行的选择方式进行,系统自动对不良事件进行统计分析,在系统中设置了公告栏,经过审核处理的事件,隐蔽掉患者和当事人的具体信息可给予公示,供护理人员学习共享。

参考文献

[1]徐南平.从第9届世界儿童重症医学大会看儿童重症医学的发展动态[J].江西医药,2019,54(07):717-720.

[2]李玖军,魏克伦,刘春峰.中国儿童重症医学的回顾与展望[J].中国实用儿科杂志,2019,34(08):656-659.

[3]郑雪.儿童用药的隐患与防范措施[J].中国卫生产业,2016,13(09):151-153.

[4]王宏琴.住院患儿身份识别方式及流程的探讨[J].护理实践与研究,2020,17(07):126-128.

[5]刘俊梅.强化护理细节管理对住院患儿坠床风险的影响[J].中国药物与临床,2019,19(18):3241-3242.

[6]祝益民.儿科危重症监护与护理[M].北京:人民卫生出版社,2014.

[7]郑显兰.儿科危重症护理学[M].北京:人民卫生出版社,2015.

第二章 院内感染控制管理与防控

第一节 PICU医院感染

儿科重症监护病房(PICU)是对儿童急危重症患者进行抢救和生命支持、多器官功能障碍患者治疗和器官功能支持、多脏器功能障碍综合征防治为主的科室。PICU的创建和完善对提高危重患儿抢救成功率,降低病死率起到了至关重要的作用,但伴随出现的一些新问题也不断发生,其中PICU医院感染的问题以成为当前医院管理的重中之重。

一、PICU医院感染的危险因素

PICU的收治对象为危重患儿,其自身抵抗感染的能力弱,加之需频繁进行多种侵入性诊疗操作和使用部分特殊药物,因此医院感染的危险因素越多,医院感染率就越高。

(一)宿主因素

1.免疫功能低下:婴幼儿,尤其是3岁以下儿童由于免疫功能尚未发育成熟,且PICU患儿基础疾病严重、复杂多变,免疫机制低下,极易发生感染。

2.年龄、营养状况、各器官功能、遗传因素、使用免疫抑制剂等。

3.呼吸道防御低下:气管插管、昏迷、镇静患儿。

4.胃肠道防御低下:使用鼻饲管、胃动力减弱患儿。

5.皮肤黏膜防御低下:皮肤完整性缺失、压疮、臀红、手术伤口等。

(二)侵入性操作

任何一种侵入性操作都是医院感染的危险因素,如气管插管、人工机械辅助通气、血液净化、留置尿管、深静脉置管等。既可将外环境细菌带入人体内,引起外源性感染,也可将自体细菌带至身体其他部位,引起内源性感染。

（三）药物的使用

1.麻醉剂、镇静剂、镇痛剂：由于术后或病情需要，患儿常需使用麻醉剂、镇静剂、镇痛剂，但该类药物会抑制患儿咳嗽反射、吞咽反射、纤毛运动。

2.H_2受体阻滞剂及抗酸剂：H_2受体阻滞剂及抗酸剂的使用会使胃液酸度下降，为定值菌随胃液反流至口咽部并定值，成为口咽部和气道内致病菌定值的重要来源。

3.抗菌药：广谱抗生素的使用或频繁更换，破坏人体的自然防御体系和正常的微生态环境，导致致病菌和真菌的生长。

4.免疫抑制剂及抗肿瘤药物：免疫抑制剂的使用，可出现骨髓抑制等其他不良反应，了抑制机体免疫功能。

（四）人员因素

1.PICU人员自身健康状况、是否患感染性疾病、手卫生执行情况、是否能自觉准确执行消毒隔离技术及无菌操作技术。

2.严格执行探视制度，限制探视人数。凡患有传染病或感冒、咽炎等疾病者禁止入内。感染流行期间严禁探视。

（五）环境因素

1.PICU危重患儿聚集，仪器设备密集，操作频繁，人员流动大，易造成环境污染，使空气、物体表面带菌量增多。

2.医疗废物的收集、暂存转运。

二、PICU医院感染的预防与控制

PICU是医院感染预防控制的重点区域，应切实实施有效的医院感染预防措施和干预措施，加强医院感染管理。

1.全员参与，加强医院感染的预防及控制

（1）健全病房医院感染管理制度，加强医务人员整体素质教育，做到人人把关。应该在医院感染科的领导下，成立院内感染质控小组由科主任护士长及业务骨干组成，明确工作职责，以《院内感染管理规范》和《消毒技术规范》为准绳，严格遵守各项规章制度和操作规程，人人自觉共同防止医院感染的发生。

（2）做好高危患儿筛查隔离工作。医护人员应主动、客观、前瞻性地观察每位患儿的疾病情况及其临床表现，及时筛查出高危患儿，及早采取隔离措施，做到早发现、早报告、早隔离、早治疗,以免引起交叉感染。

表2-1-1　应采取接触隔离技术的常见疾病(症状/体征)

临床症状/体征或疾病	感染或潜在病原体	隔离技术
腹泻	沙门氏菌、志贺杆菌、大肠杆菌、轮状病毒、甲肝、戊肝艰难梭状菌	接触隔离
皮肤感染(脓疱疮;蜂窝组织炎;压疮;葡萄球菌疖病)	细菌或病毒	接触隔离
狂犬病	狂犬病病毒	接触隔离
破伤风	破伤风病毒	接触隔离
新生儿淋球菌性结膜炎	淋球菌	接触隔离
多重耐药菌感染或定植	多重耐药菌	接触隔离

表2-1-2　应采取飞沫隔离技术的常见疾病(症状/体征)

临床症状/体征或疾病	感染或潜在病原体	隔离技术
脑膜炎	脑膜炎耐瑟氏菌、嗜血杆菌B型流感嗜血杆菌肺炎球菌	飞沫隔离
风疹	风疹病毒	飞沫隔离
百日咳	百日咳杆菌	飞沫隔离
流感	流感病毒	飞沫隔离+接触隔离
白喉(咽部)	白喉杆菌	飞沫隔离
猩红热	链球菌	飞沫隔离+接触隔离
手足口病	肠道病毒	飞沫隔离+接触隔离
流行性腮腺炎	腮腺炎病毒	飞沫隔离

表2-1-3　应采取空气隔离技术的常见疾病(症状/体征)

临床症状/体征或疾病	感染或潜在病原体	隔离技术
水痘	水痘带状疱疹病毒	空气隔离+接触隔离
发热伴斑丘疹	麻疹病毒	空气隔离
肺结核	结核杆菌	空气隔离

2.改善建筑设施设备。

(1)PICU应设于医院最清洁的区域内,远离人流量大的区域。应设置医疗区域、医疗辅助用房区域、污物处理区域和医务人员生活辅助用房区域等,具有相对的独立性,以减少彼此之间的干扰和控制医院感染。有合理的人员流动、物流在内的医疗流向通道。

(2)室内墙壁及天花板应无缝隙,表面光滑,不易落尘,地面防滑,房间和墙壁转角处宜取半圆形设计。洗手设施应充足完善,擦手使用一次性纸巾,有条件的医院应配烘手器,每个床尾安装固定架放置快速手消毒液。有条件的医院应配备空气净化装置。

(3)需设一定数量的单人病室,用于收治特殊感染患儿或高度耐药菌感染患儿。

3.提高医务人员手卫生依从性,改善手卫生行为。

(1)手卫生是预防、控制和降低医院感染最有效、最经济、最简便的方法,是降低医院感染最重要的措施,与医院感染之间的关系非常密切。加强医务人员的手卫生是预防医院感染的主要措施。正确的洗手可降低经手传播疾病的可能性,最终达到降低医院感染发生率的目的。

(2)对医务人员进行手卫生知识培训,配备足够的非接触性洗手设施和手部消毒装置,定期进行手卫生依从性调查与督查,避免工作量过大和人员配备不足导致对基本防控手段的疏忽。

4.规范侵入性操作

严格掌握侵入性诊疗操作适应证,减少不必要的侵入性操作,规范医务人员侵入性操作行为,强化无菌技术操作观念。

5.严格探视制度,限制探视人数

原则上不准家长入室探视,可在外走廊隔窗探视或通过视频探视。必要时,每次只允许1人入室且应更衣、换鞋、戴帽子和口罩,与患儿接触前要洗手。凡患有传染病或感冒、咽炎等疾病者禁止入内。感染流行期间严禁探视。

6.做好微生物的监测

院内感染监测是院内感染控制的先行,没有监测为依据的控制行动是盲目的,只有监测而不采取行动是无意义、无目的的监测。强化监控力度、确保消毒效果,是预防院内感染的有力措施。必须定期进行微生物监测,包括室内空气、物体表面、工作人员的手、使用中的消毒液、无菌物品的灭菌效果等。

第二节 NICU医院感染

随着新生儿急救技术及监护技术的提高,新生儿特别是重症监护室(NICU)内的危重新生儿,其院内感染的发生率也在增加,这不仅严重影响了抢救的成功率及存活率,延长住院时间,增加了家庭经济负担,同时也是造成医患纠纷的一个主要原因。

一、NICU医院感染的途径

1.空气传播:空气是新生儿感染的最重要的传播途径之一。新生儿抵抗力差,空气污染是造成新生儿院内感染的首要原因。新生儿病房的空气流通、温度、湿度都与院内感染有一定关系。空气不流通,温度过高,湿度过大都有利于微生物的生长繁殖。人员过多带动的气流,有许多致病微生物附着在尘埃或飞沫小滴上,随空气流动而飞扬,造成空气污染。

2.接触传播:医务人员的手是造成新生儿病房医院感染的直接途径。医务人员的手被细菌污染,洗手制度不严格,感染的发生率就增大。

3.血行传播:新生儿皮肤屏障功能发育不完善,防御功能差,抵抗力低下,皮肤柔嫩,易受损伤,皮下血管丰富,易成为细菌侵入的门户。另方面,由于新生儿皮肤的屏障功能脆弱,且皮肤中含水量较多,pH较高,利于病原菌的生长。

二、NICU医院感染的危险因素

1.患儿自身因素:新生儿各脏器的功能发育不完善,不能提供有效屏障抵御病原微生物,早产儿抵抗力更低,胎龄越小,出生体重越低,越容易发生医院感染。NICU新生儿常患多种疾病,病情更复杂危重,且严重影响机体免疫功能,导致NICU患儿成为医院感染的高危人群。另一方面,产母妊娠期糖尿病、高血压、羊膜绒毛膜炎等高危因素,可能使胎儿宫内发育迟缓或发生宫内感染,导致新生早产儿发生严重感染,免疫功能进一步受到抑制。

2.诊疗特殊性

(1)侵入性操作频繁:由于危重新生儿尤其是早产儿,多脏器功能障碍或不成熟,常常需要辅助通气、静脉营养等抢救治疗。国内外研究均发现,导管相关性血行感染(CRBSI)和呼吸机相关性肺炎(VAP)是NICU院内感染的主要病种。

(2)特殊药物使用

①静脉营养(胃肠外营养):

A.胃肠外营养液在配制、储存、输注的各个环节均有污染的可能;

B.长期胃肠外营养使患儿胃肠道运动屏障等功能减弱;

C.长期使用脂肪乳可降低中性粒细胞的吞噬作用,且通过抑制白细胞介素-2活性、减少细胞因子的产生等途径抑制免疫功能;

D.脂肪乳中的不饱和脂肪酸有助于部分细菌的生长。

②糖皮质激素:新生儿使用激素大于3天,感染风险即增加,故围产期糖皮质激素的使用需谨慎。对于不可避免的早产,产前至少48小时开始使用激素促进肺成熟,虽然能降低新生儿呼吸窘迫综合征的发生,但也可能增加极低出生体重儿发生风险。

③抗生素及血制品:NICU患儿常有严重感染,需要长期使用广谱抗生素抗感染、反复输注血制品予以支持治疗,可能导致双重感染及血制品相关感染。因此,应严格抗生素和血液制品使用指征,避免滥用引发的特殊感染。

④疗程长:NICU患儿病情复杂危重、住院时间长,在医院环境中暴露时间长,正常菌群被NICU耐药菌取代的几率升高,接受侵入性操作及药物时间长,易发生接触感染,增加治疗难度。

3.NICU环境特点

(1)病室环境:新生儿病房内温度高、湿度大,有利于微生物的生长繁殖,室内医护人员过多,带动空气中的微生物飞扬,造成环境污染;NICU暖箱使用较为频繁,暖箱的水槽是最容易滋生细菌的部位,而且暖箱壁上如果有血渍、奶渍等污染,细菌也极易生长。由于医疗资源极其有限,包括我国在内的多数发展中国家的NICU条件较有限,无法达到每张床位4~6m²的使用面积,病房拥挤,通风消毒、隔离等措施无法正规实施;医护人力储备紧张,很难达到NICU床护比1:1.5~1.8的基本要求。

(2)医源性因素:主要是医护人员的手及医疗器械引起的。大量的研究调查显示,医务人员手上携带的细菌已经成为医院感染的主要致病源,直接或间接经手传播细菌而导致的医院感染到30%以上。

三、NICU院内感染的预防措施

1.提高医务人员手卫生依从性:手卫生是预防、控制和降低医院感染最有效、最经济、最简便、最容易执行的方法,是降低医院感染最重要的措施。正确的洗手可降低通过手传播疾病的可能性,最终达到降低医院感染发生率的目的。世界卫生组织倡议手卫生五时刻(两前三后):接触患者前、无菌操作前、体液暴露风险后、接触患者后、接触患者周围环境后。对医务人员进行手卫生知识培训,配备足够的非接触性洗手设施和手部消毒装置,定期进行手卫生依从性调查与督查,避免工作量过大和人员配备不足导致对基本防控手段的疏忽。

2.定期培训新生儿病房医务人员:定期对新生儿病房内所有医护人员进行消毒隔离、医院感染手卫生等相关知识的培训,同时加强新进人员培训与考核,提高医护人员对预防医院感染重要性的认识,加大对消毒工作监督的力度,及时发现薄弱环节,采取相应的措施,降低新生儿医院感染的发生,确保新生儿的安全。

3.改善NICU病室环境:NICU应设在环境清洁、相对独立的区域,便于清扫和消毒。有条件的话,应尽量采用层流系统以达到空气净化的目的。通过空气过滤、层流,以及维持室内正压状态来维持无菌环境。保持病房环境舒适、安静、整洁,空气清新,温湿度适宜。工作人员必须穿短袖,如需外出必须穿外出衣,更换外出鞋。外来人员进入病房必须洗手、穿隔离衣和鞋套。具有传染性的感染性患儿应单间隔离放置,多重耐药菌感染的患儿给予接触隔离,有条件者可放置单间病房,以免交叉感染。

4.仪器设备消毒:各类监护仪、输液泵、呼吸机等仪器表面及电缆线每天用500mg/L含氯消毒液擦拭一次,各类仪器专人专用。定期对各类仪器表面进行细菌培养。

5.合理选择常用消毒剂。

6.预防中心静脉导管相关感染:建立PICC小组并对导管进行严格管理,集中管理可使导管相关性血流感染的发生率下降。管理措施包括:更换输液管路时应建立最大化无菌区域,严格消毒,严格按照无菌操作规程进行操作;每天对PICC置管部位及敷料进行检查,评估PICC置管穿刺点有无红、肿、热、痛、渗血、渗液等表现,评估敷料有无卷边、污染,如有异常及时予以更换敷料。

7.呼吸机相关性肺炎的防治:呼吸机在NICU的广泛应用,显著提高了危重新生儿的抢救成功率,同时机械通气的使用导致呼吸机相关性肺炎医院感染的发生,延长了住院时间,增加了住院费用。NICU应该按照降低呼吸机相关性肺炎的集束化管理措施进行管理。

8.合理使用抗生素:加强医务人员合理使用抗生素的培训,强调应该根据药敏试验和本科室现阶段的细菌流行趋势及敏感性,合理选用抗菌药物。这是控制耐药性、防止滥用抗生素及保证医院感染疗效最有效的措施。

9.及时观察、筛查高危患儿,做到早发现、早报告、早隔离、早治疗,以免引起交叉感染。

第三节　导管相关血流感染

随着医疗技术的不断发展,儿重症监护技术的日益进步,血管内置管已成为儿童重症监护病房不可或缺的处置手段之一。儿童救护所需要的导管种类越来越多,单纯的外周静脉导管和单腔中心静脉导管已不能完全满足临床的需求,多种形式的导管应运而生,成为实施血流动力学监测安全输液及静脉营养支持的主要途径。然而,这些导管的留置也会给患者带来相应的相关并发症,这些管路的建立也为病原体提供了一条进入血流的通路。虽然导管相关感染的发生率非常高,但导管相关感染实际上却是最可能预防的医院感染。因此,如何提高患儿的治愈率及降低医疗成本,进而采取有效的措施减少导管相关血流感染的发生就显得尤为重要。

一、导管相关血流感染的定义

导管相关血流感染(Catheter related blood stream infection,CRBSI)是指带有血管内导管或者拔除血管内导管48小时内的患者出现菌血症或真菌血症,并伴有发热(体温>38℃)、寒战或低血压等感染表现,除血管导管外没有其他明确的感染源。实验室微生物学检查显示外周静脉血培养细菌或真菌阳性,或者从导管段和外周血培养出相同种类、相同药敏结果的致病菌。导管相关性血流感染是动静脉置管中最严重的并发症。

导管相关血流感染最普遍的感染路径是穿刺点部位皮肤的病原菌定植在导管

尖端并随之进入导管隧道而导致感染,包括了实验室确认的菌血症;置管周围皮肤及皮下组织感染(出口位置及管道感染)、败血症、血栓形成感染性血栓性静脉炎和感染性心内膜炎;与注射口接触物通过注射口进入管道引起血流感染;医护人员直接接触感染;病区空气中的病原体进入管道引起血流感染。

二、导管相关血流感染的危险因素

(一)导管留置时间

导管置入24～48小时后便有纤维蛋白鞘包绕导管,形成纤维膜,细菌黏附定植在导管上,不易受到吞噬细胞和抗菌药物的作用。因此,留置导管时间越长,感染发生率越高,经皮穿刺中心静脉导管感染与导管留置时间呈正相关。

(二)置管部位

颈内静脉和股静脉留置中心静脉导管感染率较锁骨下静脉高。选择颈内静脉穿刺的患儿,尤其是行气管切开的患者,导管易被患者痰液污染;选择股静脉穿刺的患者,导管与患者生殖器和肛门位置较为接近,容易被其排泄物污染;新生儿脐部由于存在大量微生物,脐部置管的感染率也较高。

(三)置管时机

抢救时患者需紧急置管,可能由于操作匆忙,未能严格执行无菌操作,感染率较择期置管高。

(四)置管与导管护理缺陷

1.置管时无菌屏障不足:反复穿刺;穿刺包消毒不彻底、局部血迹残留导致的局部高菌落数等。

2.进行有创监测时,患者中心静脉置管接头处脱开或反复开启等。

(五)导管相关原因

聚氟乙烯导管比特氟伦导管对某些微生物的黏附作用更强;多腔导管较单腔导管易感染。

三、导管相关血流感染的临床表现

导管相关性血流感染须排除身体其他部位的感染,如手术部位感染、尿路感染肺部感染等,以及其他部位感染所致的继发性菌血症。

（一）局部症状

导管穿刺点部位2cm内出现红肿或硬块，甚至化脓；穿刺部位感染（或隧道感染）表现为局部红肿、触痛或>2cm的硬结，并从置管位置沿着隧道式导管皮下走行。

（二）全身症状

患者出现发热、畏寒或寒战，可表现为高热甚至超高热，以弛张热多见。少数感染严重者可伴血压下降或休克等脓毒症的临床表现。外周血白细胞升高，中性粒细胞比值增加；严重感染者外周血白细胞也可出现不升反而降，但中性粒细胞比值仍增加。

四、导管相关血流感染的预防与管理

（一）外周静脉留置针的感染预防和管理

1.选择合适的穿刺部位：因关节部位活动频繁，留置针在血管内易造成对血管内膜的机械性刺激和损伤，导致静脉炎的发生率增高。下肢静脉瓣膜较多，血流缓慢，易导致局部皮肤感染发生。所以一般选择上肢走向直且弹性较好的血管，尽量避免使用靠近神经、关节、受伤部位及下肢静脉穿刺。

2.规范操作流程

（1）规范化洗手，严格执行无菌操作，皮肤消毒面积要超过敷贴覆盖面积，防止局部皮肤表面细菌逆行侵入血管。

（2）穿刺前消毒：用有效碘浓度不低于2%碘酊常规消毒2遍，待干后进行穿刺。无菌透明敷贴应以穿刺点为中心，将敷贴自然下垂，从穿刺点向四周轻压透明敷贴，使之妥善固定留置针，减少敷贴与皮肤间的缝隙。

3.严格做好管道护理：加强巡视，掌握好留置时间，建议留置时间在72～96小时。针眼处有血液流出应及时更换无菌敷贴，穿刺部位有红肿、渗漏时应拔除留置针，重新穿刺。

4.输液观察：输注高浓度、刺激性强的药物宜选择粗直血管，减慢输液速度，加强观察。

（二）外周动脉留置导管的感染预防及管理

1.置管前评估：置管前需评估患儿循环情况，如患儿体温不升、循环较差，需给予保暖措施，待体温回升、循环情况改善后再留置导管。

2.留置部位的选择：动脉置管最常见的部位是桡动脉。手掌部位的侧支循环较丰富,且桡动脉的位置比较表浅。研究表明,桡动脉置管发生并发症(堵塞、缺血坏死、肢端发绀等)的危险性比较小。肱动脉和腋动脉都缺乏侧支,故通常不采用。

3.穿刺时动作轻柔:新生儿皮下组织薄,血管细,穿刺时动作要轻柔缓慢,避免损伤动脉致皮下出血。

4.抽取血气分析标本:有创监护中通过置管处采集血标本进行血气分析等检测时,消毒三通,关闭三通测压通路,先用干燥注射器抽血1~2ml,再用肝素化的注射器缓慢抽取血标本。每次采集完血标本后用少量生理盐水冲管,以防堵管。导管内有回血时应彻底冲净,直至导管内无残留血迹,再打开测压通路。

5.动脉置管穿刺后护理:动脉置管成功后,用肝素稀释液(1U/ml)0.5~1ml/h 24小时维持,三通接头和换能器接头用无菌治疗巾包好,肝素稀释液每天更换.进行各项操作时严格无菌操作,保持置管周围皮肤清洁、干燥,如有渗血及时更换无菌透明敷贴。若穿刺处有渗血、渗液、发红、脱管等异常时应及时拔除导管。患儿病情平稳后,尽早拔除导管,建议外周动脉留置时间不超过7天。

6.加强观察,妥善固定:穿刺成功后用无菌透明敷贴以穿刺点为中心平整粘贴。动脉置管留置期间加强患者穿刺侧肢体颜色、肤温的观察,一旦发现患者穿刺侧肢体颜色有发白、发紫、肤温低的现象应立即拔除动脉置管。

(三) PICC 的感染预防和管理

1.注意保持医护人员手部卫生:护理人员在进行PICC置管、更换敷贴、更换输液管路、给药及检查穿刺点、评估PICC导管时均需严格进行手卫生。

2.PICC置管时应用最有效的防护措施防止微生物侵入。操作者应戴帽子、口罩,帽子要遮盖全部头发,口罩应遮盖住口鼻,穿无菌隔离衣,戴无菌手套。穿刺时,应建立最大化的无菌区域。

3.应用有效消毒剂:推荐使用碘伏、75%酒精。消毒时自穿刺点向外环形消毒,消毒剂自然待干后再进行穿刺。

4.严格掌握置管指征,置管时建立最大化无菌区域,规范洗手,严格消毒置管侧的整个肢体。置管时首选上肢贵要静脉,其次为头静脉、腋静脉等。

5.更换输液管时严格按照无菌操作规程进行操作,避免从PICC导管中采血。

6.每天对PICC置管部位及敷料进行检查,评估PICC置管穿刺点有无红、肿、热、痛、渗血、渗液等表现,评估敷料有无卷边、污染,如有异常及时更换敷料。

7.结束TPN治疗及时拔管,一旦有临床感染症状或实验室的感染依据,即使明确有其他原因引起的血流感染,也应尽早拔管,避免细菌定植于导管上,影响治疗效果。

8.加强临床护理人员的教育,充分发挥质量控制小组及静疗小组的作用,强化环节质量控制。

(四)CVC的感染预防和管理

1.建立CVC操作制度:CVC操作直接关系到导管留置时间的长短和感染率发生的高低,对于CVC操作资格经过认证的医务人员才能进行此操作。科学选择置管部位、导管型号。

2.细化环节管理,改进消毒隔离措施:导管连接部位受污染是导致相关性血流感染的重要原因。经中心静脉导管进行输液、注药、测压等操作都可能引起污染。导管内或附近一旦形成带菌血栓,中心静脉导管便形成菌源,不断向血液中释放细菌,产生持续的菌血症和脓毒血症。因此,经中心静脉导管进行输液、注药、测压等操作有关的护理用物、护理方法进行细化管理,具体方法同PICC导管的感染预防和管理。

(五)脐动脉、脐静脉导管的感染预防和管理

极低出生体重儿由于各个系统发育不成熟,容易发生各种并发症,开放静脉通道是一项重要的治疗措施。脐静脉置管技术操作简单、不良反应小、可留置较长时间、避免反复穿刺、保证危重患者的抢救。但脐动、静脉置管都是侵入性操作,导管与外界相通,且极低出生体重儿免疫功能低下,存在并发症发生的危险,因此,需要加强护理。

1.保持脐部干燥、清洁,妥善固定导管,注意观察脐部,及早发现脐部有无感染征象,如脐红肿、渗液等,以便及时处理。

2.每24小时更换输液管路,严格执行无菌操作。定时更换肝素帽、三通接头,如有血凝块应及时更换。

3.脐静脉输液时应注意不能有空气或凝血块,输液时防止空气进入。每次治疗后注意输液系统各接头处接紧,防止发生空气栓塞及血栓栓塞。

4.如发现导管松脱征象应立即严格消毒,重新缝扎固定。

5.尽早拔管,建议脐动脉导管留置时间为7~10天,脐静脉导管留置时间为7~14天。拔管时应缓慢拔出。

6.通过脐静脉导管给药、评估、更换输液装置前后均需要严格按照无菌操作规

程进行操作,严格执行手卫生。

第四节 呼吸机相关性肺炎

呼吸机相关性肺炎(Ventilator-associated pneumonia,VAP)是病原微生物污染呼吸机治疗造成的医院获得性感染,是ICU中常见的医院内获得性肺炎(Hospital-acquired pneumonia,HAP)。VAP不仅延长了患儿的机械通气时间及住院时间,导致医疗成本增高,还使得重症患者的病死率升高,严重影响患者预后。

一、呼吸机相关性肺炎的定义

呼吸机相关性肺炎是指原无肺部感染的呼吸衰竭患儿,在气管插管机械通气治疗48小时后,或因肺部感染行机械通气48小时以上发生新的病情变化、临床高度提示为一次新的感染并经病原学证实或拔管后48小时内发生的肺部感染。

二、呼吸机相关性肺炎的危险因素

(一)机械通气时间

VAP一般分早期(插管后机械通气不到5天)和晚期(插管后机械通气超过5天)。

1.早期VAP:通常由流感嗜血杆菌莫拉菌、肺炎链球菌和a-溶血性链球菌属等正常的内源性菌群引起。这些微生物在插管时或治疗过程中的早期即被吸入。

2.晚期VAP:主要由多重耐药菌或泛耐药菌,如铜绿假单胞菌、鲍曼不动杆菌、甲氧西林耐药菌的金黄色葡萄球菌(MRSA)引起。

机械通气时间长是医院肺炎发生的主要危险因素,连续机械通气者发生医院内肺炎的危险性比未用机械通气者高6~12倍。

(二)气管内导管因素

气管导管既有管道的作用,在体内也成为一个异物,与其他的生物医学设备类似,气管内导管会干扰正常的防御机制,如咳嗽、黏液纤毛运动等,并可能作为一个微生物的附着病灶,形成生物膜;吸痰可引起黏膜剥脱、分离和附着生物膜的聚集而形成肺部培养液。

（三）其他

1.自身状况差有慢性肺疾病、长期卧床、意识丧失、有痰不易咳出的患者;存在免疫缺乏症;使用神经肌肉阻断剂;基础疾病如多器官功能障碍、休克、多器官损伤、严重的头部创伤烧伤等。

2.机械通气前已使用抗生素,特别是广谱抗生素引致菌群失调。

3.消化道细菌易位,长期使用H受体阻断剂和质子泵抑制剂,胃酸缺乏易于细菌在消化道寄居繁殖。

三、呼吸机相关性肺炎的感染途径

1.内源性感染:VAP以内源性感染为主,直接吸人是VAP最常发生的发病机制。吸入途径来自:①口腔和上呼吸道内繁殖的细菌;②胃肠内繁殖细菌逆行至口腔后吸入;③被污染的雾化器吸入。

2.呼吸管道污染:作为呼吸道感染的直接来源,有报道呼吸道管道内冷凝水每小时生成 $10 \sim 60ml$,机械通气24小时后细菌定植为80%,细菌浓度达 $2 \times 10^5 cfu/ml$,48小时管道细菌污染达85%,病原微生物通常与患儿痰分离株一致。

3.供氧湿化瓶:贮水中24小时内铜绿假单胞菌浓度可达 $10^5 cfu/ml$,并证实通过气溶胶传播,成为最大的危险因素。

4.复苏气囊:通过细菌学监测,对气囊外表、进出口及内部进行细菌培养,检出率为100%、96.1%和11.8%,且与使用患者痰培养一致的菌种占90%。

四、呼吸机相关性肺炎的诊断

（一）诊断标准

VAP作为医院获得性肺炎中最常见和最重要的类型。通常将肺组织病理学显示和微生物学发现病原微生物,且二者相一致认定为VAP诊断的金标准。该诊断标准需要创伤性检查,不易被患者和医生接受,在临床上应用有一定困难。通过支气管肺泡灌洗、肺活检或穿刺活检等获得无污染的儿童下呼吸道标本,虽然相对有风险,但仍为诊断的标准。尽管存在公认的缺点,气管吸出物仍然是对疑有VAP的儿童进行初始经验性抗生素治疗的最常用标本。

（二）临床诊断

根据中华医学会呼吸病学分会制定的医院获得性肺炎诊断和治疗指南,以下情况可排除肺结核、肺部肿瘤、肺不张等肺部疾病:

1.使用呼吸机48小时后发病。

2.与机械通气前胸片比较出现肺内浸润阴影或显示新的炎性病变。

3.肺部实变体征和(或)肺部听诊可闻及湿啰音,并具有下列条件之一者:白细胞$>10.0 \times 10^9/L$或$<4 \times 10^9/L$,伴或不伴核转移;发热,体温$>37.5℃$,呼吸道出现大量脓性分泌物;起病后从支气管分泌物中分离到新的病原菌。

五、呼吸机相关肺炎的临床特点

呼吸机相关性肺炎作为医院内感染肺炎的一种重症类型,有其临床特点。

1.发热,体温≥38℃,可伴畏寒、寒战,免疫力低下的患儿可无发热或体温降低。

2.呼吸道分泌物明显增多,多呈黄绿色黏液。

3.胸片显示肺部出现新的或浸润性病灶。

4.并发症多见,治疗困难,大部分致病菌原为多重耐药菌,疗效差,疗程长。

5.反复发作性,由于长期气管插管和机械通气,使宿主防御机制受损和病原侵袭机会增多。

六、呼吸机相关性肺炎的预防与防控措施

VAP的治疗应以抗生素的使用最为重要,但原发病的治疗、导致VAP的危险因素的预防和治疗、营养支持、免疫治疗及加强护理均能改善VAP的预后。对怀疑医院获得性肺炎感染的危重患者,必须采取积极和及时的治疗。

1.合理选择抗生素:根据病原有针对性选择敏感抗生素。早期正确的使用抗生素能够使VAP患儿的病死率下降。

2.积极治疗原发病:任何的治疗均应围绕祛除原发病做出努力,只有原发病解除,抗感染治疗才能有效。

3.营养支持:加强营养对于机械通气患者,特别是VAP患者十分重要。营养不良患者呼吸肌无力,脱机困难。营养支持治疗,包括全胃肠外营养、胃肠外营养和胃肠内营养同时进行或单纯的胃肠内营养,纠正低蛋白血症,维持水、电解质和酸碱平衡。避免或减少抗酸药和H_2受体阻滞剂的服用,当pH>4时,胃内细菌过度

生长,增加定植下呼吸道的机会。

4.监护室消毒隔离措施:限制人员流动,实行无陪管理,外来人员进入病区时应穿戴工作服、帽和换工作鞋。监护仪器设备专人管理,定期消毒。

5.有效洗手:强调检查、操作和护理前后洗手,尤其是机械通气过程中,每次接触呼吸道分泌物后。

6.气道管理:气管插管时要快速、准确,还需无菌操作,经口插管污染较少。拍背吸痰及气管内吸引应两人配合,操作者戴口罩及无菌手套,吸痰时避免气道机械性损伤,吸痰管一次性使用。常规清理呼吸机管道内冷凝水。

7.重视消化道功能状态:加强口腔护理,每天用生理盐水和2%碳酸氢钠清洁口腔2~3次。采用半坐卧位,避免胃过度扩张,避免常规预防性应用制酸药,预防高危病人的应激性溃疡发生。

8.提倡浅表吸痰法:尽可能使用有刻度的吸痰管,吸痰管插入深度以不超过气管导管和接头总长度1cm为宜。插入吸痰管的过程中应关闭负压。

参考文献

[1]黄会荣,郭朝金,等.新生儿重症监护病房医院感染现状及相关危险因素分析[J].实用预防医学,2020,27(06):748-750.

[2]蒲小军.ICU医院感染的预防控制措施[N].大众健康报,2020-06-10(012).

[3]李翔燕,吴春华.护理管理的作用对新生儿重症监护病房医院感染控制的成效分析[J].抗感染药学,2018,15(04):624-626.

[4]丁慧.新生儿重症监护病房医院感染预防与控制[J].实用临床护理学电子杂志,2016,1(09):116-117.

[5]王力红,赵霞,张京利.《重症监护病房医院感染预防与控制规范》解读[J].中华医院感染学杂志,2017,27(15):3361-3365+3391.

[6]石计朋,王艳华,曹银利,等.NICU医院感染的预防控制[J].中华医院感染学杂志,2012,22(23):5331,5333.

[7]管鲜花,陈红萍,张海英.2015—2019年某医院ICU"三管"感染状况及院感控制图的监控分析[J].中国医院统计,2020,27(03):251-255.

[8]彭华明,周杰.影响重症监护病房导管相关性血流感染的相关因素分析[J].中国医学创新,2020,17(17):44-48.

[9]陈慧君,翁宏华,辛栋轶.重症监护病房中心静脉导管相关性血流感染病原菌分布及耐药性分析[J].中国消毒学杂志,2020,37(05):369-371.

[10]陶志允,颜陶,曹冰冰,严美洁.新生儿重症监护病房中低出生体质量儿合并呼吸机相关性肺炎的临床特征[J].深圳中西医结合杂志,2020,30(01):110-112.

[11]郑丽娜,邹和飞,夏炜,陈晓丹,张丽萍.儿童监护室患儿呼吸机相关性肺炎感染的危险因素分析与护理预防措施[J].中国卫生检验杂志,2019,29(17):2141-2144.

[12]祝益民.儿科危重症监护与护理[M].北京:人民卫生出版社,2014.

[13]邵招梅,叶鸿瑁,丘小汕,等.实用新生儿学.第4版[M].北京:人民卫生出版社,2011.

[14]郑显兰.儿科危重症护理学[M].北京:人民卫生出版社,2015.

第三章 常见危重症状的救治与护理

第一节 高热

发热(fever)是指体温异常升高。体温超过39℃称为高热。高热时间超过2周称为长期高热。长时间高热可引起氧消耗增加、脱水、细胞代谢紊乱、神经功能障碍等。急剧升高的体温常伴随着抽搐发生,因此,对高热患儿应加以重视,及时处理。

新生儿的核心温度高于37.5℃定义为发热。新生儿体温中枢尚未发育成熟,对产热和散热的调节功能差,加之新生儿皮下脂肪薄,体表面积相对较大,体温易受周围环境温度影响。因此,许多因素都可以引起新生儿发热,新生儿高体温常常是医源性的(如环境温度过高),是可以预防的。

一、临床症状

(一)热型

高热是小儿最常见的急诊症状,小儿热型多不如成人典型。

1.稽留热:体温恒定地维持在39℃~40℃的高水平,24小时内体温波动范围不超过1℃。

2.弛张热:体温在39℃以上,波动幅度大,24小时内波动范围超过2℃而最低体温始终高于正常。

3.间歇热:体温骤升至39℃以上,持续数小时又迅速降至正常,高热期与无热期反复交替出现。

4.波浪热:体温逐渐上升在39℃以上,数天后又逐渐降至正常水平,如此反复。

5.周期热体温升高呈一定周期。

(二)伴随症状

高热伴随症状常有寒战、烦躁不安、头痛、面色潮红、皮肤发热、皮疹、出血点、淋巴结肿大、肝脾大、黄疸、昏迷等。新生儿特别是早产儿症状常不明显,应该结合一些临床表现综合考虑。足月新生儿如果外源性过度加热,表现为脸红、充血;如果是疾病引起的发热,患儿会出现皮肤苍白,皮肤有花斑,手足发凉。

二、临床护理

(一)病情观察

观察患儿意识、体温、心率、呼吸、面色、皮肤温度、有无皮疹或出血点、有无寒战等。

1.患儿出现高热时必须定时测量体温,并在体温单上准确记录以观察热型。一般每4小时测量一次,如超高热或其他特殊情况须1~2小时测量一次,降温处理后0.5~1小时需复测一次,以观察降温效果。高热患儿宜测量肛门温度,取肛表将水银柱甩至35℃以下,液状石蜡润滑肛表前端后轻插入肛门3~4cm(新生儿插入1~2cm),3分钟后取出,用布擦净后检测读数。婴幼儿及烦躁不安或意识不清的患儿测肛温时需在旁扶持体温表。直肠温度最接近新生儿的核心温度,其结果能准确反映体温的实际变化,但不推荐常规直肠测温。

2.一般体温每升高1℃,颅内血流量增加8%,可增加颅内压,使大脑皮层过度兴奋或高度抑制,患儿表现为烦躁、头痛、惊厥或昏迷。先高热后昏迷常见于流行性乙型脑炎、流行性脑脊髓膜炎、中毒性菌痢等。先昏迷后发热常见于颅内出血等。

3.发热时氧耗量增加,产热过多需加速散热,所以患儿心率呼吸会随之增快。通常体温每升高1℃,心率增加15~18次,呼吸增加5~7次。临床上当患儿心率呼吸明显增快,在排除缺氧、心衰等原因外应考虑到高热的可能,及时测量体温。

4.小儿高热较成人多见,观察患儿时不能靠感觉其皮肤冷暖来判断体温的高低。在体温上升期,产热大于散热,散热减少,患儿可皮肤苍白、皮温下降、畏寒或寒战。高热时部分患儿表现皮肤潮红且温度升高,部分患儿出现肢体发凉,常伴有精神萎靡、昏睡甚至昏迷,以严重感染患儿多见。

5.高热伴随有皮疹常见于麻疹、风疹等,观察皮疹性质、分布、出现日期以协助诊断。高热伴皮肤、黏膜出血常见于重症感染、某些急性传染病和血液病,如败血症、流行性出血热、急性白血病等。

6.高热伴寒战常见于败血症、急性肺炎、急性肾盂肾炎、输液(血)反应等。寒战是肌肉强烈收缩大量产热的过程,寒战后体温会显著升高,所以在患儿寒战时应予保暖,寒战停止后应及时测量体温,并积极降温处理。

7.小儿年龄越小,体温调节越差。因中枢神经调节功能未成熟、体表面积相对大、皮肤汗腺发育不良,尤其早产儿、新生儿皮下脂肪较薄,肌肉不发达,体温极易波动。但小儿对发热的耐受力较好或反应不多,高热与病情轻重不一定平行,如小婴儿感冒时体温可突然上升至40℃左右而患儿一般情况可较好,热退后恢复亦较快。年长儿若高热时全身情况较差,往往反映有较严重疾病发生。

8.采用降温处理后应注意观察降温效果,避免体温骤降,观察有无面色苍白、血压下降、心跳加快、脉搏细速、四肢冰冷、大汗、软弱无力等虚脱现象。如出现虚脱表现应予保暖、饮热水,严重者需静脉补液。一般体温降至38.5℃左右即可停止物理降温措施。

(二)降温方法

1.物理降温

(1)宽衣松被解包:利用热辐射作用散热,尤其适用于新生儿、小婴儿。暖箱中的新生儿体温升高,首先移动暖箱或者用窗帘遮蔽窗户以减少阳光直射造成的温室效应,每15分钟降低先前设置皮肤温度或暖箱温度0.5℃~1.0℃,直到温度正常;不能关闭暖箱来降温,因为关闭暖箱后暖箱内的空气流动也停止了,会出现缺氧。

(2)降低环境温度:开窗通风、利用空气的对流作用散热,但应避免对流风;可以利用空调控制室温在21℃~22℃;也可在室内放置冰块降低室温。

(3)头部冷湿敷:通过传导散热。一般用20℃~30℃冷水浸湿软毛巾稍挤压使不滴水,折好置于前额,每3~5分钟更换一次。或使用退热贴降温,将退热贴凝胶面直接贴于前额,使用过程中通过凝胶水分的汽化带走热量,从而降低体温。

(4)头部冰枕:通过传导散热,可以降温并减少脑细胞耗氧量。取冰块用锤子敲碎成小块,放在盆中用水冲去棱角,以免划破冰袋和导致患儿不适。将小冰块及少量水装入冰袋至半满,压挤冰袋排出袋内空气,夹紧袋口,倒提冰袋检查无漏水后装入布套内,放置于患儿枕部。冰块融化或布套浸湿应及时更换,并应观察枕部皮肤有无冻伤,做好交接班。

(5)冰敷:将装有碎冰块的冰囊置于腋下、腹股沟等体表大血管行走处,通过传导散热。需及时更换并观察局部皮肤有无冻伤。

(6)温水浴:适用于急性起病的高热患儿。水温比体温低2℃~3℃,洗浴时间10~15分钟,多擦洗皮肤,促进散热。危重患儿因病情危重,且监护设施及管道多,不适宜选用温水浴。末梢循环差的危重卧床患儿,可将其肢体浸入热水中擦洗,以扩张血管增加血流使散热增多。

(7)0.9%冷氯化钠溶液灌肠:适用于体温高40℃以上的患儿,达到深部降温的目的。新生儿一般不用此法,腹胀患儿禁用。选用20℃左右的0.9%氯化钠溶液低压灌肠,灌肠液:<6个月:50ml;6个月~1岁:100ml;1~2岁:200ml;2~3岁:300ml;>3岁:400ml。肛管插入长度8~10cm,灌肠筒距肛门30~40cm,臀部稍抬高,速度要慢。婴幼儿对灌肠的耐受差,往往随灌随排出。高热患儿常有便秘,灌肠既可降温又可通便。

(8)酒精擦浴:适用于高热降温。酒精有刺激皮肤血管扩张而促进散热的作用,且酒精在皮肤上蒸发时,可带走大量热量。酒精擦浴前置冰袋于患儿枕部以帮助降温,热水袋置于足底部,可加强擦浴的生理效应,促进发汗和增加患儿舒适。准备25%~35%的酒精200~300ml,擦浴从颈部一侧开始沿上臂外侧擦拭手背;从腋下、臂内侧擦至手心,下肢自髋部沿腿外侧擦至足背;自腹股沟沿大腿内侧经腋窝擦至足跟。在大血管行经表浅的部位可反复轻轻擦片刻,以增加降温作用。左右两侧均擦浴后助患儿侧卧擦背部。整个擦浴过程为15~20分钟。禁止擦胸前区、腹部、后颈、足底,这些部位对冷刺激较敏感。擦胸前区可引起反射性心率减慢;腹部受凉可导致腹泻;足心对冷敏感,可引起产热增多及反射性血管收缩影响散热效果。血液病患儿凝血机制差,酒精擦浴可使皮肤出现散在出血点,不宜使用。

(9)新生儿发热的处理应以物理降温为主,常用凉水袋置新生儿枕部,如体温过高可洗温水澡或温水擦浴,水温33℃~36℃为宜。擦浴部位为前额、枕部、颈部、四肢、腋下、腹股沟等。新生儿、小婴儿因皮肤薄,毛细血管丰富,可经皮肤吸收而出现酒精中毒,忌用酒精擦浴。

2.药物降温

(1)对乙酰氨基酚:近年来推荐为儿科首选解热药物。作用于下丘脑的体温调节中枢,有退热镇痛作用。口服吸收迅速,服药后10分钟即发挥退热作用,2~3小时达最佳退热效果,一般可维持4小时。副作用少,安全范围大。

(2)氨基比林、安乃近:因粒细胞减少发生率较高,一般不用。

(3)阿司匹林:因其能引起瑞氏综合征,现在多不主张使用。

(4)肾上腺皮质激素:不作为常规退热药物应用。降温是非特异性的,因可能使感染扩散,病毒感染尤其是水痘时应禁用。应用指征:严重感染、中毒症状重或合并休克者可以与足量抗生素联合应用;胸腔、腹腔、关节腔等细菌性或结核性感染时为防止粘连可以应用;变态反应性疾病或结缔组织疾病引起的发热也可应用。

(5)复方冬眠疗法:适用于持续高热伴烦躁、惊厥者。氯丙嗪、异丙嗪每次0.5~1mg/kg肌肉注射或静脉注射。使用时必须注意血管扩张与体温过低引起的虚脱。应在血容量不足的条件下使用。

(6)新生儿慎用退热药,需要医师严格评估,以防药物在新生儿期的毒副作用及体温骤降。

(三)营养与饮食

高热时体内分解代谢增加,各种营养素大量消耗,体温每升高1℃基础代谢率增高13%。又由于高热时迷走神经兴奋性降低,胃肠蠕动减弱,消化腺分泌减少,消化酶活力降低而影响消化功能,故有食欲不振、腹胀、便秘等症状。应供给高热量、高蛋白、高维生素、易消化的流质或半流质饮食,鼓励患儿少食多餐,不能进食者应予鼻饲补充营养。高热时呼吸增快、出汗使机体丧失大量水分,鼓励患儿多饮水或静脉补充液体、电解质,补充水分增加尿量还可促进体内毒素排出。

(四)口腔护理

高热患儿唾液分泌减少,口腔内食物残渣利于细菌繁殖,易发生口腔炎症。同时,由于高热使机体抵抗力降低及维生素缺乏易引起口腔溃疡,应加强口腔护理。每天用生理盐水或口泰液(含灭滴灵)清洁口腔或协助漱口3次。

(五)一般护理

1.保持室内环境安静,空气流通。置于辐射保暖台的新生儿检查皮肤温度电极是否松动。

2.卧床休息。因高热使患儿代谢加快、消耗增多,但进食减少,体质虚弱。

3.在退热过程中往往大量出汗,应及时擦干汗液并更换衣服,防止受凉。加强皮肤护理,勤擦浴,保持皮肤清洁干燥,避免汗腺阻塞。

第二节　窒息

窒息常由于呼吸道阻塞,使肺部气体交换受阻,血液中氧气含量不足,二氧化碳潴留。严重者呼吸停止,发绀逐渐加重,心动过缓,直至神志昏迷而死亡。临床上根据引起窒息的不同原因,将窒息分为新生儿窒息和小儿窒息。新生儿窒息包括胎儿在宫内或分娩过程中多种原因造成的窒息。小儿窒息原因多见于呼吸道机械性阻塞、吗啡等药物所致的呼吸中枢抑制,急性感染性多发性神经根炎等疾病,意外事故(如溺水、电击伤、一氧化碳中毒、颅脑外伤等)等。

一、临床表现

新生儿窒息表现为胎儿在宫内出现窘迫,胎心率大于每分钟160次或小于每分钟100次,或胎心律不规则。羊水被污染成黄绿色或深绿色。婴儿娩出后1分钟仅有心率而无呼吸或未建立有效的呼吸、心率小于每分钟100次、肌张力降低或松软、躯干皮肤苍白或发绀。

二、新生儿窒息的护理

(一)新生儿复苏

1.清理呼吸道,建立通畅的气道:胎儿娩出立即用预热大毛巾包裹,放在预热的开放式辐射保暖台上,室温适当提高至26℃~28℃为宜,清理呼吸道分泌物,先用食指裹上纱布拭净口腔内分泌物,再用吸引器吸管吸尽咽部分泌物。必要时放入喉镜,在明视下,用抽吸器吸管或胎粪吸引管吸净气管内吸入物,每次边吸边退,导管内吸引时间不超过5秒。操作者要求熟练、敏捷、轻巧,在最短时间内吸净气管内的吸入物。急救器材、药物的准备和护理人员使用仪器的熟练程度对清理呼吸道的抢救至关重要。

2.建立有效的呼吸:建立足够的肺泡通气和换气,保证新生儿氧的供应和二氧化碳的排出。对轻度窒息者,清理呼吸道后立即轻拍足底或温干毛巾擦身,新生儿一般会很快出现啼哭和自主呼吸,全身情况迅速改善。若全身情况改善不明显可用气囊和面罩加压呼吸。对重度窒息者,应尽快吸净气道后立即摆正体位,用面罩气囊进行间歇正压给氧,面罩应盖住口和鼻,紧贴面部,使整个系统密闭,所用氧气应为纯氧,吸入氧气浓度可达到或接近100%(氧气应加温湿化)才能尽快纠正低氧血症。

3.维持正常循环功能:一旦建立通气,助手应立即用听诊器听心率。为争取时间,可只数6秒钟。正压给氧30秒后,心率<100次/分,须继续进行。若心率<60次/分,须气管内正压给氧,30秒后再评估;心率仍<60次/分,予胸外心脏按压,直至心率>60次/分,方可停止胸外心脏按压。

4.药物的应用:迅速建立静脉通路,遵医嘱准确及时用药。纠正酸中毒、强心、升压、脱水利尿等是治疗窒息的重要措施,常用的药物均对静脉有较强的刺激性,由于窒息患儿组织缺氧、微循环障碍、血管通透性增高,如这些药物稀释不当或渗漏,轻者可引起静脉炎,重者可引起组织坏死。

5.病情观察:经过紧急复苏抢救后,新生儿虽建立了自主呼吸,仍需加强对心率、呼吸状态和皮肤颜色的观察和监测,并做好详细的记录。

(二)复苏后的护理

1.保暖:病室应保持环境安静,空气流通,戴上眼罩,减少一切声响对患儿的刺激。窒息复苏后的新生儿要放置在温暖的环境中。室温维持在26℃±2℃,相对湿度应在55%~65%。如室温过低,应置保温箱内,根据患儿的体重和体温随时调节暖箱温度。在无暖箱的情况下,可根据具体情况,因地制宜采用保暖方法。每2~4小时测体温1次并记录。当患儿体温降低到35℃以下时,应注意环境温度及考虑患儿有衰竭的可能。体温升高提示有感染的可能,如肺炎或其他部位感染。少搬动,移动患儿、变换体位或换尿布时,动作要轻柔,所有治疗、护理或检查尽量集中进行。

2.保持呼吸道通畅:患儿以右侧卧位为宜,以利分泌物流出,防止呕吐物吸入气道再度引起窒息。若患儿无呕吐,上半身及头肩部可稍抬高,使腹部内脏下降,有利于胸腔扩张,同时也减轻了心脏负担和颅内出血。患儿若有呕吐,应及时清除口腔及呼吸道的分泌物,保持呼吸道通畅。

3.氧气吸入:新生儿复苏后其肺泡或支气管内仍然残留黏液,影响气体交换还需给予氧气吸入直到皮肤完全红润,呼吸平稳为止。新生儿吸氧浓度不宜过高,以30%~40%为宜,如浓度过高、时间过长易致晶体后纤维组织增生症。

4.病情观察:

(1)生命体征:监测患儿心率、呼吸、血压及脉搏血氧饱和度,如心率增快或减慢,呼吸不规则或暂停,出现进行性呼吸困难,血压下降,提示病情不稳定,应立即联系医师进行抢救。

(2)反应:患儿安静入睡,还是表现为烦躁不安、双目不闭或眼球斜视、震颤、凝视、肢体紧张或抽搐、呕吐,或者嗜睡或昏迷,应考虑脑水肿或颅内出血的可能。

(3)皮肤颜色:复苏后患儿呼吸和心率明显改善,皮肤颜色应为粉红色。皮肤颜色的改善显示了心肺功能改善,血氧含量增加。如患儿颜面颜色仍然青紫或灰白,说明患儿仍缺氧,病情无好转,需继续吸氧及采取其他对策。窒息复苏后的新生儿暂不沐浴,酌情延迟哺乳。制定好护理计划,详细做好护理记录。

5.预防医院感染:复苏后的新生儿机体抵抗力降低,病原菌易侵入机体,对患儿应实行保护性隔离,加强消毒隔离措施,加强基础护理,积极防治医院感染。

三、儿童窒息的护理

（一）紧急处理

1.发现小儿窒息后,无论何种原因引起都要立即把小儿移到空气新鲜处,首先清除呼吸道异物、分泌物,保持呼吸道通畅。呼吸停止者立即行口对口人工呼吸,进行徒手心肺复苏,待患儿心跳呼吸恢复后,迅速送医院抢救。

2.保持室内适宜的温度、湿度。迅速为患儿供给氧气和建立静脉通道,给予呼吸中枢兴奋药,纠正酸中毒等对症处理。同时,注意患儿的保暖。

（二）密切观察病情变化

1.窒息的观察:由于婴幼儿呼吸道相对狭窄,舌相对大,喉的位置相对高,呼吸道黏膜、黏膜下组织娇嫩松弛,在炎症时或受刺激后,黏膜容易肿胀,使呼吸道更为狭窄。因此,当患儿患有呼吸道炎症、肺水肿、一氧化碳中毒、颅脑外伤、气管异物等容易引起窒息的高危因素时,应高度警惕窒息的发生,防患于未然。

2.并发症的观察:窒息患儿经抢救后,可并发低氧血症、肺水肿、脑水肿、脑室内出血、脑皮层栓塞等,导致心动过缓、血压下降、肝肾损害、弥散性血管内凝血、胃肠道坏死等损害,护理观察中要加强患儿生命体征的监测,积极防治窒息的发生及重要脏器的损害。

3.保持呼吸道通畅:窒息患儿并发低氧血症,缺氧使患儿意识不清,咽部组织松弛,分泌物堵塞气道进一步加重呼吸道的堵塞,诱发和加重窒息的发生。因此,对频发的窒息患儿应专人守护,严密观察病情变化,保持呼吸道通畅。同时,检查窒息的原因,针对原因,及时给予相应处理及护理。抢救物品应处于备用状态。

4.吸氧和支持:吸入氧气能迅速纠正低氧血症。呼吸困难仍明显时,应酌情考虑面罩给氧或气管内插管人工辅助呼吸或气管切开术。治疗、护理检查等诊疗工作应尽量避免患儿哭闹,以防加重呼吸困难和缺氧。对进食少的患儿要补充营养和水分、电解质。必要时考虑鼻饲饮食,保证营养支持。做好窒息患儿和家长的心理护理,使之树立战胜疾病的信心,积极配合治疗。同时还应加强基础护理,预防医院感染。

（三）健康教育

根据引起窒息的不同病因,做好健康教育指导:

1.指导产妇做好产前检查,预防新生儿出生前和分娩时可能引起窒息的疾病或高危因素,预防和降低新生儿窒息的发生率。

2.母亲在给婴儿哺乳过程中,不要睡觉。用被子或毛毯包裹孩子时,要将口鼻露出,注意通气。平时,为防止孩子从炕上或床上跌下来,不要用绳索约束,以免绳索缠住颈部窒息。

3.婴儿禁吃花生米、豆类等颗粒以及带刺的食物。在婴幼儿进食或吃糖块等零食时要避免哭闹和逗笑,也不可跑跳,以防不慎将食物滑入气管,引起窒息。

4.为婴幼儿喂水、喂奶、喂药后,应将小儿抱起,轻拍背部,然后取头高侧卧位,防止呕吐或溢奶误吸窒息。

5.为婴幼儿选择玩具时,应以大于小儿口腔为宜。防止小儿将玩具放入口腔不慎滑入气管导致窒息。

第三节　呼吸困难

呼吸困难是儿科常见症状,表现为呼吸频率、节律、深度、吸气相和呼气相的比例失调等异常状态。临床上分轻、中、重三度,轻度呼吸困难仅见呼吸频率增快或节律稍有不整,不伴发绀或患儿活动后可出现发绀;中度呼吸困难呼吸频率明显增快,节律可能不整,代偿性辅助呼吸动作明显,表现为三凹征(胸骨上窝、锁骨上窝、肋间隙在吸气时向下凹陷,是吸气用力胸腔负压增加的结果)或耸肩、点头等,可伴有指、趾甲和口唇发绀,患儿常易烦躁不安,不能平卧,难以入睡,给氧可以减轻呼吸困难;重度呼吸困难时症状更为明显,患儿常张口、抬肩、点头、辗转不安,或端坐方可稍安静,伴明显发绀、呼吸急促,也可过缓,呼吸表浅或深浅不一,或有暂停,给氧难以缓解。

呼吸困难也是新生儿的常见症状之一,是新生儿的危重症,它可由多种原因引起,肺部疾病是新生儿呼吸困难的最常见原因,临床表现为程度不同的低氧血症、代谢性和(或)呼吸性酸中毒,如不及时处理,可危及生命。新生儿通过呼吸频率、需氧、吸气性凹陷、呻吟、呼吸音、早产方面进行呼吸评分,并结合临床给予治疗。

一、临床表现

1.吸气性呼吸困难:提示上气道梗阻。特点是吸气显著困难,可有鼻翼扇动及吸气三凹征,可伴有干咳及高调的吸气性哮鸣音。

2.呼气性呼吸困难:提示下气道有病变梗阻。特点为呼气费力、延长而缓慢,常伴有哮鸣音。

3.混合性呼吸困难:肺部广泛病变所致。特点是吸气和呼气均费力,呼吸频率增快,无明显的吸气相或呼气相延长。

4.心源性呼吸困难:由于心功能不全、心力衰竭引起。常呈发作性,表现为呼吸浅促,卧位时呼吸困难加重,坐位时呼吸困难减轻,休息可缓解或减轻。

5.代谢性呼吸困难:多见于代谢性酸中毒。机体代偿性地出现呼吸急促、深长,随原发病不同而有不同的伴随症状。

6.中枢性呼吸困难:多由于颅脑病变颅内压增高所致。表现为呼吸深浅不一,节律不齐,可有呼吸暂停。

二、临床护理

(一)病情观察

1.呼吸节律:肺部疾患引起的呼吸困难,多节律规则;中枢性呼吸困难,节律多不规则,可表现为潮式呼吸、点头样呼吸或抽泣样呼吸,有时可表现为间停呼吸,间停呼吸常在呼吸停止前发生。

2.呼吸频率:呼吸频率增快见于发热、贫血、心功能不全、肺炎、胸腔积液等;当有严重的代谢性酸中毒时,可出现深而快的呼吸;肺组织病变顺应性下降时,患儿为保持足够通气量用力呼吸,可表现为三凹征;机体为节省体力,采取消耗能量较少的浅快呼吸;长期用力呼吸可导致呼吸肌疲劳。

3.呼吸运动:儿童呼吸以腹式呼吸为主。如胸式呼吸加强腹式呼吸减弱,多见于腹水、肝脾大等;如腹式呼吸加强胸式呼吸减弱,则多见于肺炎、胸腔积液等;吸气性呼吸困难多见于上呼吸道梗阻,如小儿急性喉炎、异物等,新生儿见于后鼻孔闭锁、喉蹼、巨舌畸形、小颌畸形、声门下狭窄、气管狭窄、声带麻痹、先天性腺样体肥大、咽部囊肿、水囊瘤、血管瘤、喉痉挛、喉软化等;呼气性呼吸困难多见于支气管哮喘、喘息性肺炎等,新生儿见于支气管狭窄、羊水或胎粪吸入等。

4.伴随症状:注意有无发绀、发热、心率增快、神志改变、呕吐腹胀、循环障碍等。

(二)氧气吸入

呼吸困难多因缺氧所致,积极纠正缺氧非常重要,应根据患儿呼吸困难、发绀程度或血气分析结果选择给氧方式。机械通气者要密切观察气管插管的位置及呼吸机参数变化。

（三）保持呼吸道通畅

首先开放气道,保持头轻度后仰位;采取雾化吸入疗法湿化痰液,防止痰痂形成;口腔及咽喉部分泌物多,不能自行清除者注意及时予负压吸引以保持呼吸道通畅;意识不清者头偏向一侧,避免呕吐物流入气道。

（四）体位护理

患儿取头高脚低位或半坐卧位,使横膈下降,胸腔容积增大以减轻呼吸困难。

（五）心理护理

年长儿在呼吸困难时往往极为紧张和恐惧,医护人员应耐心安慰患儿,解除其恐惧紧张心理,帮助其树立战胜疾病的信心。

（六）做好抢救准备

抢救物品、药品准备到位,气管插管或气管切开用物放于床旁,以便抢救时方便拿到,分秒必争。

第四节　腹胀

腹胀是一种临床上常见的危重症状之一。是腹腔内容物病理性增加,或肠腔内胀气,使腹部在外观上有显著增大的现象。危重患儿腹胀往往同时伴有消化道出血、肠鸣音减弱或消失等急性胃肠功能衰竭的症状。腹胀伴随腹肌紧张,常常提示病情恶化。腹胀表现为腹部局限性或全腹膨隆,严重者可伴有腹壁皮肤紧张、发亮、发红、发紫。严重腹胀还可使膈肌活动受限,肺活量减少,胸、腹腔内血液循环障碍,而使疾病的病理生理过程加重。

一、临床表现

1.一般表现患儿主观感觉腹胀,有束缚感,精神萎靡,食欲缺乏。

2.胃肠道蠕动减弱引起的腹胀如麻痹性肠梗阻主要表现为腹胀波及全腹,发展较快,呕吐频繁,呕吐物含有粪汁,持续性腹痛,肠鸣音减弱或消失。因腹部膨胀压迫膈肌使患儿出现呼吸浅快甚至呼吸困难;由于频繁呕吐,患儿可有口渴、尿少等脱水表现;如合并有腹膜炎时出现腹肌紧张、压痛及反跳痛,腹腔内可出现移动性浊音,腹部X线透视可见全腹肠腔扩张积气,多个液平面。

3.各种胃、肠黏膜病变引起的腹胀主要表现为恶心、呕吐。呕吐物可为咖啡色液体,排黑便。如胃肠道黏膜损伤出血量大时患儿可表现脉快、面色苍白、出汗,腹部可有压痛、腹肌紧张、肠鸣音亢进等。

4.出血坏死性小肠炎引起的腹胀一般发病年龄较小,临床上以腹胀进行性加重伴有呕吐、便血为主要表现。患儿可出现腹痛,疼痛部位不固定;发热并伴有全身中毒症状;大便初起为稀便,然后出现血丝便或果酱样便。

5.消化道吸收不良引起的腹胀主要表现为食欲差、恶心、呕吐、腹泻,可排出无臭的气体或伴酸臭味粥样大便。

二、临床护理

(一)病情观察

1.观察腹部形状:左右是否对称、腹壁弹性、紧张度,叩诊有无鼓音,测量腹围等。

2.腹胀伴呕吐:观察呕吐物的颜色、性状、气味、量、稠度,呕吐的频率及伴随症状,呕吐后腹胀是否改善。如腹胀伴有呕吐、停止排便排气,应考虑肠便阻;如呕吐物带有粪质为低位性肠梗阻;如腹胀伴有呕吐,呕吐物为咖啡色时应考虑上消化道出血。呕吐时应及时留取标本送检。

3.有过食时,应考虑急性胃扩张。

4.腹胀伴腹泻者多为肠道炎症或消化不良,应注意观察大便颜色、气味、量、黏稠度及排便次数,排便后腹胀是否减轻。

5.腹胀伴有全身中毒症状如高热、精神不振,应考虑严重的感染(如败血症)、多器官功能衰竭。

6.腹胀伴有腹痛时,应注意观察腹痛的部位与性质,是否进行性加重。

7.观察有无肠穿孔、肠梗阻及腹膜炎症状,如腹胀发生快且进行性加重,腹肌紧张、压痛及反跳痛应考虑肠便阻。

8密切观察患儿生命体征如体温、呼吸、血压、神志及精神状态的变化,定时测量并记录。

(二)临床护理

1.休息和体位:患儿应卧床休息,采用半卧位并经常更换体位。呕吐频繁时,头偏向一侧,以防误吸引起窒息。可考虑暂禁食。

2.环境:病室保持安静,环境清洁,定时通风换气,保持空气新鲜,温湿度适宜。

3.饮食:

(1)麻痹性肠梗阻引起的腹胀:应禁食,禁食期间采用全静脉营养。禁食有利于肠道休息,禁食时间一般不宜过长。待腹胀消失、肠鸣音减轻、大便潜血试验转阴后可试进饮食。进食应从少量开始逐渐增多,由流质到半流质、少渣饮食。饮食采用高热量、高维生素饮食,以保证营养供给,改善全身状况。恢复饮食时应慎重,同时密切观察腹部情况,以免饮食不当使病情恶化或延长病程。

(2)急性胃肠黏膜病变引起的腹胀:合理的饮食能促进止血,并能维持患儿营养,饮食不当可加重出血。进食可减少胃的饥饿性收缩运动和中和胃酸,促进黏膜的愈合,维持营养的需要。对少量出血无呕吐者可选用温凉清洁无刺激性的流质,避免过甜的饮食及牛奶;出血停止后可进半流饮食,应避免进食含产气量多的食品如豆类、芋头、洋葱、土豆、豌豆、豆芽菜、菜花、蘑菇、胡瓜等。不食酸辣刺激性的食物和饮料,并且在吃饭或饮水时勿吞入大量的空气。对不能经胃肠道进食者应给予完全胃肠外的营养。

4.肠胀气引起腹胀的对症护理:

(1)松节油、薄荷油热敷或穴位贴治疗:应用热及松节油、薄荷油或穴位贴的药理作用,使局部血管扩张、结缔组织伸展性增加及肌肉收缩力增强,促进肠蠕动,以利排气,减轻腹胀。

(2)按摩:行松节油、薄荷油热敷或穴位贴治疗的同时配合腹部按摩,用手沿顺时针方向轻轻按摩腹部,促进肠蠕动。在热敷与按摩后,应观察腹胀是否减轻,是否有排气排便。

(3)肛管排气:准备用物,查对病人,做好解释,摆好体位,脱去一侧裤腿覆盖在会阴部,臀下垫卫生纸或垫,操作者戴手套,用液状石蜡棉球润滑肛管前端,操作者左手拇指、食指分开臀部,右手持肛管轻轻插入肛门6～10cm,将肛管的另一端放入盛满凉水的治疗碗内,观察排气情况。插管后如能连续排出气泡证明肛管排气有效,如不能排出气泡,可缓慢转动肛管并上下移动,用手轻轻按摩腹部,观察排气效果,否则应注意肛管是否为粪便所堵塞。排气完毕,取出肛管,擦干臀部,整理床单位。协作患儿采取舒适卧位,详细记录排气情况。

5.麻痹性肠梗阻引起腹胀的对症护理:胃肠减压

（1）目的：

①胃、十二指肠减压是通过放入胃和十二指肠内的引流管，将胃、十二指肠内气体和液体排出体外，以缓解腹胀及减轻腹腔内压力，防止呕吐，避免误吸，改善呼吸。

②根据胃内容物性质，辨别梗阻部位的高低，以便及早确定诊断与治疗。

（2）适应证：麻痹性肠梗阻、机械性肠梗阻、急性胃扩张、腹部手术前后

（3）操作方法：用物准备同鼻饲法，另加入一次性引流袋；操作同鼻饲法，证实胃管在内后将一次性引流袋与胃管连接，固定于床边。

（4）注意事项：

①保持引流管通畅，防止管道扭曲或阻塞，保持良好的引流作用。如果管腔被食物残渣或血块堵塞，可用注射器取 5～10ml 生理盐水冲洗或挤压胃管，亦可注入少量空气使管道通畅。若因胃管长度过深、过浅或患儿不合作所致引流不畅，应作相应的调整。如有呕吐应检查胃管是否阻塞或滑出，并作对症处理。

②引流袋内的液体应及时放掉并记录，随时观察引流物性状，每班准确总结胃肠引流总量。

③持续胃肠减压的患儿应加强口腔、鼻腔护理，每天口腔护理2～3次。清醒的年长儿可协助漱口，口唇涂以甘油或液状石蜡以免口唇干燥，也可采用雾化吸入，减轻导管对咽喉部的刺激，预防肺部并发症。

④胃肠减压期间，患儿如需口服或经胃管注入药物，在给药后应停止减压1～2小时。

⑤胃肠减压期间，应密切观察患儿腹胀、腹痛是否减轻，肛门是否排气，并及时与医师取得联系。

⑥患儿引流液呈淡黄色，量少，腹不胀，肠蠕动恢复，自动排气，排便，遵医嘱拔管。

6.及时补充液体：腹胀的患儿由于频繁呕吐、禁食、腹泻、胃肠减压等常伴有脱水低钾、低镁、低氯等，故此类患儿应及时补充液体，恢复血容量，必要时开辟两条输液通道。

7.心理护理：腹胀的患儿主观感觉非常不适，加之呕吐、腹痛、腹泻，患儿往往烦躁不安，护士应安慰患儿，对于呕吐的患儿及时清除呕吐物，轻轻按摩腹部，消除其紧张、恐惧的心理。禁食期间应让家人或患儿了解禁食的重要性，以取得配合。

（三）注意事项

临床上引起腹胀的原因很多，应根据不同情况予以分别对待。

1.麻痹性肠梗阻患儿应禁食、持续胃肠减压,注意妥善固定引流管及引流袋,必要时约束患儿上肢。

2.对不能进食的患儿采用胃肠道外营养时,应尽量缩短全静脉营养的时间,避免肠黏膜细胞因长期缺乏营养而萎缩。

3.腹部采用热敷时,应注意控制热敷的温度,及时观察局部皮肤,防止烫伤。

4.呕吐频繁的患儿,应法意侧卧,防止误吸。

5.对腹胀好转能进食的患儿,应避免过食,采用少量多餐,避免刺激性食物和产气的食品。

第五节 少尿或无尿

正常小儿尿量个体差异较大,并且与液体摄入量、活动量及气温、湿度等因素有关。一般认为每天尿量<250ml为少尿,或每天排尿量学龄儿童<400ml,学龄前儿童<300ml婴幼儿<200ml均为少尿。一昼夜尿量<50ml称为无尿。新生儿正常尿量为每小时1~3ml/kg,每小时<1ml/kg为少尿,每小时<0.5ml/kg为无尿。

一、临床表现

1.一般表现:面色蜡黄、精神不振、倦怠、嗜睡或烦躁不安,常常有呃逆、厌食、恶心、呕吐等。

2.水中毒症状:包括全身软组织水肿、急性肺水肿、脑水肿、高血压和心力衰竭等严重征象。

3.电解质紊乱:三高(高血钾、高血镁、高血磷)和三低(低血钠、低血氯、低血钙)。

4.代谢性酸中毒,氮质血症,感染,出血倾向(如呕血和便血)。

二、临床护理

(一)病情观察

1.排尿和尿性质的观察:

①收集引起少尿与无尿的有关病史如:新生儿窒息、呼吸窘迫综合征、低血容量休克、急性肾炎、肾衰、药物等。

②观察排尿的形态:包括排尿形式、排尿量、尿液特征。

③观察并记录尿量异常时的伴随症状及程度,如水肿、高血压、头痛、恶心、呕吐、食欲差等。

④查看各项检查数据:常规尿液检查如尿量、次数、颜色、比重、味道;尿显微镜检及生化检查如钠、钾、磷、镁、尿素氮、肌酐;血液常规检查及血液生化包括尿素氮、肌酐、各项电解质、白蛋白等其他如心电图、肾脏B超、肾活检等。

⑤及时留取尿及其他各种标本,为诊断、治疗提供依据。

2.生命体征的观察:密切观察患儿体温、脉搏、呼吸、血压及神志,了解病情动态。当幼儿脉搏>120次/分、婴儿脉搏>130次/分为心率增快;血压以收缩压为标准,当超过该年龄正常值20mmHg则为高血压;体温升高应考虑感染。生命体征异常时在排除影响因素后,应及时报告医师,并详细记录。

3.危重症状的观察:

①高血压脑病:当患儿出现剧烈头痛头昏、频繁的喷射性呕吐、眼花、视力模糊、烦躁不安、惊厥甚至昏迷时应考虑高血压脑病。

②急性左心衰伴肺水肿:患儿如出现呼吸增快、呼吸困难、心脏扩大、肝脏肿大、胸闷、不能平卧、端坐呼吸、烦躁哭闹、频繁咳嗽、吐粉红色泡沫痰,应考虑急性左心衰伴肺水肿。当出现严重症状时,应配合医师,争取积极有效的治疗措施。

4.对水肿的观察:水肿是无尿或少尿时常出现的症状,应注意水肿发生的部位、性质、程度、持续时间、伴随水肿的严重症状如眼睑不能睁开、阴囊高度水肿致行走不便、腹水等。

5.观察药物疗效及副作用:

①利尿剂:少尿及无尿的患儿常常静脉注射利尿剂,应密切观察有无尿液并详细记录。利尿剂的副作用有水和电解质紊乱、胃肠道反应和听力下降,应避免与氨基糖苷类抗生素合用,以免加重其毒性。

②降压药:应用利血平肌内注射降压的高峰时间为用药后4~6小时,应及时测量血压观察降压效果。应用利血平的患儿有鼻塞、疲乏、结膜充血、脸红、心动过速等。应用硝普钠静脉滴注时,应注意新鲜配制,避光,采用输液泵匀速输入,避免血压下降过快。如出现副作用及异常情况时,应立即通知医师处理。

(二)环境与休息

1.病室温、湿度:病室温度宜在18℃~20℃,相对湿度为50%~60%,每天开窗

通风早 晚各1次,保持室内空气新鲜。

2.保持病室安静:一切治疗与护理应集中进行,避免频繁干扰患儿休息,减少噪声。

3.绝对卧床休息,并保证患儿有充足的睡眠时间。

(三)饮食护理

1.原则:低盐、高糖饮食,补充维生素B、C,水量应严格控制。食盐控制在每天1~2g,蛋白质控制在每天0.5~1g。少尿期间存在高血钾时,应禁食含钾较高的食物如橘子、香蕉、红枣等。患病期间患儿食欲低下,应美化食品的外观,变换烹调方法,改善用餐环境,提高患儿食欲。

2.如不能经消化道进食,采用全静脉营养疗法。

(四)严格记录24小时出入水量,保持体液平衡

少尿或无尿的患儿,如果摄入过多的液体及盐类,同时代谢旺盛,机体内生水增加,肾脏泌尿减少,患儿表现为全身水肿、高血压、心衰、肺水肿,因此对此类患儿应多注意。

1.严格控制补液量及速度:少尿期液体的控制是"量出为入,宁少勿多"。以每天晨起空腹体重为准,要求每天体重较前一天体重减少1%~2%为宜。患儿有发热、出汗多或换气过度时,可增加失水量;室内温度上升,湿度下降亦可使机体丢失的水分增加。补液速度必须严格控制,采用输液泵24小时内均匀输入。

2.液体摄入量:包括由消化道摄入的液体量有固体食物含水量、饮水量及管喂进食量、口服水等;由静脉输入及皮下、肌内注射等途径进入体内的液量;特殊治疗进入体内的液体量,如腹膜透析残留量

3.排出量:包括尿、大便、呕吐物、伤口渗出液量、各种穿刺液量、引流量。尤其要精确记录尿量,尿量的多少可直接反映病情的好坏。对昏迷及不合作的患儿应保留导尿管以精确测量每小时尿量。

4.记录摄入量和排出量的要求:

①记录要及时、准确、详细。

②凡患儿摄入的固体食物以克为单位,并按各种食物含水量,换算成毫升,然后记录。

③饮水的杯子应固定,并标好刻度,摄入量一定在患儿饮水或进餐后记录实际的进水量。

④注射液如肌注、皮下注射以及中药均应记录。

⑤大便应记录大便性质并折算成含水量。

（五）一般护理

1.皮肤护理：少尿患儿一般伴有全身软组织的水肿且需绝对卧床休息，应定时给患儿翻身、擦澡、更换衣服及卧位、按摩受压部位，保持床单位清洁、干燥，预防压疮的发生。

2.剪短患儿指甲，避免抓破皮肤。对神志不清或婴幼儿可以戴手套，必要时予以约束双手。

3.口腔护理：每天2～3次，保持口腔清洁卫生，预防口腔炎的发生，增进食欲。

4.会阴部的护理：女孩应每天用温开水清洗会阴部，大小便后及时用清水洗净；男孩阴囊伴有水肿时，可用"丁"字带托起阴囊，并保持阴囊及肛周皮肤清洁，防止尿液、大便浸渍皮肤，引起感染。

（六）预防感染

1.保护性隔离：患儿住单间，保持室内空气新鲜，定时采用紫外线、空气净化机等消毒设备对室内空气消毒。

2.加强护理，严格执行无菌技术操作原则，认真落实各项消毒隔离措施。

3.避免不必要的侵入性操作及治疗，如使用导尿管、中心静脉导管、腹膜透析管等若必须使用时，需严格执行无菌操作。

4.做好口腔、皮肤、会阴部护理，以防感染。

5.水肿患儿进行注射时应尽量避开水肿部位，穿刺后应压迫针眼至不渗出液体为止，并经常观察注射部位，防止针眼处感染。

6.患儿的生活用品、食具应定期消毒处理，防止交叉感染。

（七）心理护理

年龄大的少尿或无尿患儿，大多数存在着心理失衡，常常表现为紧张、恐惧、烦躁等。护理时要注意调整患儿的心理失衡。

1.为患儿安排一个安静、舒适、安全符合儿童心理要求的外部环境，安静的外环境能保证患儿充足的睡眠。温馨的病室气氛、医护人员可亲的态度，能给患儿产生亲切感，消除其畏惧心理，对疾病治疗的全过程起积极的作用。

2.对学龄儿童形象讲解有关疾病知识，让他们了解一些先进的治疗方法如腹透、血透，使患儿树立起战胜疾病的信心和勇气。

3.做好患儿家长工作，以取得他们的配合。

第六节 新生儿危险信号的评估及描述

表3-6-1 新生儿危险信号评估表

	警告信号	评估内容	具体描述
呼吸系统	●呼吸费力 ●RR＞60次/分 ●需要呼吸支持	●气道管理的类型 ●呼吸支持 ●呼吸频率和呼吸功 ●气体进入气道 ●呼吸音 ●胸廓形状和对称性 ●皮肤颜色 ●脉搏氧饱和度 ●吸入氧浓度 ●前、后鼻孔通畅 ●分泌物 ●治疗 ●药物以及疗效	●吸入氧浓度(%) ●鼻导管、头罩、CPAP、ETT① ●呼吸机设置 ●呼吸增快、呼吸暂停、喘息 ●吸凹、呻吟、鼻扇 ●呼吸评分(见第十一章第四节) ●呼吸音双侧对称,有啰音或喘鸣音 ●胸廓运动对称、桶状胸、连枷胸 ●存在腭裂或小下颌 ●红润、苍白、充血貌、花斑、灰黯 ●胸腔引流管、引流、水封瓶内气泡 ●搬动刺激时的反应,如吸入氧浓度需要增加 ●分泌物稠厚、稀薄、白色、透明、淡血性 ●表面活性物质治疗后好转/呼吸音、肺扩张度、氧饱和度没有变化
心血管系统	●苍白,皮肤花斑或灰暗 ●脉搏细弱或血压低 ●吸氧不能缓解的紫绀 ●心率超过220次/分	●意识水平 ●皮肤颜色 ●中心和外周的灌注 ●肢体温度 ●脉搏 ●血压 ●双臂和一侧下肢的血 ●心率、心律及特点 ●心尖搏动最强的位置 ●心前区 ●监护设施 ●高氧试验 ●血/容量的补充 ●药物以及疗效	●畸形 ●活跃、窘迫、烦躁、嗜睡 ●红润、苍白、充血貌、花斑、灰暗、紫绀 ●毛细血管再充盈:躯干/肢体,延长/快速 ●肢体温暖,凉 ●脉搏,双侧对称,亢进,微弱,消失,比较四肢的脉搏 ●没有/轻微的呼吸窘迫 ●湿润的呼吸音,闻及啰音 ●拒奶,吃奶时疲劳 ●出汗 ●心动过缓/过速 ●心尖搏动最强的位置 ●心杂音(柔和,强度),杂音最响的部位 ●心前区搏动的强度 ●水肿,皮肤凹陷性 ●体重增长/减轻 ●血制品/扩容的种类,治疗后的反应

神经系统	●肌张力异常 ●四肢抖动 ●惊厥*	●意识状态 ●活跃程度 ●姿势 ●肌张力 ●反射 ●发育情况 ●哭声 ●惊厥/异常的活动 ●囟门/骨缝 ●外伤的证据 ●治疗 ●药物以及疗效 ●惊厥记录表 ●新生儿药物撤退评分	●外伤的证据(如头颅血肿、青紫) ●清醒、嗜睡、激惹、容易惊跳 ●高声尖叫、安静的、机警的 ●活跃、嗜睡、木僵、反应过度的 ●四肢伸展、松软的、肌张力过高、过低 ●囟门饱满/紧张度:软、平、饱满、隆起 ●骨缝重叠、分离(距离几毫米) ●吸吮、吞咽、恶心 ●活动形式、四肢抖动、颤抖、痉挛、口唇吸吮动作、踏步样动作,持续时间,起始点/扩散,握住肢体能否制动,眼/口的运动,意识状态,心率/血压/肤色的变化,其他征象 ●哈欠、喷嚏、鼻塞、过多的吸吮、溢乳/喷射性呕吐、稀的/水样便 ●药物(如苯巴比妥、苯妥英钠、镇静剂)
外科情况	●前腹壁缺损 ●呕吐或不能咽下 ●腹胀 ●胎粪延迟排出或肛门闭锁	●皮肤不完整 皮肤有伤口、切口、瘀点、皮疹、疤痕 ●皮肤弹性、前囟、黏膜、体重增加/减轻 ●测量腹围 ●治疗 ●液体平衡表	●缺损的表现和类型 ●开放性损伤的位置、大小、颜色、有否腹膜包裹腹胀、软、紧张、可见肠型、腹壁颜色 ●腹部4象限的肠鸣音 ●腹围 ●胃管内抽吸物的量和颜色 ●大便带血 ●呕吐,喷射性 ●过多口水和分泌物 ●呛咳、咳嗽、不能咽下 ●黏膜干燥、前囟凹陷 ●黄疸、苍白 ●敷料、肠道的类型和位置 ●口胃管/鼻胃管、开放式或间断的低负压吸引
液体平衡和血糖	●血糖<2.6 mmol/L ●具有低血糖的高危因素 ●吸氧不能缓解的紫绀 ●未经喂养或不能喂养	●液体/脱水 ●体重增加/减轻 ●入量/出量 ●腹部 ●大便/呕吐 ●能否喂养 ●神经系统状态 ●插管/集液装置 ●治疗 ●光疗 ●药物以及疗效	●液体的类型、容量、途径、频率 ●总液量 ●出入量平衡 ●尿液颜色(苍白/琥珀色/深褐色) ●排便(软/硬/胎便/稀的/黄色、棕色、绿色/血性的/颗粒状的) ●黏膜干燥、前囟凹陷、皮肤弹性 ●吸吮、吞咽、恶心反射协调 ●没有觅食、吸吮动作,动作不协调、拒奶、嗜睡

体温调节	●腋温 <36.3 或 > 37.2℃ ●有体温不稳定的高危因素	●体温控制的类型 ●室温 ●触摸比较身体和四肢温度的差别 ●腋温变化趋势	●辐射床/暖箱/婴儿床 ●超过/低于/处在推荐的环境温度 ●鸟巢式护理 ●皮肤摸起来温暖/热/冷 ●苍白、花斑、发红的
感染	●感染的高危因素 ●存在带"*"的警告 ●临床情况恶化	●呼吸 ●心血管 ●神经 ●腹胀 ●腋温变化趋势 ●静脉/动脉置管位置 ●诊断性检查 ●药物以及疗效	●表现体温不稳定、呼吸暂停、心动过缓、嗜睡、喂养不耐受 ●苍白、花斑、紫绀 瘀点 ●红的、针尖样皮疹 ●呼吸窘迫、呼吸暂停、心动过缓 ●嗜睡、激惹、喂养不佳 ●皮肤破损、擦伤、红、肿 ●血常规、培养 ●药物(如抗生素、抗病毒、抗真菌)
支持	●新生儿 ●家庭 ●治疗小组	●对搬动的反应 ●睡眠/觉醒的形式 ●环境 ●疼痛 ●药物以及疗效 ●参与新生儿的治疗 探视方式 ●表达感情和担心的能力 ●支持系统 ●需要的知识 ●文化信仰	●能够耐受搬动 ●能够自我安慰 ●噪声引起惊跳,翻动体位时很激惹 ●没能安静地睡觉 ●皱眉、哭泣 ●喂奶之间睡觉,容易安静下来 ●镇静剂的效果(如吗啡)

①注释:CPAP:持续正压通气 ETT:气管内插管

参考文献

[1]郑显兰.儿科危重症护理学[M].北京:人民卫生出版社,2015.

[2]张玉侠.实用新生儿护理学[M].北京:人民卫生出版社,2015.

[3]ACoRN编委会,马晓路,李如意译.重危新生儿的急症监护[M].杭州:浙江大学出版社,2009.

第四章 儿童重症监护技术

第一节 体温监测

一、体温计的种类及构造

1.水银体温计(mercury thermometer):水银体温计又称玻璃体温计。分别是口温度计、肛温度计、腋温度计3种。它是一根真空毛细管外带有刻度的玻璃管,口表和肛表的玻璃管似三棱镜状,腋表的玻璃管呈扁平状。玻璃管末端的球部装有水银,口表和腋表的球部较细长,有助于测温时扩大接触面;肛表的球部较粗短,可防止插入肛门时折断或损伤黏膜。体温表毛细管的下端和球部之间有一狭窄部分,使水银遇热膨胀后不能自动回缩,从而保证体温测试值的准确性。

2.电子体温计(electronic thermometer):采用电子感温探头来测量体温,测得的温度直接由数字显示,读数直观,测温准确,灵敏度高。有医院用电子体温计和个人用电子体温计两种。医院用电子体温计只需将探头放入外套内,外套使用后按一次性用物处理,以防止交叉感染。个人用电子体温计,其形状如钢笔,方便易携带。

3.多功能监护仪上使用肛温探头:是将温度传感器置于肛门内或皮肤表面,体温即通过温度传感器变为电信号,经放大器放大,最后以数字或曲线形式显示出来。可应用于危重症患儿体温及时的监测。

4.可弃式体温计(disposable thermometer):可弃式体温计为单次使用的体温计,其构造为一含有对热敏感的化学指示点薄片,测温时点状薄片即随机体的温度而变色,显示所测温度,可测口温、腋温。

5.其他:有前额体温计、报警体温计、远红外线测温仪等。前额体温计可将体温计黑色面贴在前额,室温下15秒后告知体温,适用于小儿。报警体温计可将体温计探头与报警器相连,当患者的体温超过一定限度,它就会自动报警,适用于危重患者。远红外线测温仪是利用远红外线的感应功能或低于一定限度,常用于人群聚集处。

二、体温计的消毒与检查

1.体温计的消毒:对测量体温后的体温计应消毒,防止引起交叉感染。

方法:

(1)水银体温计消毒法:将使用后的体温计放入盛有消毒液的容器中浸泡,5分钟后取出,清水冲洗,用离心机将体温计的水银柱甩至35℃以下,再放入另一消毒容器中浸泡30分钟,取出后用冷开水冲洗,擦干后放入清洁容器中备用。注意口表、肛表、腋表应分别消毒和存放。

(2)电子体温计消毒法:仅消毒电子感温探头部分,消毒方法应根据制作材料的性质选用不同的消毒方法,如浸泡、熏蒸等。

2.体温计的检查:在使用新体温计前或定期消毒体温计后,应对体温计进行检查,保证其准确性。

方法:将全部体温计的水银柱甩至35℃以下;于同一时间放入已测好的40℃以下的水中,3分钟后取出检查;若误差在0.2℃以上、玻璃管有裂痕、水银柱自行下降,则不能使用。

三、体温测量的方法

(一)目的:

1.判断体温有无异常;

2.动态监测体温变化,分析热型及伴随症状;

3.协助诊断,为预防、治疗、康复和护理提供依据。

(二)婴幼儿测量体温的部位

婴幼儿除了肛门、腋窝可以作为测量体温的部位外,还可在以下部位测量体温:

1.颌下:测颌下颈温。是将体温计置于颌下颈部皮肤皱褶处10分钟后取出。此法尤其适用于1岁以内较胖的患儿。

2.背部肩胛间:测背部肩胛间温。患儿取去枕仰卧位,将体温计水银端经一侧(左或右)颈下插入脊柱与肩胛骨之间斜方肌部位,插入长度为4.5~6.5cm,测量时间为10分钟。可作为暖箱中新生儿常规测温。

3.腹股沟:测腹股沟温。被测试者侧卧,小腿弯曲135°,大腿与腹间≤90°,将体温表水银端放于腹股沟中点处,紧贴皮肤,测量时间10分钟。此外,臀部、腹部、鼓膜及耳背均可作为婴幼儿体温测量的部位。

（三）注意事项

1.婴幼儿、精神异常、昏迷、口腔疾患、口鼻手术、张口呼吸者禁忌测口温,腋下有创伤、手术、炎症,腋下出汗较多者,肩关节受伤或消瘦夹不紧体温计者禁忌腋温测量。直肠或肛门手术、腹泻者禁忌肛温测量;心肌梗死患者不宜测肛温,刺激肛门会易引起迷走神经反射,导致心动过缓。

2.婴幼儿、危重患者、躁动患者,应设专人守护,防止意外。

3.测口温时,若患者不慎咬破体温计,首先应及时清除玻璃碎屑,以免损伤唇、舌、口腔、食管、胃肠道黏膜,再口服蛋清或牛奶,以延缓汞的吸收。若病情允许,可食用粗纤维食物,加速汞的排出。

4.避免影响体温测量的各种因素。如运动、进食、冷热饮、冷热敷、洗澡、坐浴、灌肠等。

（四）健康教育

1.向患者及家属解释体温监测的重要性,学会正确测量体温的方法,以保证测量结果的准确性。

2.介绍体温的正常值及测量过程中的注意事项。

3.教会对体温的动态观察,提供体温过高、体温过低的护理指导,增强自我护理能力。

第二节　心电图监测

心电图（Electrocardiography,ECG）监测是各种危重患者的常规监测手段。

（一）心电图监测的意义主要包括

1.持续观察心电活动。

2.持续监测心率、心律变化,监测有无心律失常。

3.观察心电波形变化,诊断心肌损害、心肌缺血及电解质紊乱。

4.监测药物对心脏的影响,并作为指导用药的依据。

5.判断起搏器的功能。

（二）心电图监测的分类

1.12导联或18导联心电图：使用心电图机进行描记而获得的即时心电图，12导联心电图包括3个标准肢体导联，即Ⅰ、Ⅱ和Ⅲ导联；3个加压肢体导联，即aVR、aVL和aVF导联；6个胸导联，即V1、V2、V3、V4、V5、V6导联。18导联心电图是在12导联心电图基础上增加了6个胸导联，即V3R、VR、V5R、V7、V8、V导联。

2.动态心电图：可进行24～48小时的动态心电图监测，常用于心律失常及心肌缺血监测，尤其是无症状性心肌缺血的诊断与评估。但由于心电异常只能通过回顾性分析，不能反映出即时的心电图变化，因此，不能用于危重症患者连续、实时的心电图监测。

3.心电示波监测：是通过心电监护仪连续、动态反映心电图的变化，对及时发现心电图异常起非常重要的作用，是ICU最常用的心电图监测方法。由多台床电监护仪、计算机、打印机及心电图分析仪等构成心电监护系统。

（三）标准心电导联电极置放位置

1.标准肢体导联：属于双电极导联。Ⅰ导联为左上肢（＋），右上肢（－）；Ⅱ后联为左下肢（＋），右上肢（－）；Ⅲ导联为左下肢（＋），左上肢（－）。

2.加压肢体导联：属于单极导联。aVR、aVL与aVF导联探查电极分别置于右腕部、左腕部及左足部。

3.胸前导联：属于单极导联。导联V1电极置放于胸骨右缘第4肋间，V2置放于胸骨左缘第4肋间，V4置放于左侧锁骨中线与第5肋间相交处，V3导联电极位于V2与V4的中点，V5位于左侧腋前线与V4同一水平，V6位于左腋中线与V4、V5同一水平，V7位于左腋后线与第5肋间相交处，V8位于左肩胛线与第5肋间相交处，V9位于第5肋间同水平脊柱左缘，V4R位于右锁骨中线与第5肋间相交处，V3R在V1与V4R的中点，V5R位于右腋后线与第5肋间相交处。

（四）监护仪导联电极置放位置

相对于标准心电图导联而言，监护导联是一种模拟的、综合的导联形式。常用的心电监护已有3个电极、4个电极和5个电极三种类型。每种监护仪器都标有电极放置示意图，可具体参照执行。常用的综合监护导联有：

1.综合Ⅰ导联：左锁骨中点下缘（＋），右锁骨中点下缘（－），无关电极置于剑突右侧，其心电图波形近似标准I导联。

2.综合Ⅱ导联：左腋前线第四肋间（＋），右锁骨中点下缘（－），无关电极置于剑突右侧,其心电图振幅较大,波形近似V5导联。

3.综合Ⅲ导联:左腋前线第五肋间(＋),左锁骨中点下缘(－),无关电极置于剑突右侧,其心电图波形近似于标准Ⅲ导联。

4.改良的胸前导联(CM导联):为双电极导联,是临床监护中常选用的导联连接方法。正极置于胸前导联(V1～V6)位置,负极置于胸骨上缘或右锁骨附近。CM5、CM6因其不影响手术切口消毒,成为手术患者监护的理想导联选择,同时也是监测左心室壁心肌缺血的理想监护导联。

除上述的导联外,还有食管心电图导联、气管心电图导联、心内心电图导联、希氏束心电图导联等方法。新型心电监护仅安置7个胸部电极,可获得与标准12导联心电图极为近似的心电图曲线。

(五)心电导联电极的放置护理要点

心电监护多采用由银–氯化银制成的一次性圆盘状黏附电极,电极的皮肤面有导电胶,以减少电极与皮肤间的阻抗,电极向外的金属小扣与电极导联线相扣接。安放电极时应先作皮肤准备:体毛多的应先剃除,清洁皮肤,可以使用肥皂和水,或用75%酒精涂擦,除去皮肤的角质层和油脂,增加组织的毛细血管血流,尽可能降低皮肤电阻抗。皮肤有破损或患儿皮肤病处不能粘贴电极,皮肤过敏体质者也应该慎用。

第三节　血流动力学监测

无创血流动力学监测:血流动力学监测(hemodynamic monitoring)是指根据物理学定律,结合病理和生理学概念,对循环系统中血液运动的规律进行定量、动态、连续地测量和分析,得到的数据不仅为危重患者提供诊断资料,而且能及时反映患者的治疗效果,从而使患者得到及时、正确而合理的救治。最常用的无创血流动力学监测有无创动脉血压监测与心排出量监测。

一、无创动脉血压监测

手动测压法虽然具有操作方便,费用低,便于携带等优点,但由于不能连续监测动脉血压及设定报警限,且可因袖套或听诊等因素而产生误差,因此,在急危重症患者监测中并不适宜。目前,在急诊与ICU广泛应用的测量动脉血压的方法是自动测压法。

1.自动间断测压法:又称自动无创伤性测压(Automated noninvasive bloodpres-sure,ANIBP 或 NIBP),是临床应用最为广泛的一种动脉血压监测方法,主要采用振荡技术通过充气泵定时地使袖带充气和放气来测定血压,能够自动定时显示出收缩压、舒张压、平均动脉压和脉率,且当血压超过预设的报警上限或低于报警下限时能够自动报警,其对伪差的检出较可靠,如肢体抖动时袖带充气即暂停,继而自动重新开始进行充气测压。

2.自动连续测压法:主要是通过红外线、微型压力换能器或光度测量传感器等实现对瞬时血压的测量,可以反映每个心动周期动脉血压的变化,但由于需要与标准的NIBP法校对,因而尚未在临床得到广泛应用。

二、无创心排出量监测

心输出量(Cardio output,CO)是指一侧心室每分钟射出的血液总量。正常人左右心室的射血量基本相等。CO是反映心脏泵血功能的重要指标,对休克、心力衰竭、多脏器功能衰竭等危重患儿,准确测定心输出量及相关血流动力学指标,有利于及时反映血流动力学变化状态,以便指导临床治疗。

1.胸腔生物阻抗法(Thoracic electrical bioimpedance,TEB):是采用生物电阻抗技术测量每个心动周期胸腔电阻抗值的变化,其改变主要与心脏、大血管血流的容积密切相关。通过式计算可以得出CO的数值。该方法操作简单,使用安全,准确性较高,重复性好,可长时间连续监测,并可与计算机相连动态地监测CO的变化,现已成为一种实用的无创心功能监测方法。但其抗干扰能力较差,易受患者呼吸、心律失常及操作等因素影响,有时很难进行鉴别,因而在一定程度上限制了其在临床的广泛应用。

2.多普勒心排出量监测:是通过多普勒超声技术测量红细胞的移动速度来计算主动脉血流,进而计算出CO,实现连续性的CO监测。根据超声探头置放位置不同可分为经食管和经气管两种途径。此种方法测定CO的前提是升主动脉与降主动脉的血流分配比例恒定。为保证测量的准确性,探头的声波方向与血流方向的夹角不能超过20°,对探头的置放位置要求较高,躁动及不合作的患者不适宜此方法。此外,有严重出血倾向及气管或食管疾病患者亦不适合。

第四节 呼吸功能监测

呼吸系统功能监测的主要目的是对患者的呼吸运动、呼吸容量状态、呼出气体分析及动脉血气分析等方面进行评估,了解危重症患者通气与换气功能的动态变化,便于病情观察和调整治疗方案及对呼吸治疗的有效性做出合理的评价等。

(一)呼吸运动监测

1.呼吸频率(Respiratory rate,RR):是指每分钟的呼吸次数,反映患者通气功能及呼吸中枢的兴奋性,是呼吸功能监测中最简单的、最基本的监测项目。可用简单的目测计数,也可用仪器测定。正常成人RR为每分钟12~18次,小儿随年龄减小而增快,8岁儿童约为每分钟18次,1岁为每分钟25次,新生儿为每分钟40次左右,如成人每分钟<6次或>每分钟35次均提示呼吸功能障碍。

2.呼吸幅度:是指呼吸运动时患者的胸腹部起伏程度,一般男性及儿童以腹式呼吸为主,女性以胸式呼吸为主。正常胸式呼吸时两侧胸廓同时起伏,幅度一致。呼吸运动时胸腹部的起伏幅度可以大致反映潮气量的大小。胸式呼吸不对称时常提示一侧胸腔积液、气胸、血胸或肺不张等;胸式呼吸增强常因腹部病变或疼痛限制膈肌运动而引起;胸式呼吸减弱或消失可见于两侧胸部均有损伤或病变,亦可见于高位截瘫或肌松剂作用所致;胸式呼吸与腹式呼吸不能同步常提示有肋间肌麻痹。

3.呼吸节律:是指呼吸的规律性,正常呼吸应是节律自然而均匀。观察呼吸节律的变化,可以及时发现异常呼吸类型,提示病变部位,如伴有喘鸣和呼气延长的呼吸状态多由慢性阻塞性肺疾病所致;呼吸频率快、潮气量小、无气道狭窄和阻塞却有呼吸急促表现的可见于肺、胸廓限制性通气障碍、急性呼吸窘迫综合征、心脏疾病和其他心肺以外疾病。

4.呼吸周期的吸呼比率:又称吸呼比,是指一个呼吸周期中吸气时间与呼气时间之比。正常吸呼比为1/1.5~2,吸呼比的变化反映肺的通气与换气功能。可通过直接目测或使用人工呼吸机(非控制呼吸时)呼吸活瓣的运动情况进行评估,精确测量时需通过呼吸功能监测仪来测定。

(二)常见的异常呼吸类型

1.哮喘性呼吸:发生在哮喘、肺气肿及其他喉部以下有阻塞者,其呼气时间较吸气时间明显延长,并有哮鸣音。心源性哮喘是哮喘性呼吸困难的一种,以左心室病变引起者为多,表现为阵发性端坐呼吸,呼吸困难常在夜间及劳累后出现,可持续数分钟到数小时之久。

2.紧促式呼吸:呼吸运动浅促而带有弹性,多见于胸膜炎,胸腔肿瘤、肋骨骨折、胸背部剧烈扭伤,颈胸椎疾病引起疼痛者。

3.深浅不规则呼吸:常以深浅不规则的方式进行呼吸,多见于周围循环衰竭、脑膜炎或各种因素引起的意识丧失。

4.叹息式呼吸:呼吸呈叹息状,多见于神经质、过度疲劳等患者,有时亦可见于周围循环衰竭者。

5.蝉鸣样呼吸:因会厌部发生部分阻塞,空气吸入发生困难使患者在吸气时发生高音调啼鸣声。吸气时患者的肋间及上腹部软组织内陷。

6.鼾音呼吸:患者在呼吸期间可闻及大水泡音,主要是上呼吸道有大量分泌物潴留,当空气进出气管时形成。多见于昏迷或咳嗽反射无力者。

7.点头式呼吸:因胸锁乳突肌收缩所致,在吸气时下颏向上移动而在呼气时下颏重返原位,类似点头样,故此得名。多见于垂危患者。

8.潮式呼吸:是一种交替出现的阵发性的急促深呼吸及此后出现的一段呼吸暂停。

(三)呼吸容量监测

1.潮气量(Tidal volume,VT)是指在平静呼吸时,一次吸入或呼出的气体量。

VT可用肺功能监测仪或肺量仪直接测定。由于测定方便,已成为呼吸容量中最常用的测定项目之一。正常值为8~12ml/kg体重,平均约为10ml/kg,男性略大于女性。VT反映人体静息状态下的通气功能,在使用人工呼吸机时还可通过测定吸气与呼气VT的差值反映出呼吸管道的漏气状况。

2.分钟通气量(Minute ventilation,MV或VE):是指在静息状态下每分钟呼出或吸入的气体量。VE=VT×RR。正常值为每分钟6~8L,是肺通气功能最常用的测定指标之一,成人VE>每分钟10~12L常提示通气过度,VE<每分钟3~4L则提示通气不足。

3.生理无效腔容积(Volume of physiological dead space,VD):是解剖无效腔(anatomical dead space)与肺泡无效腔(alveolar dead space)的容积之和。解剖无效腔是指从口、鼻、气管到细支气管之间的呼吸道所占空间,肺泡无效腔是指肺泡中未参与气体交换的空间。健康人平卧时解剖无效腔与生理无效腔容积近似相等，疾病时生理无效腔容积可增大。VD/VT 的比值反映通气的效率，正常值为 0.2～0.35，主要用于评价无效腔对患者通气功能的影响，可帮助寻找无效腔增加的原因。

4.肺泡通气量（Alveolar ventilation，VA）是指在静息状态下每分钟吸入气量中能到达肺泡进行气体交换的有效通气量。VA＝(VT-VD)×RR。正常值为 4.2L/每分钟，它反映真正的气体交换量。

（四）呼气末二氧化碳监测

1.呼气末二氧化碳（End-tidal carbon dioxide，ETCO$_2$）监测包括呼气末二氧化碳分压（Pressure of end-tidal CO$_2$，PETCO$_2$）或呼气末二氧化碳浓度（Concentration of endtidal CO$_2$，CETCO$_2$）、呼出气体二氧化碳波形及其趋势图监测，属于无创性监测方法，可反映肺通气功能状态和计算二氧化碳的产生量，另外，也可反映循环功能、肺血流情况等。呼出气体二氧化碳波形及趋势图是呼吸周期中测得的 PETCO$_2$ 的变化曲线图，现已成为临床常用的监测方法，在手术室、ICU 和急诊科均有广泛的应用，可用于监测气管插管的位置是否正确、自主呼吸是否恢复、机械通气时参数设置是否合理及心肺复苏是否有效等。

2.PETCO$_2$ 监测原理：可根据红外线光谱原理、质谱原理或分光原理来测定呼气末部分气体中的 CO$_2$ 分压，其中红外线光谱法应用最为广泛，主要利用 CO$_2$ 能吸收波长为 4.3μm 的红外线，使红外线光束衰减，其衰减程度与 CO$_2$ 浓度成正比。

3.PETCO$_2$ 监测的临床意义：

（1）判断通气功能：PETCO$_2$ 的正常值是 35～45mmHg。在无明显心肺疾病的患者，PETCO$_2$ 的高低常与 PETCO$_2$ 数值相近。因此，可以根据 PETCO$_2$ 的监测结果来判断患者的通气功能状况，并可据此调节通气量，避免通气过度或通气不足。

（2）反映循环功能：PETCO$_2$ 也可在一定程度上反映循环系统功能。低血压、低血容量、休克及心力衰竭时，随着肺血流量减少降低 PETCO$_2$ 也降低，呼吸心跳停止时 PETCO$_2$ 迅速降为零，复苏后逐步回升。

（3）判断人工气道的位置与通畅情况：通过 PETCO$_2$ 监测可以帮助判断气管插管是否在气管内及判断气管—食管导管（Esophageal tracheal combitube，ETC）的正确位置。气管插管移位误入食管时 PETCO$_2$ 会突然降低接近于零；ETC 导管双腔中随呼吸有明显 PETCO$_2$ 变化的应为气管开口。另外，通过 PETCO$_2$ 监测可了解气管与气管内导管的通畅情况，当发生阻塞时，PETCO$_2$ 与气道压力均升高。

(五)呼吸力学监测

呼吸力学监测包括与呼吸相关的压力、阻力、顺应性及呼吸做功等参数的监测,是诊断与确定呼吸治疗的重要手段。

1.呼吸压力监测:随着呼吸运动胸腔容量发生变化,会引起一系列的压力变化。

经肺压:是指气道开口压与胸膜腔压之间的差值,反映了在相应的肺量时需要克服肺的阻力大小,也是产生相应的肺容量变化消耗于肺的驱动压力。胸膜腔压力一般通过食管囊管法测量食管中下三分之一交界处的压力来反映。

2.经胸壁压:是指胸膜腔压与体表压力的差值,反映了在相应的容量时胸廓的阻力,也是产生相应的胸廓容量变化所需消耗的驱动力。当呼吸肌肉完全放松时,由于体表压力为标准大气压(参照零点),胸膜腔压能反映出经胸壁压。

3.经呼吸系统压:是指呼吸运动过程中所需要克服的整体压力,是经肺压与经胸壁压的总和。

4.气道压:是指气道开口处的压力。在呼吸运动的动态变化过程中,常用峰压、平台压与平均气道压等指标来描述气道压力变化,是机械通气时最常用的监测指标。

(1)峰压:是整个呼吸周期中气道压力的最高值,在吸气末测定,正常值为 $9 \sim 16cmH_2O$.

(2)平台压:是指吸气后屏气时的压力,正常值为 $5 \sim 13cmH_2O$。

(3)平均气道压:是指连续数个呼吸周期中气道内压的平均值,它反映了对循环功能的影响程度。平均气道压越高,对循环的抑制就越重。一般平均气道压小于 $7cmH_2O$ 时对循环功能无明显影响。

5.最大吸气压力:是反映呼吸肌吸气力量的指标,正常男性 $< -75cmH_2O$,女性 $< -50cmH_2O$。

6.最大呼气压力:是反映呼吸肌呼气力量的指标,正常男性 $> 100cmH_2O$,女性 $> 80cmH_2O$。

7.呼气末正压(PEEP):正常情况下呼气末肺容量处于功能残气量时,肺和胸壁的弹性回缩力大小相等,而力的方向相反,因此,呼吸系统的弹性回缩压为零,肺泡压也为零。但病理情况下,呼气末肺容量可高于功能残气量,使呼吸系统的静态弹性回缩压与肺泡压均升高,会产生内源性呼气末正压(PEEPi)。机械通气时还可以人为地外源性设置PEEP。

（六）气道阻力监测

气道阻力是指气流通过气道进出肺泡所消耗的压力,用单位流量所需的压力差来表示,通常分为吸气阻力与呼气阻力。

吸气阻力＝（峰压-平台压）／吸气末流量。正常值为$5 \sim 15 cmH_2O/(L/sec)$。

呼气阻力＝（平台压-呼气早期压）／呼气早期流量。正常值为$3 \sim 12 cmH_2O/(L/sec)$。

（七）顺应性监测

顺应性是指单位压力改变所产生的容量变化,是反映弹性回缩力大小的指标,根据测量方法不同可分为静态顺应性与动态顺应性。

1.静态顺应性（Cst）是指在呼吸周期中阻断气流的条件下测得的顺应性,正常值$100 ml/cmH_2O$。计算公式:Cst＝潮气量/（平台压-Ppeep）。

2.动态顺应性（Cdyn）是指在呼吸周期中不阻断气流的条件下通过寻找吸气末与呼气末的零流量点而测得的顺应性,正常值$50 \sim 800 ml/cmH_2O$。其结果不仅与呼吸系统的弹性有关,还受气道阻力影响,故Cdyn＜Cst。计算公式:Cdyn＝潮气量/（峰压-Ppeep）

（八）动脉血气分析监测

维持呼吸功能稳定、氧疗及应用呼吸机是急危重症患者的常用治疗手段。对呼吸状态的全面判断,并结合动脉血气分析,已成为危重患者监测治疗必不可少的项目。动脉血气分析反映肺泡气与肺循环之间的交换情况,是危重患者呼吸功能监测的常用指标之一。

1.动脉血氧分压（PaO_2）:是指溶解在血浆中的氧产生的压力。血液中溶解的氧随氧分压的升高而增多。正常人PaO_2为$80 \sim 100 mmHg$,并随着年龄的增加而下降。血氧分压与组织供氧有直接关系,氧向组织释放主要取决于PaO_2的高低,因为氧从毛细血管向组织方向的弥散动力是两者的氧分压差。因此,在临床上主要用PaO_2衡量有无缺氧及缺氧的程度。PaO_2:$60 \sim 80 mmHg$提示轻度缺氧,PaO_2:$40 \sim 60 mmHg$提示中度缺氧,PaO_2:$20 \sim 40 mmHg$提示重度缺氧。此外,PaO_2还作为诊断呼吸衰竭的重要指标和诊断酸碱失衡的间接指标,具有重要的临床意义。

2.动脉血氧饱和度（SaO_2）:是指血红蛋白被氧饱和的程度,以百分比表示,即血红蛋白的氧含量与氧容量之比乘以100%。正常值为96%～100%。血氧饱和度与血红蛋白的多少没有关系,而与血红蛋白和氧的结合能力有关。氧与血红蛋白的结合与氧分压有关,受温度、CO_2分压、H^+浓度等影响,也与血红蛋白的功能状态有关,如碳氧血红蛋白、变性血红蛋白就不再具有携氧能力。

3.动脉血氧含量(CaO_2):是指100ml动脉血中所含氧的量,以ml为单位,即除了溶解于动脉血中的氧量以外,还包括与血红蛋白结合的氧量。1g血红蛋白完全与氧结合,可结合氧1.34ml。CaO_2正常值为16~20ml/dl。CaO_2与氧分压之间存在一定的关系,但是当血氧分压超过100mmHg时,随氧分压的增高血红蛋白的携氧量将不再继续增加,而呈平行的比例关系。

4.动脉血CO_2分压($PaCO_2$):是指溶解在动脉血中的CO_2所产生的压力,是反映通气状态和酸碱平衡的重要指标。正常值为35~45mmHg。$PaCO_2$降低表示肺泡通气过度;$PaCO_2$增高表示肺泡通气不足,出现高碳酸血症。$PaCO_2$增高是诊断Ⅱ型呼吸衰竭必备的条件。

5.二氧化碳总量($T-CO_2$)是指存在于血浆中一切形式CO_2的总和。正常值为28~35mmol/L。一般在$PaCO_2$增高时$T-CO_2$增高;而血中HCO_3^-增高时$T-CO_2$亦增高。

(九)脉搏血氧饱和度监测

1.脉搏血氧饱和度监测(pulse oxygen saturation,SpO_2):是通过动脉脉搏波动分析来测定血液在一定氧分压下氧合血红蛋白占全部血红蛋白的百分比,该种监测属于无创性监测。

2.SpO_2监测原理:血红蛋白具有光吸收的特性,但氧合血红蛋白与游离血红蛋白吸收不同波长的光线,利用分光光度计比色的原理,可以测得随着动脉搏动血液中氧合血红蛋白对不同波长光线的吸收光量,从而间接了解患者血氧分压的高低,判断氧供情况。

3.SpO_2监测方法:小儿监测时多采用耳夹法,成人多用指夹法,如果患者指甲较厚或末梢循环较差时应选用耳夹法。

4.SpO_2监测的临床意义:SpO_2的正常值为96%~100%,临床上SpO_2与SaO_2有显著的相关性,故被广泛应用于各种危重症的监护,常用于监测呼吸暂停、发绀和缺氧的严重程度。$SpO_2<90\%$时常提示有低氧血症。但一氧化碳中毒时由于碳氧血红蛋白与氧合血红蛋白的吸收光谱非常近似,可能会因正常的SpO_2监测结果而掩盖严重的低氧血症,因此,一氧化碳中毒时不能以SpO_2监测结果来判断是否存在低氧血症。

第五节 肾功能监测

肾功能监测是危重患者系统功能监测的一项重要内容。肾功能状况对于患者疾病的治疗与转归均有影响。

(一)尿液监测

1.尿量:是反映机体重要脏器血液灌注状态的敏感指标之一。尿量异常是肾功能改变最直接和最常见的指标。少尿尿量少于250ml/日,或学龄儿童<400ml/日、学龄前儿童<300ml/日、婴幼儿<200ml/日或无尿(尿量少于50ml/日)。危重患者病情变化快,观察每小时尿量的变化更具意义。

2.尿比重:浓缩尿液是肾脏的重要功能,危重患者肾功能不全时最常见于肾小管受损,因此,与尿量相比测量尿比重有时更有意义,临床常结合24小时尿量综合判断和分析患者的血容量及肾脏的浓缩功能。尿比重的正常值为1.001~1.022,尿比重>1.025为高比重尿,提示尿液浓缩,肾脏本身功能尚好;尿比重<1.010为低比重尿,提示肾脏浓缩功能降低,见于肾功能不全恢复期、尿崩症、利尿剂治疗后、慢性肾炎及肾小管浓缩功能障碍等情况。

3.尿渗透压:测量的意义同尿比重,主要用于评估患者的血容量及肾脏的浓缩功能。临床上血、尿渗透压常同时监测,计算两者的比值,用以反映肾小管的浓缩功能。尿渗透压的正常值为600~1000mmol/L,血渗透压的正常值为280~310mmol/L,尿/血渗透压的比值为2.5±0.8。急性肾衰时尿渗透压接近于血浆渗透压,两者的比值降低,可小于1.1。

4.尿常规检查:主要检查尿中是否出现红、白细胞、管型及蛋白等,可有助于评估患者泌尿系统感染或肾损害情况。

(二)血生化监测

1.血肌酐(serum creatinine,SCr)肌酐是肌肉中肌酸的代谢产物,血中肌酐来自外源性和内源性两种。外源性肌酐是肉类食物在体内代谢后的产物;内源性肌酐是体内肌肉组织代谢的产物。在肉类食物摄入量及身体的肌肉代谢稳定的情况下,肌酐的生成就会比较恒定。肌酐由肾小球滤过而排出体外。血肌酐的正常值是83~177umol/L(1~2mg/dl),肌酐浓度升高可反映肾小球的滤过率降低。肾功能不全时血清肌酐水平明显增高。

2.血尿素氮(blood urea nitrogen,BUN)是体内蛋白质的代谢产物,正常情况经肾小球滤过而随尿液排出体外。BUN 的正常值为 2.9~6.4mmol/L(8~20mg/dl)。BUN 增加程度与肾功能损害程度成正比,通过血 BUN 的检测可以有助于诊断肾功能不全,尤其对尿毒症的诊断更有价值。肾前性和肾后性因素引起尿量减少或尿闭时可使 BUN 增高,体内蛋白质分解过多时也可引起 BUN 增高。

3.内生肌酐清除率(endogenouscreatinine clearance rate,Ccr)是反映肾小球滤过功能的重要指标。正常成人 Ccr 的正常值为 80~100ml/min。当 Ccr 降低至正常值的 80% 以下时提示肾小球功能减退,如 Ccr 降至 51~70ml/min 为轻度,降至 31~50ml/min 为中度,降至 30ml/min 为重度。多数急性和慢性肾小球肾炎患者可发生 Ccr 降低。

第六节 脑功能监测

神经系统功能监测危重患者尤其是颅脑损伤或颅脑疾患患者监测神经系统功能非常重要,一般避免单一指标的局限性,常需结合临床表现、神经系统检查、仪器监测结果进行综合分析,做出及时有效的判断。

一、神经系统体征动态检查

神经系统的体征主要包括意识状态、眼部体征、神经反射、肌张力及运动功能等。

意识状态 是神经系统功能监测时最常用、最简单、最直观的观察项目,可以直接反映出大脑皮层及其联络系统的功能状况。正常人意识清醒,当神经系统损伤或发生病变时,将可能引发意识障碍。一般将意识障碍分为嗜睡、昏睡、浅昏迷与深昏迷四个级别。

1.眼部体征:主要包括瞳孔变化及眼球位置变化。正常人瞳孔等大同圆,对光反射灵敏。一侧瞳孔散大,常提示可能发生脑疝。瞳孔对光反射的灵敏程度与昏迷程度成反比。观察眼球位置时应注意有无斜视、偏视或自发性眼颤。通过观察眼球的运动情况可以进一步帮助判断脑干的功能状况。

2.神经反射:主要包括正常的生理性反射及异常的病理性反射两部分。生理性反射的减弱或消失及病理性反射的出现均提示神经系统功能发生改变。通过检查神经反射可以帮助判断疾病的性质、严重程度及预后。

3.体位与肌张力:去大脑强直时四肢可呈现伸展体位,有时可呈角弓反张姿势。两侧大脑皮层受累时可见去皮质强直状态。肌张力的变化在一定程度上可反映出病情的转归。

4.运动功能:主要观察患者的自主活动能力,判断是否存在瘫痪及瘫痪的类型。

二、颅内压监测

颅内压(intracranial pressure,ICP)是指颅内容物对颅腔壁产生的压力。ICP监测是诊断颅内高压最迅速、客观与准确的方法,同时,也是观察危重患者病情变化、指导临床治疗与预后判断等的重要手段。

(一)监测方法

1.脑室内测压在无菌条件下进行颅骨钻孔,将头端多孔的硅胶管插入侧脑室,经三通管连接传感器和监护仪进行ICP监测。

主要优点是:

(1)测压准确可靠。

(2)可经导管放出适量脑脊液以降低ICP;

(3)可经导管取少量脑脊液进行化验检查或注入药物;

(4)根据脑室容量压力反映,了解脑室的顺应性。

缺点是:

(1)当颅内病变使中线移位或脑室塌陷时穿刺难度较大。

(2)有颅内感染的危险,一般置管不超过一周。

2.硬脑膜下测压:在无菌条件下颅骨钻孔,打开硬膜,拧入特制的中空螺栓与蛛网膜紧贴,螺栓内注入液体,外接监护仪进行ICP监测。优点是可多处选择测压点,不穿透脑组织。缺点是硬膜开放增加了感染的机会,并且影响因素较多,不易保证测压的准确性。

3.硬膜外测压:是将传感器直接置于硬膜与颅骨之间进行ICP监测的方法。由于该法保持了硬膜的完整性,颅内感染的机会较少,可用于长期监测。通常此法测压的结果较脑室内测压略高 2～3mmHg。

(1)ICP分级:ICP超过15mmHg称为颅内压增高。一般将ICP分为四级:ICP<15mmHg为正常ICP;15～20mmHg时为ICP轻度升高;21～40mmHg时为ICP中度升高;40mmHg为ICP重度升高。

(二)影响ICP的因素

1)$PaCO_2$:$PaCO_2$下降导致PH值上升,脑血流和脑血容量减少,ICP下降;$PaCO_2$增高时pH值下降,脑血流和脑血容量增加,ICP升高。

2)PaO_2:PaO_2在60～300mmHg范围内波动时,脑血流量和ICP基本不变。当PaO_2低于50mmHg时,血流量明显增加,ICP增高。但当低氧血症持续时间较长,形成脑水肿时,即使PaO_2改善。ICP也不能很快恢复。

3)血压:平均动脉压在50～150mmHg波动时,由于脑血管的自动调节机制,ICP可维持不变,超过一定的限度,ICP将随血压的升高或降低而呈平行改变。

4.CVP:CVP升高可影响脑静脉,使静脉回流障碍,ICP升高。反之,CVP降低,ICP降低。

5.其他:使脑血流增加的药物可导致ICP增高;渗透性利尿剂使脑细胞脱水,可起到降低ICP的作用:体温每下降1℃,ICP可降低5.5%～6.7%。

三、脑电图监测

(一)脑电图分析

脑电图(electroencephalography,EEG)显示的是脑细胞群自发而有节律的生物电活动,是皮质锥体细胞群及其树突突触后电位的总和。正常人的脑电图波形根据振幅和频率不同可分为四类:

1.α波:频率为8～13Hz,振幅平均为25～75uV,是成人安静闭眼时的主要脑电波,睁眼时a波减弱或消失。

2.β波:频率为18～30Hz,振幅平均为25uV,情绪紧张、激动和服用巴比妥类药时增加。

3.θ波:频率为4～7Hz,振幅平均为20～50uV,见于浅睡眠时。

4.δ波:频率低于4Hz,振幅小于75uV,见于麻醉和深睡眠状态。

(二)在危重症监护中的应用

1.脑缺血缺氧的监测:EEG对脑缺血缺氧十分敏感。缺血缺氧早期,出现短阵的EEG快波,当脑血流继续减少,EEG波幅开始逐渐降低,频率逐渐减慢,最后呈等电位线。

2.昏迷患者的监测:EEG是昏迷患者脑功能监测的重要指标,可协助判断病情及预后。昏迷时EEG一般常呈现δ波,若恢复到θ波或α波,表明病情有所改善;反之,若病情恶化,δ波将逐渐转为平坦波形。

四、脑血流监测

脑是对缺血缺氧十分敏感的器官,脑血流供应状况对维持脑功能极为重要。脑的某些病理状态,如ICP增高,直接影响脑的血液供应。因此,脑血流的监测有重要的临床意义。常用的脑血流监测方法主要有经颅多普勒超声、激光多普勒流量计、正电子发射断层扫描及同位素清除法等。

ICP、脑电图、脑血流的监测可间接反映脑的供氧情况,而脑氧供需平衡监测更为直接地反映脑的供氧情况,它主要是进行脑氧饱和度测定。监测方法有两种:一是颈内静脉血氧饱和度监测,主要反映整个脑组织的氧供需平衡状况;另一种是近红外线脑氧饱和度仪监测,主要反映局部脑组织氧供需平衡状况。

第七节 肝功能监测

肝脏是人体重要的代谢器官,除涉及脂肪、蛋白质和糖等物质的代谢外,还排泄胆红素,通过氧化、还原、分解、结合等作用实现解毒,同时生成凝血与纤溶因子等。肝功能监测是重症监护的基本内容之一。

1.精神症状与意识状态监测:肝功能失代偿时引发肝性脑病,患者会有精神症状及意识障碍的表现。监测精神症状与意识状态成为监测肝功能的一项简单而方便的监测内容。

2.黄疸监测:黄疸是肝功能障碍的主要表现之一,出现早,进展快。黄疸与血清总胆红素(serum total bilirubin,STB)直接相关。血清总胆红素的正常值为3.4～17.1umol/L,黄疸时血清总胆红素升高。溶血性黄疸时总胆红素虽增高,但常小于85umol/L,其中85%为间接胆红素;肝细胞性黄疸时总胆红素增高一般也不超过170umol/L,其中直接胆红素增加占30%以上;梗阻性黄疸时总胆红素可达

510umol/L以上,其中直接胆红素增加占35%以上,甚至可达60%,尿中胆红素呈阳性。

3.血清酶学监测:肝脏含有大量参与机体代谢、解毒的酶,当肝脏功能受损时,某些酶从肝脏内溢出并进入血液中,可检测出血清中相应的酶升高。因此,监测酶学的变化对于了解和评估肝脏功能具有重要的临床价值。常用的酶学监测指标有血清转氨酶、碱性磷酸酶及γ谷氨酰转移酶等。

4.凝血功能监测:肝功能受损时检查凝血功能异常的常用指标有凝血酶原时间(PT)、活化部分凝血酶原时间(APTT)、凝血酶凝固时间及肝促凝血酶原激酶试验等。

5.血清蛋白监测:血清总蛋白(total protein,TP)是血清白蛋白(serummin,ALB)与血清球蛋白(serum globuli,GLB)的总称。血清总蛋白的正常值60~80g/L;血清白蛋白的正常值是40~50g/L;球蛋白的正常值是20~30g/L;血清白蛋白/球蛋白比值(A/G)为1.5~2.5:1。白蛋白的含量与肝细胞的数量成正比,白蛋白逐渐下降时预后多不佳。白蛋白少于25g/L时易出现腹水。

6.血氨监测:体内蛋白代谢产生具有毒性的氨,肝脏能够将氨合成为尿素,经肾脏排泄。血氨正常值为18~72umol/L,肝功能严重受损时,血氨升高,易引发肝性脑病。

第八节 凝血功能监测

实验室的监测指标能够为出凝血障碍的患者提供可靠的诊断依据,并可定量动态的监测病情的变化。临床上,对怀疑有出凝血障碍的患者一般先进行出血时间、凝血时间和凝血酶原时间的测定,其他实验室检查酌情进行。现将有关的实验室检查分述如下。

(一)检查血管壁和血小板相互作用的试验

1.出血时间(bleeding time,BT):指皮肤被刺破后出血至出血自然停止所需的时间。主要反映血小板是否能够迅速黏附、聚集并形成微血栓以堵塞受损伤的血管。正常值Duck法:<4分钟,IVY法:0.5~6分钟。BT延长,表明有血管壁的严重缺陷(遗传性毛细血管扩张症)和(或)血小板数量或质量存在缺陷(血小板减少性

紫癜、尿毒症等），但血友病患者的 BT 正常。

2.毛细血管脆性试验（capillary fragility test，CFT）：又称束臂试验，用血压计袖带对上臂加压充气，使上臂毛细血管受到一定的压力并根据受压部位新出现出血点的数量判断毛细血管的脆性。正常值：男性 0~5 个，女性 0~10 个。本法简单，但特异性较差，对于一些血小板减少或功能障碍的患者也会呈阳性反应。

（二）检查血小板的试验

1.血小板计数（blood platelet count，BPC）：指单位容积的血液中血小板的含量，是临床上最常用的指标。正常值：$(100~300)×10^9/L$。若低于正常值则表示血小板减少，常见于原发性和继发性血小板减少症；如果 $BPC≤50×10^9/L$，应想到大量输血或合并 DIC 的可能。

2.血块收缩时间（clot retraction time，CRT）试验：取静脉血 1ml 置于小试管内将其密闭并静置于 37℃ 的水中至血液凝固，并记录血块开始收缩到完全收缩的时间。正常值：开始收缩时间为 0.5~1 小时，完全收缩时间为 18~24 小时。若 CRT 延长表明血小板减少和（或）血小板功能障碍。

3.血浆 β-血小板球蛋白（β-thromboglobin，β-TG）测定：当血小板被激活时，约 70% 的 β-TG 由血小板内释放到血浆中。测定血浆中 β-TG 的含量可反应血小板的激活情况。正常值：11.8~50.2ng/ml。当 β-TG 大于正常值时，常提示血栓形成前期或血栓形成。

4.血浆血小板第 4 因子（platelet factor 4，PF_4）测定：也是反映血小板被激活的指标，其临床意义与 β-TG 相同。正常值：$(2.89±3.2)ng/L$。

（三）检查血液凝固机制的试验

1.全血凝固时间（clotting time，CT）：又称凝血时间，试管定指离体静脉血发生凝固所需要的时间，主要反映内源性凝血系统的凝血功能。正常值：5~10 分钟，该法虽简单，但敏感性与特异性均较差，CT 延长常见于：凝血子 Ⅷ、Ⅸ、Ⅺ 缺之证；血管性假血发病；严血因子 Ⅱ、Ⅴ、Ⅹ 和纤维蛋白原缺乏症；纤溶活动亢进；血液中有抗凝物质等。CT 缩短见于高凝状态。

2.激活全血凝固时间（activated coagulation time，ACT）：又称硅藻土激活凝血时间（celite activated clotting time）。将惰性的硅藻土加入血液内，以加速血液的凝结过程。正常值：90~130 秒。该法常用于体外循环监测肝素抗凝效能的指标，开用以计算鱼精蛋白拮抗肝素的用量。

3.白陶土部分凝血活酶时间(kaolin partial thromoplastin,KPTT):在枸橼酸钠抗凝的血浆中,加入白陶土部分凝血活酶试剂,孵育一定时间后加入适量的钙剂,并测定血浆凝固的时间。正常值:32～42秒。KPTT延长提示内源性凝血系统的各凝血因子活性均低于25%。KPTT较正常对照延长10秒以上有诊断意义,常见于凝血因于Ⅷ、Ⅸ、Ⅺ缺之所致的血友病甲、乙、丙;DIC;纤维蛋白原严重降低等。

4.凝血酶原时间(prothrombin time,PT):在血浆中加入过量的组织凝血活酶和适量的钙,观察血浆凝固时间。是主要反映外源性凝血系统缺陷的筛选试验,正常值:12±1秒。PT较正常对照延长3秒以上有诊断意义。PT延长表示先天性凝血因子Ⅱ、Ⅴ、Ⅶ、Ⅹ的单独或联合缺乏,获得性Ⅱ、Ⅴ、Ⅶ、Ⅹ因子缺乏常见于严重肝病、DIC、阻塞性黄疸、口服抗凝药过量等。

5.简易凝血活酶生成试验(simple thromboplastin generation test,STGT):用以检测内源性凝血过程第一阶段的凝血因子有无缺陷。本试验较KPTT敏感,正常值11～14秒。

6.血浆纤维蛋白原定量(fibrinogen,Fg):双缩脲测定法的正常值:2～4g/L。Fg降低见于DIC消耗性低凝血期及纤溶期、原发性纤维蛋白溶解症、重症肝病等。Fg增高见于血液的高凝状态。

(四)检查纤维蛋白溶解的试验

1.凝血酶时间(thrombin time,TT):在血浆中加入标准化的凝血酶后血浆凝固所需的时间。正常值:16～18秒,比正常对照延长超过3秒以上有诊断意义。TT延长见于:血液FDP增多、血浆中肝素或肝素物质含量增高、纤维蛋白原浓度降低、DIC等。

2.血浆鱼精蛋白副凝固试验(plasma protamine paacoagulation test,3P test)正常人3P试验为阴性。3P试验阳性常见于DIC早期,但3P试验的假阳性率较高,必须结合临床分析其结果。

3.优球蛋白溶解时间(euglobulin lysis test,ELT):主要用来反映纤溶酶原激活物的活性强度,是检测纤溶系统活性的方法。正常值90～120分钟。ELT≤70分钟,见于DIC继发性纤溶活性亢进、原发性纤溶症。ELT延长见于纤溶活性降低,如血栓栓塞性疾病、抗纤溶药应用过量。

4.血清FDP测定 FDP正常值:1～6mg/L。当FDP≥20mg/L有诊断意义。FDP增高见于原发性和继发性纤溶、溶栓疗法、尿毒症、血栓栓塞性疾病等。

（五）抗凝血酶亚活性及抗原含量(antithrombin III,AT-T:C及AT-III:Ag)测定

AT-III:C的正常值:96.6% ± 19.4%;AT-Ⅲ:Ag的正常值:364.1 ± 83.0mg/L。上述两个指标降低多见于DIC、血栓形成、严重肝病等。

表4-8-1　临床常见出血性疾病的主要凝血试验检查

疾病	出血时间	血小板计数	血块收缩时间	凝血时间	凝血酶原时间	纤维蛋白原定量	凝血酶时间
Ⅱ、Ⅴ、Ⅶ因子、维生素K缺乏	N	N	N	N	↑	N	N
Ⅰ因子缺乏	N	N	↑	↑	↑	↓	
Ⅶ因子缺乏	N	N	N	N	N	N	N
DIC	↑	↓	↑	↑	↑	↓	↑
血小板减少	↑	↓	↑	N	N	N	N
血管假性血友病	↑	N	N	↑	N	N	N
抗凝物质存在	N	N	N	↑	↑	N	↑

第九节　体液监测

（一）液体组成

液体总量(TBW)分为细胞内液和细胞外液,血浆和组织间液合称为细胞外液。液体分布的含量随着年龄增长而变化,如下图。TBW出生时大约占出生体重的79%,出生1年后液体量相当于成人体重比例的55%~60%,这主要涉及细胞外液(ECF)的下降。液体量变化的两个主要方面是出生后产尿和组织细胞的增长。

此外,血容量由80ml/kg向成人的60ml/kg变化。当小孩1岁时,TBW大约占体重的60%,接近于成人的液体分布,细胞内液占1/3,细胞外液占2/3。体内水以盐、有机酸和蛋白质等复杂形式存在。随着体内确切的成分变化而变化。

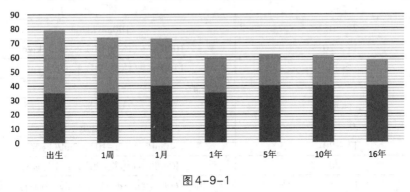

图4-9-1

(二)液体变化

细胞膜形成细胞内和细胞外之间的屏障。水可以自由地通过细胞屏障,但是电解质和蛋白质需要通过主动运输通过细胞膜。虽然细胞内外具体产生渗透压的物质不同,但是渗透压是相等的。水因渗透压的不同而通过细胞屏障。当钠离子负荷过重,细胞外渗透压升高,水通过渗透由细胞内移到细胞外;相反,当水中毒时,水从细胞外移到细胞内。

血管内皮细胞形成血管内外的屏障。水和电解质可以通过渗透通过,但不允许蛋白质通过。双力调节液体运动。静水压力指血管内流动的血液对血管壁的侧压力或压强,有利于水从血管内水到组织间隙。血液从微动脉通过毛细血管床时压力下降。胶体渗透压是血浆中的蛋白质所形成的渗透压,有利于水从组织间隙进入血管内。在正常情况下,血管内外的压力对水和电解质的平衡运动起相反作用。

这些因素指导给患者补液过程的液体选择。自由水的增加将按比例分布到三个不同组成。渗晶体液分布在细胞外间隙。非等渗液将一般保持在血管内,当静水压力增加时,其分布到组织间隙内。

(三)液体需求

液体需求被分为三个部分:生理需要量、累积损失量、继续丢失量。

生理需要量:包括尿量、大便丢失及不显性失水,这些与体表面积成正比。由于婴儿和儿童每千克体表面积较高,他们需水量的比例也较高。有四种方法计算维持液,如下表。肾衰竭患者维持液计算因包含非显性丢失加上置换的尿液。

表4-9-1 四种方法计算儿童生理需要量

体表面积:1500/(m²d)100/50/20法	
体重	液体量
0 ~ 10	100ml(kg/d)
11 ~ 20	1000ml+(体重-10)×50ml/(kg/d)
>20	1500ml+(体重-20)×20ml/(kg/d)
4/2/1法	
体重	液体量
0 ~ 10	4ml/kg/h
11 ~ 20	40ml/h(体重-10)×2ml/(kg/h)
>20	40m/lh+(体重-20)×1ml/(kg/h)
显性+不显性失水计算法	400 ~ 600ml/(m²·d)+尿量(ml)+不显性失水

儿科很多患者容易发生液体丢失,需要补液。最常见的是胃肠道疾病,包括呕吐和腹泻。液体障碍患者优先考虑的是恢复循环。首先确定患者的灌注是否充足,如表4-9-2。通过对精神状态、尿量、皮肤特征、毛细血管充盈、生命体征进行评估。血清电解质,血尿素氮、肌酐、酸碱状态、尿常规、尿钠浓度可能对去水评价是有用的。如果患者的灌注不足,应启动液体复苏,初始剂量为20ml/kg的等渗晶体[0.9%氯化钠溶液或乳酸林格液(LR)]静脉注射不超过20分钟或更快,如果患者条件允许。患者需进行进一步液体补充直到灌注足够。儿科患者一般需要60ml/kg复苏液恢复灌注。如果需要的话,血液制品可能会替代一些晶体液。其他疗法 充分补液后患者未完全复可使用正性肌力药物及血管扩张剂。

表4-9-2 脱水的症状及体征

	轻度(5%体重)	中度(10%体重)	重度(15%体重)
精神状态	清醒	烦躁不安、萎靡	昏迷
皮肤弹性	可	稍差	极差
前囟	稍凹陷	凹陷	非常凹陷
眼	稍凹陷、有泪	凹陷、泪少	非常凹陷、无泪
黏膜	稍干	干燥	十分干燥
脉搏	正常	正常	明显增快、弱
CRT	<2秒	2 ~ 5秒	>5秒
呼吸	正常	快	深、快
尿量	>1ml(kg/h)	<1ml(kg/h)	极少或无尿
血压	正常	稍低	降低

一旦循环稳定,需补充继续丢失量。脱水的幅度分为轻度(水损失<5%TBW),中度(水损失5%~10%TBW),重度(水损失>10%TBW)。液体的丢失量也可以从身体的变化来估计(假设所有损失是由于液体损失):等渗性脱水,补充丢失液体时应该减去复苏液,剩余液体在24小时内补充。未补充的丢失液以低渗液体补充,采用静脉补充0.45%的生理盐水20mEq/L加适当钾或口服补充。补液方案的调整应根据患者的电解质情况来调整。

有些患者补充进行损失量包括正常的生理需要量,如表4-9-3。持续呕吐和腹泻患者补液时需考虑存在继续损失量。体温超过37.8℃时,体温每升高1℃时,需水量增加10%,补液时需计算第三方丢失量。该类液体的补充需根据液体丢失的具体成分补充。在肾功能正常患者中,补充成分接近人体标准溶液的液体可以维持水电解质的平衡。如果需要更高的精度,可以测量补充液电解质含量。

表4-9-3 身体维持液

发热	>37.8℃,每升高1℃液体维持量增加10%
呼吸急促	增加维持液体量5%~10%
呕吐或胃丢失	使用含有10mEq/L KCL的0.45%的NaCl
大便丢失	15mEq/L KCL+LR 或者0.45%的NaCl+20mEq/L KCL+20mEq/L NaHCO$_3$
脑脊液	LR 或 0.9%NaCl
胸腔积液、腹水、伤口引流液	LR 或 0.9%NaCl;可能需要测量血清白蛋白,根据白蛋白使用水平必要时加用白蛋白
血液	≤25%血量:LR 或 0.9%NaCl,同时评估血细胞比容和生理状态 >25%血量:1/2~2/3的全血。另外使用3倍失血量的LR 或 0.9%NaCl灌注
第三间隙丢失	基本患者的生理状态使用LR 或 0.9%NaCl

第十节 血气分析及酸碱失衡

(一)水电解质平衡监测

水和电解质是体液的主要成分,是构成正常体液容量、渗透压及维持机体正常代谢与脏器功能的基础。

常用监测指标及临床意义:

1.血清钠:正常值为135~155mmol/L,低钠血症时血清钠小于135mmol/L,常见于大量消化液丧失、大面积创面渗液及使用排钠利尿剂等所致的低渗性缺水,高钠血症时血清钠高于155mmol/L,主要见于摄入水分不足或丧失水分过多而导致的高渗性缺水。

2.血清钾 正常血清钾浓度为3.5～5.5mmol/L,血清钾低于3.5mmol/L时称为低钾血症,主要由于钾离子向细胞内转移、钾摄入不足或丢失所致。血清钾高于5.5mmol/L时称为高钾血症,最常见于酸中毒所致的钾离子细胞外转移及肾脏排泄功能受损,此外,大量输血也能导致患者出现高钾血症。

3.血清镁:正常值为0.8～1.2mmol/L,<0.8mmol/L时称为低镁血症可见于饥饿、吸收障碍综合征及长期胃肠消化液去失,如肠瘘患者等;血清镁高于1.2mmol/L时称高镁血症,主要见于肾功能不全患者。

4.血清钙:正常值为2.1～2.55mmol/L,低钙血症常见于急性重症胰腺炎、肾功能障碍及甲状旁腺受损等情况。血清钙低于2.0mmol/L时具有诊断价值。高钙血症主要见于甲状旁腺功能亢进与骨转移癌患者。

(二)常见的水电解质紊乱

1.水和钠的代谢紊乱

(1)等渗性缺水:又称急性缺水或混合性缺水,水和钠等比例丢失,细胞外液量减少,血清钠与细胞外液的渗透压维持于正常范围。患者可有少尿表现,但常不觉口渴。缺水量较大时可伴血容量不足症状,严重时可出现休克。

(2)低渗性缺水:又称慢性缺水或继发性缺水,水和钠虽然同时丢失,但失钠多于失水,血清钠低于正常范围,细胞外液的渗透压降低。一般患者无口渴感,临床表现随缺钠程度而不同。轻度缺钠时可有疲乏、头晕和四肢麻木症状;中度缺钠时还可出现恶心、呕吐与脉搏细速,血压不稳定或下降,脉压减小及尿量减少等;重度缺钠时可出现神志不清甚至昏迷,腱反射减弱或消失等,常发生休克。

(3)高渗性缺水:又称原发性缺水,虽然水和钠也同时丢失,但失水更多,清钠高于正常范围,细胞外液的渗透压升高。严重缺水时,细胞内液向细胞外动,使细胞内液与细胞外液均减少。轻度缺水时仅表现出口渴症状;中度缺水时极度口渴,唇舌干燥,皮肤失去弹性,眼窝下陷,乏力,有烦躁不安、尿少及尿比重增高的改变;重度缺水寸会出现躁狂、幻觉、谵妄,甚至昏迷。

(4)水中毒:又称稀释性低血钠,是机体摄入水的总量超过了排水量,导致水在体内潴留,血浆渗透压下降,循环血容量增加。急性水中毒时发病急骤,主要表现为因脑细胞肿胀所致的 ICP 增高症状,如头痛、嗜睡、躁动、精神紊乱、定向力障碍、谵妄,甚至发生昏迷,并可引发脑疝;慢性水中毒时症状常不典型,易被原发疾病的症状所掩盖,常有恶心、呕吐、嗜睡等表现,体重明显增加,皮肤苍白而湿润。

2.钾代谢异常

(1)高钾血症:临床表现常无特异性,严重高钾血症患者可有微循环障碍表现,最严重时可致心搏骤停。血钾超过 7mmol/L 会有心电图改变,早期 T 波高尖,P 波波幅下降,继而出现 QRS 波增宽。

(2)低钾血症:最早的临床表现是四肢肌无力,以后可发展至躯干和呼吸肌,出现呼吸困难或窒息,并可出现肠麻痹症状。对心脏的影响主要表现为传导阻滞和节律异常。典型的心电图改变为早期 T 波低平或倒置,随后出现 ST 段降低、QT 间期延长和 U 波。

(3)钙代谢异常:临床危重患者常见的钙代谢异常是低钙血症。血清钙浓度降低时神经肌肉兴奋性增强,可表现为口周和指(趾)尖麻木与针刺感、手足抽搐、腱反射亢进及 Chvostek 征阳性。血清钙浓度低于 2mmol/L 有诊断价值。

(4)镁代谢异常:体内镁缺乏时临床表现与钙缺乏相似,可有肌震颤、手足搐搦及 Chvostek 征;血清镁浓度增高时常有乏力、腱反射消失和血压下降,严重时可发生心传导障碍,心电图与高血钾症相似,表现为 PR 间期延长,QRS 波增宽和 T 波增高,晚期可出现呼吸抑制、昏迷与心搏骤停。

3.酸碱平衡监测

(1)酸碱失衡的分类:

A.单纯型:主要包括代谢性酸中毒(metabolic acidosis)、代谢性碱中毒(metabolic alkalosis)、呼吸性酸中毒(respiratory acidosis)与呼吸性碱中毒(respiratory alkalosis)四种类型。由于机体的酸碱平衡存在代偿机制,当发生代谢性酸碱失衡时可以通过呼吸性因素进行代偿,从而减轻酸碱失衡对机体造成的影响,如代谢性酸中毒时,可以通过呼吸性碱中毒进行代偿;同理,当发生呼吸性酸碱失衡时亦可以通过代谢性因素进行代偿。此种代偿表现是由原发性酸碱失衡变化引起的继发性改变。

B.复合型:复合型酸碱失衡分为二重性酸碱失衡与三重性酸碱失衡,其中二重性酸碱失衡又可分为相加型与相消型。所谓相加型是指两种原发性的酸中毒或两种原发性的碱中毒同时存在,见于代谢性酸中毒合并呼吸性酸中毒及代谢性碱中毒合并呼吸性碱中毒两种情况;而相消型是指一种原发性酸中毒与一种原发性碱中毒同时存在,见于代谢性酸中毒合并代谢性碱中毒、代谢性酸中毒合并呼吸性碱中毒及代谢性碱中毒合并呼吸性酸中毒三种情况。三重性酸碱失衡病因较为复杂,可见于呼吸性酸中毒、代谢性酸中毒与代谢性碱中毒三者的致病因素同时存在或呼吸性碱中毒、代谢性酸中毒与代谢性碱中毒三者的致病因素同时存在等情况。

（2）血气常用监测指标及临床意义

A.PaO_2:正常值为 80～100mmHg,是临床判断有无酸碱失衡时的一项重要辅助指标,可以反映通气状况,主要用于分析是否存在因通气障碍后无氧代谢而产生乳酸性酸中毒。

B.$PaCO_2$:正常值为 35～45mmHg。$PaCO_2$降低表示肺泡通气过度,提示可能发生呼吸性碱中毒或代谢性酸中毒的呼吸代偿。$PaCO_2$增高表示肺泡通气不足,提示可能发生呼吸性酸中毒或代谢性碱中毒的呼吸代偿。

C.pH 值:是反映体液 H^+ 活性的指标,即活性 H^+ 浓度的对数。正常值:7.35～7.45,pH 值<7.35 为酸血症,pH 值>7.45 为碱血症。pH 值是一个酸碱平衡监测的综合性指标,既受代谢因素影响,也受呼吸因素影响。

D.$HCO3^-$浓度:以标准碳酸氢盐(SB)和实际碳酸氢盐(AB)表示。SB 是在 37℃,血红蛋白充分被氧饱和的条件下,经用 PCO_2 为 40mmHg 气体平衡后所测得的 HCO_3^-浓度。AB 是血浆中 HCO_3^- 的真实浓度。与 SB 相比,AB 包括了呼吸因素的影响。在正常人两者的数值应是一致的,即 AB 应等于或接近于 SB,正常值均为(25±3)mmol/L。当两者均升高,且 AB>SB 时,见于代谢性碱中毒或呼吸性酸中毒代偿;当两者均降低,且 AB<SB 时,见于代谢性酸中毒或呼吸性碱中毒代偿。

E.缓冲碱(BB):是指一切具有缓冲作用的碱的总和,即一切具有缓冲作用的阴离子的总和。BBp 是指血浆中的缓冲碱,是机体对酸碱平衡失常进行缓冲的重要物质,正常值为 41mmol/L,主要包括 HCO_3^- 和血浆蛋白阴离子两部分,即:$BBp=[HCO_3^-]+[pr^-]$;BBb 是指全血的缓冲碱,除血浆中缓冲碱外,还包括血红蛋白(Hb)阴离子和 HPO_4^- 等的缓冲作用,通过公式 $BBb=BBp+0.42Hb$,可计算得出 BBb。BB 增高常见于代谢性碱中毒;BB 减低时多见于代谢性酸中毒,可同时表现出 AB 降低,但如果 AB 正常,则引发 BB 减低的原因并非为代谢性酸中毒,有可能为贫血或血浆蛋白低下。由于 BB 指标不仅受血浆蛋白和 Hb 影响,而且还受呼吸因素及电解质影响,因此,目前认为,BB 不能确切反映代谢性酸碱失衡情况。

F.剩余碱(BE):是指在标准状态下,即血温37℃血红蛋白充分被氧饱和的条件下,经用PCO_2为40mmHg的气体平衡后,将血浆或全血的pH值滴定至7.40时所需要的酸或碱的量。pH值>7.40时需加入酸进行滴定,说明体内碱过多,其值为正;相反pH值<7.40时需加入碱进行滴定,说明体内酸过多,其值为负。正常值为±3mmol/L。BE的临床意义与SB相同,在进行酸碱平衡分析时,SB与BE可选其一。

G.血浆阴离子间隙(AGp):是血浆中未定阴离子(UA)与未定阳离子(UC)之差,即AGp=UA-UC。正常值为(12±2)mmol/L。根据阴阳离子平衡原则:

阳离子总量=Na^++UC(K^+、Ca^{2+}、Mg^{2+})

阴离子总量=Cl^-+HCO_3^-+UA(蛋白质+有机酸+无机酸)

AGp=Na^--Cl^--HCO_3^-

一般AGp增高常提示代谢性酸中毒。但临床上常会出现假性AGp增高,因此,该项指标在临床不常使用,主要用于对一些复杂酸碱失衡的诊断。

(3)常见酸碱失衡的临床特点

A.单纯型代谢性酸中毒:是临床酸碱失衡中最常见的类型。可发生于H^+产生过多和(或)H^+排出减少,如休克、缺氧、肾功能不全等情况,亦可发生于HCO_3^-丢失过多,如肠瘘急性腹泻等。主要表现为HCO_3^-浓度和BE降低,可因呼吸代偿减轻pH值下降的幅度,出现$PaCO_2$、AB、SB均下降,但AB<SB。

B.单纯型代谢性碱中毒:可发生于H^+丢失过多,如呕吐,亦可发生于HCO_3^-道名,如摄入大量碳酸氢钠等。主要表现为AB和BE增高,可因呼吸代偿性减轻pH值升高的幅度出现$PaCO_2$、AB、SB均上升,但AB>SB。

C.单纯型呼吸性酸中毒:由于肺泡有效通气不足引起,主要表现为$PaCO_2$增高,从而导致HCO_3^-增高。当慢性$PaCO_2$增加时,通过肾脏H^+排出增加,pH值的下降幅度可减少,此时SB、BE升高,但AB>SB。

D.单纯型呼吸性碱中毒:由于过度通气,体内CO_2排出增多所致,主要表现为$PaCO_2$下降,从而导致HCO_3^-下降。AB<SB。由于临床上慢性呼吸性碱中毒很少,因此,肾代偿作常不明显,pH值常随$PaCO_2$的下降而上升。

E.复合型酸碱失衡:各种原因导致呼吸性酸碱失衡与代谢性酸碱失衡合并存在时即为复合型酸碱失衡,由于其原因比较复杂,血气监测结果各异。

(4)酸碱失衡的判断分析

对酸碱失衡的判断应根据病因、病程、治疗措施、电解质、血气分析结果及临床表现等进行动态的综合分析。

A.初步判断:在血液酸碱监测中,最重要的是三项,即 pH、$PaCO_2$、HCO_3^- 浓度或 BE,此三项指标被称为酸碱平衡的三要素,pH 是判断血液酸碱度的指标,$PaCO_2$ 是判断呼吸性酸碱失衡的指标,HCO_3^- 浓度或 BE 是判断代谢性酸碱失衡的指标,三者在对酸碱失衡的分析过程中具有重要的意义。

B.根据 pH 值确定有无酸血症或碱血症:注意 $PaCO_2$ 与 HCO_3^- 浓度(或 BE)两个指标的变化关系。当 $PaCO_2$ 与 HCO_3^- 浓度(或 BE)呈反向变化,即一个指标值增高,另一个指标值降低时,应诊断为复合型酸碱失衡(相加型)。当 $PaCO_2$ 与 $HCO3^-$(或 BE)呈同向变化,即两个指标同时增高或两个指标同时降低时,可能会有两种情况:一种是单纯性的酸碱失衡,其中一个指标值的变化是原发性改变,而另一指标的变化是继发的代偿性改变,原发的失衡决定了 pH 值是偏酸或偏碱;另一种是复合型酸碱失衡(相消型),即两种变化均为原发性改变。究竟是两者中的哪种类型需根据代偿的时间、代偿的限度等进行综合分析。肺的代偿可始于代谢分量发生变化后 30~60 分钟,24 小时可达高峰,其代偿的限度为 15~55mmHg;肾脏的代偿常始于呼分量发生变化后的 12~48 小时,5~7 天可达高峰,其代偿限度为 15~40mmol/L。如果一个指标值的变化相对于另一个指标值的变化超过了其代偿的限度或不在代偿的时间范围内,即为复合型酸碱失衡。

C.进一步分析:在初步判断的基础上结合临床情况进一步通过分析来验证初步判断的准确性。必要时应反复多次进行测定或动态持续监测,做出可靠的判断。低钠血症时,随着 Na^+ 减少,HCO_3^- 也相应减少,从而产生低钠性(代谢性)酸中毒;反之,高钠血症时,随着 Na^+ 增多,HCO_3^- 也相应增加,从而产生高钠性(代谢性)碱中毒。当 Cl^- 增多时,HCO_3^- 将相应减少,生高氯性(代谢性)酸中毒;反过来,当 Cl^- 减少时,HCO_3^- 将相应增加,产生低氯性(代谢性)碱中毒。复杂性的酸碱失衡还可利用 ACn 判断临床上 AGp>16mmol/L 时被定为 AGp 升高,对诊断是否存在代谢性酸中毒及复合型酸碱失衡具有重要意义。

第五章 儿童常见急危重症

第一节 心力衰竭

一、概述

充血性心力度竭(congestive heart failure)是指心脏工作能力(心脏收缩或舒张功能)下降,即心排血量绝对或相对不足,心脏前、后负荷增加或心肌本身病变所引起的搏血功能不全,不能满足全身组织代谢的需要的病理状态。心力衰竭是儿童时期危重症之一,不及时诊治,可危及患儿生命。小儿时期心衰以1岁以内发病率最高,其中尤以先天性心脏病引起者最多见。

二、临床表现和诊断

1.临床表现

心力衰竭的表现缺乏特异性,包括原发病和体、肺循环瘀血及心肌功能障碍表现。

肺血表现:气促、呼吸困难与发绀、吃奶中断,肺部湿啰音及哮鸣音,咯泡沫血痰。

体循环淤血表现:肝脏肿大(尤其短时间内增大)伴触痛,颈外静脉膨胀,肝颈回流征阳性,头皮静脉怒张眼脸水肿,体重增加。

心肌功能障碍表现:烦躁多汗,心脏扩大,心动过速,第一心音低顿,严重者可出现舒张期奔马律。若伴四肢末端发凉、外周脉搏消失、中央脉搏减弱、血压降低,考虑同时伴心源性休克。

2.临床诊断依据

(1)安静时心率增快婴儿>180次/分,幼儿>160次/分,不能用发热或缺氧解释者；

（2）呼吸困难，青紫突然加重，安静时呼吸达60次/min以上；

（3）肝大达肋下3cm以上，或在密切观察下短时间内较前增大，而不能以横膈下移等原因解释者；

（4）心音明显低钝，或出现奔马律；

（5）突然烦躁不安，面色苍白或发灰，而不能用原有疾病解释者；

（6）尿少、下肢水肿，以除外营养不良、肾炎、维生素B₁缺乏等原因所造成者。上述前四项为临床诊断的主要依据。尚可结合其他几项以及下列1～2项检查进行综合分析。

3.相关检查

（1）胸部X线检查：心影多呈普遍性扩大，搏动减弱，肺纹理增多，肺门或肺门附近阴影增加，肺部淤血。

（2）心电图检查：不能表明有无心衰，但有助于病因诊断及指导洋地黄的应用。

（3）超声心动图检查：可见心室和心房腔扩大，M型超声心动图显示心室收缩时间期延长，喷血分数降低。心脏舒张功能不全时，二维超声心动图对诊断和引起心衰的病因判断有帮助。

三、治疗

1.一般治疗：充分的休息和睡眠可减轻心脏负担，平卧或取半卧位。供氧是需要的，但对于主动脉闭锁、主动脉缩窄、主动脉弓离断、大动脉转位、左心发育不良综合征、三尖瓣闭锁等的新生儿，动脉导管开放是生存所必须的，而血氧增高可促使动脉导管关闭，应慎重给氧。尽力避免患儿烦躁、哭闹，必要时可适当应用镇静剂，苯巴比妥、吗啡（0.05mg/kg）皮下或肌肉注射常能取得满意效果，但需警惕抑制呼吸。心力衰竭时，患儿易发生酸中毒、低血糖和低血钙，新生儿时期更是如此。给予容易消化、钠盐少及富有营养的食物。

2.洋地黄类药物：小儿时期常用的洋地黄制剂为地高辛，可口服和静脉注射，作用时间较快，排泄亦较迅速，因此剂量容易调节，药物中毒时处理也比较容易，地高辛口服吸收率更高。早产儿对洋地黄比足月儿敏感，足月儿又比婴儿敏感，婴儿的有效浓度为2～3μg/ml。

（1）洋地黄化法：如病情较重或不能口服者，可选用毛花苷丙或地高辛静注，首次给洋地黄化总量的1/2,余量分两次,每隔4~6小时给予,多数患儿可于8~12小时内达到洋地黄化;能口服的患者开始给予口服地高辛,首次给洋地黄化总量的1/3或1/2,余量分两次,每隔6~8小时给予。

(2)维持量:洋地黄化后12小时可开始给予维持量,维持量的疗程视病情而定。急性肾炎合并心衰者往往不需用维持量或仅需短期应用,短期难以去除病因者如心内膜弹力纤维增生症或风湿性心膜病等,则应注意随患儿体重增长及时调整剂量,以维持小儿血清地高辛的有效浓度。

3.利尿剂:当使用洋地黄类药物后心衰仍未完全控制,或伴有钠、水潴留和显著水肿者,宜加用利尿剂,可选用快速强效利尿剂如呋塞米或依他尼酸。慢性心衰一般联合使用噻嗪类和保钾利尿剂,并采用间歇疗法维持治疗,防止电解质紊乱。

4.血管扩张剂:治疗顽固性心衰小动脉的扩张使心脏后负荷降低,从而可能增加心搏出量,同时静脉的扩张使前负荷降低,心室充盈压下降,肺充血的症状亦可能得到缓解,对左室舒张压增高的患者更为适用。

(1)血管紧张素转换酶抑制剂:减少循环中血管紧张素Ⅱ的浓度发挥效应。改善左室的收缩功能,防止心肌的重构,逆转心室肥厚,降低心衰患儿的死亡率。卡托普利(巯甲丙脯酸)剂量为每天0.4~0.5mg/kg,分2~4次口服,首剂0.5mg/kg,以后根据病情逐渐加量。依那普利(苯脂丙脯酸)剂量为每天0.05~0.1mg/kg,一次口服。

(2)硝普钠:硝普钠对急性心衰(尤其是急性左心衰、肺水肿)伴周围血管阻力明显增加者效果显著,在治疗体外循环心脏手术后的低心排综合征时联合多巴胺效果更佳。应在动脉压力监护下进行,剂量为每分钟0.2μg/kg,以5%葡萄糖稀释后点滴,以后每隔5分钟,可每分钟增加0.1~0.2μg/kg,直到获得疗效或血压有所降低,最大剂量不超过每分钟3~5μg/kg。

(3)酚妥拉明(苄胺唑啉):α受体阻滞剂,以扩张小动脉为主,兼有扩张静脉的作用。剂量为每分钟2~6μg/kg,以5%葡萄糖稀释后静滴。

(4)其他:心衰伴有血压下降时可应用多巴胺,每分钟5~10μg/kg,必要时剂量可适当增加,一般不超过每分钟30μg/kg。如血压显著下降,给予肾上腺素每分钟0.1~1.0μg/kg持续静脉滴注,这有助于增加心搏出量、提高血压而心率不一定明显增快。

四、护理

1.一般护理：

(1)保持环境整洁干净,维持温度在18℃～20℃,湿度50%～60%,病房勤通风,以保持室内空气新鲜,保持环境安静,避免大声喧哗刺激患儿。

(2)休息:心力衰竭时,心输出量不能满足身体组织需要,而休息可减少组织对氧的需要,减轻心脏负担,同时,应采取各种办法避免患儿烦躁,对于轻度心力衰竭患儿可病室内适量活动,重者应绝对卧床休息,并由专人看护,到心力衰竭症状完全缓解方可下床。

(3)体位:年长儿取半卧位,婴幼儿取20°～30°的半斜坡卧位,可减少静脉回流,减轻心脏负担。

(4)吸氧吸痰:根据病情需要遵医嘱吸氧,一般采用低流量给氧,保持氧气导管的通畅,根据病情及时调整氧流量;保持呼吸道通畅,按需吸痰,避免过多刺激导致缺氧发作。

(5)饮食:食物选择应以高维生素、高热量、高蛋白并且容易消化吸收的流食或半流食为主,少量多餐;记录出入量,保持出入平衡。

2.注意洋地黄毒性反应:

(1)心力衰竭越重、心功能越差者,其治疗量和中毒量越接近,更易发生中毒;

(2)肝肾功能障碍、电解质紊乱、低钾、高钙、心肌炎和大剂量利尿之后的患儿均易发生洋地黄中毒;

(3)小儿洋地黄中毒最常见的表现为心律失常,如房室传导阻滞、室性期前收缩和阵发性心动过速等;其次为恶心、呕吐等胃肠道症状;神经系统症状如嗜睡、头昏、色视等较少见。洋地黄中毒时应立即停用洋地黄和利尿剂,同时补充钾盐,小剂量钾盐能控制洋地黄引起的室性期前收缩和阵发性心动过速。轻者每天用氯化钾0.075～0.1g/kg,分次口服;严重者每小时0.03～0.04g/kg静脉滴注,总量不超过0.15g/kg滴注时用10%葡萄糖稀释成0.3%浓度。肾功能不全和合并房室传导阻滞时忌用静脉给钾。各种病因引起的心肌炎、未成熟儿和<2周的新生儿易引起中毒,洋地黄化剂量应偏小,可按婴儿剂量减少1/2～1/3。

3.注意病情发展:

(1)心脏功能从正常发展到心力衰竭,经过一段称为代偿的过程,心脏出现心肌肥厚,心脏扩大和心率增快。心率增快超过一定限度时,舒张期缩短,心排血量反而减少。心力衰竭时心排血量一般均减少到低于正常休息时的心排血量,故称为低输血量心力衰竭。但由甲状腺功能亢进组织缺氧、严重贫血、动静脉瘘等引起的心力衰竭,体循环量增多,静脉回流量和心排血量高于正常,心力衰竭发生后,心排血量减少,但仍可超过正常休息时的心排血量,故称为高输血量心力衰竭。由于心力衰竭时心室收缩期排血量减少,心室内残余血量增多,舒张期充盈压力增高,可同时出现组织缺氧以及心房和静脉淤血,组织缺氧通过交感神经活性增加,引起皮肤内脏血管收缩,血液重新分布,以保证重要器官的血供。

(2)肾血管收缩后肾血流量减少,肾小球滤过率降低,肾素分泌增加,继而醛固酮分泌增多,使近端和远端肾曲小管对钠的再吸收增多,体内水钠潴留,引起血容量增多,组织间隙等处体液淤积。

(3)心衰时心排血量减少,可通过交感神经激活肾素-血管紧张素醛固酮系统,从而引起β受体-腺苷酸环化酶系统调节紊乱,使外周血管收缩,水钠潴留,以致加剧心室重塑,促进心衰恶化。心室负荷过重可分为容量负荷过重和压力负荷过重,前者在轻度或中度时心肌代偿能力较后者好些,例如房间隔缺损虽然有时分流量很大,但舒张期负荷过重,在儿童期很少发生心力衰竭肺动脉瓣狭窄收缩期负荷过重的心衰。主动脉瓣狭窄伴动脉导管未闭则兼有收缩和舒张期负荷过重、故在新生儿时期可致死。

第二节　急性呼吸衰竭

一、概念

急性呼吸衰竭简称呼衰。为儿科最常见的危重症,是由多种疾病引起的通气和(或)换气功能障碍导致缺氧和二氧化碳潴留,产生一系列病理生理改变的综合征。

临床将其分为两型:

肺衰竭型:多由肺或气道病变所致,表现为换气和(或)通气功能障碍。

泵衰竭型:多由中枢神经和神经-肌肉疾病所致,表现为通气功能障碍。

根据血气分析又分为：

Ⅰ型呼衰：即单纯低氧血症，$PaCO_2$正常或轻度降低，多为急性呼衰，主要见于急性呼吸窘迫综合征（ARDS）和某些呼衰的早期。

Ⅱ型呼衰：即低氧血症和高碳酸血症，多为呼衰晚期或兼有急性发作的表现，常见于阻塞性通气功能障碍的肺、支气管疾病如哮喘持续状态等。

二、临床表现和诊断

1.临床表现：除有原发病表现外，主要是低氧血症和高碳酸血症所致各脏器功能的紊乱。

（1）呼吸系统：

①周围性呼衰：呼吸困难、急促、费力、鼻扇、三凹征明显、点头状呼吸、呼吸音消失、发绀。早期呼吸浅速，后呼吸无力，但节律整齐；

②中枢性呼衰：呼吸节律不齐、深浅不匀、早期潮式呼吸，晚期出现抽泣样、叹息样、毕欧式呼吸、呼吸暂停及下颌运动等。呼衰晚期常为混合性，当呼吸减至6~8次/分钟提示呼吸将停止。

（2）神经系统：烦躁、呻吟、头痛、多汗、肌震颤、谵妄、表情淡漠，重者昏迷、惊厥、瞳孔变化、视神经乳头水肿、结合膜充血、脑水肿等。

（3）循环系统：早期心率增快、血压上升，后则下降，心音低钝，严重者心律失常。

（4）其他系统：可出现消化道出血，肝、肾功能损害等。

（5）水电解质及酸碱紊乱：可有呼吸性及代谢性酸中毒、低血钠、低血氯、低血钙，早期有高血钾，纠酸利尿后可致低血钾。

2.血气诊断标准：

（1）在海平面标准大气压、静息条件呼吸室内空气、并排除青紫型心脏病的前提下，取动脉血测定：

呼吸功能不全：$PaO_2 < 80mmHg$（10.7kPa），$PaCO_2 > 45mmHg$（6.0kPa），$SaO_2 < 91\%$。

Ⅰ型呼衰 $PaO_2 < 50mmHg$（6.67kPa），$SaO_2 < 85\%$。

Ⅱ型呼衰 $PaO_2 < 50mmHg$（6.67kPa），$PaCO_2 > 50mmHg$（6.67kPa）。

（2）在吸氧条件下，可测定氧合指数（PaO_2/FiO_2）作为呼吸衰竭严重程度的指标，若$< 250mmHg$（33.3kPa）可诊断急性呼吸衰竭。

(3)血生化检查:常有呼吸性和代谢性酸中毒及电解质紊乱,严重者可有肝、肾功能指标异常。

三、治疗

1.治疗原则:积极治疗引起呼衰的原发病和诱因,改善呼吸功能,纠正缺氧、CO_2 潴留和酸碱失衡及电解质紊乱,维持心、脑、肺、肾功能,防治并发症。

2.治疗措施:

(1)保持呼吸道通畅(A-airway):

①清除呼吸道分泌物,湿化、雾化气道及排痰。超声雾化液:抗生素、地塞米松、α-糜蛋白酶或异丙肾上腺素加上生理盐水,每天 2～3 次,每次 15～20 分钟,同时加强翻身、拍背和吸痰,必要时使用纤维支气管镜将分泌物吸出。

②解除支气管痉挛和水肿:可用地塞米松 0.5～1mg(kg/次),每天 3～4 次静滴,或者使用甲泼尼龙,短疗程。氨茶碱或多索茶碱每次 3～5mg/kg,溶于 10% 葡萄糖液中静滴;或用 0.5% 喘乐宁溶液 0.25～1ml,加生理盐水至 2ml,氧气雾化吸入。如上述无效,应该迅速建立人工气道。

(2)保持呼吸和大脑功能(B-breathing,brain):

①氧气吸入:输氧原则为既能缓解缺氧,又不抑制颈动脉窦和主动脉体对低氧血症的敏感性为准。一般可应用鼻导管、鼻塞、面罩、头罩等给氧;鼻前庭导管供氧时氧浓度(FiO_2)计算方法为:(%)=21+4(或 5)×氧流量(L/min)。慢性缺氧给予一般浓度:30%～40%(FiO_2 0.3～0.4)氧流量 2～4L/min。急性缺氧给氧浓度需达50%～60%(FiO_2 0.5～0.6),可用头罩吸氧。注意吸纯氧不超过 6 小时,吸 60% 氧不超过 24 小时,防止氧中毒。一般主张低流量持续给氧,氧疗期 PaO_2 应保持在 65～85mmHg(8.65～11.31kPa)。

②应用呼吸兴奋剂,增加通气:适用于呼吸道通畅、呼吸浅表无力、早期呼衰患儿或呼吸节律不齐的中枢性呼衰者,对神经肌肉病变者无效。

③气管插管及机械通气,改善通气:经给氧、吸痰、纠酸、呼吸兴奋剂等处理后,呼吸状况无改善时可建立人工气道。插管过久病情未见好转,应考虑气管切开,必要时机械通气。

④降低颅内压,控制脑水肿:用脱水剂,做到"既补又脱""快脱慢补""边脱边补"。对伴发心衰、肾衰可加用利尿剂,亦可采用过度通气降颅压。

（3）维持心血管功能：

①强心剂：并发心衰时用快速制剂如毛花苷丙、毒毛旋花子苷K，增强心肌收缩力，减慢心率，减少心脏耗氧量。呼衰时心肌缺氧导致洋地黄中毒，用量宜偏小，亦可加用呋塞米。

②血管活性药物：可使小动脉扩张，减低心排血阻力即减轻后负荷；扩张小静脉减少回心血量，调整前负荷；减轻肺动脉高压，肺淤血、肺水肿；改善微循环，提高氧输送能力，解除支气管痉挛，改善通气功能。酚妥拉明0.3～0.5kg/次，一般不超过10mg/次，可4～6小时一次静滴。东莨菪碱尚有兴奋呼吸中枢及镇静作用，多巴胺和多巴酚丁胺可提高氧供给。

（4）其他药物治疗：

①糖皮质激素：增加应激功能，减少炎症渗出；解除支气管痉挛，改善通气；降低颅压、减轻脑水肿；稳定细胞膜、溶酶体膜活性。选用地塞米松0.5～1mg/(kg/次)，每天3～4次静滴，短疗程。或者选用甲泼尼龙。

②能量合剂：维持细胞功能。

③肺表面活性物质：增加肺的顺应性，避免肺不张。

3.病因治疗：治疗原发病，如感染性疾病应选用抗生素、抗病毒药；张力性气胸、脓胸应作胸腔闭式引流等。

4.液体治疗：

（1）纠正酸中毒：纠正酸中毒可用5%碳酸氢钠，直接提供HCO_3^-。

（2）维持水及电解质的平衡：呼吸衰竭时液量可按50～80ml/(kg/d)供给，脑水肿以30～60ml/(kg/d)为宜。根据病史，及时补充钾、氯、钙等电解质。

5.临床监护：

（1）呼吸系统：观察患儿呼吸频率、节律、幅度、呼吸肌运动及胸廓运动、气管位置及双肺呼吸音等。

①周围性呼衰：呼吸先浅速、后无力，一旦呼吸频率由快变慢，而发绀、鼻扇、三凹征等呼吸困难表现加重时，表明呼衰严重。

②中枢性呼吸衰竭：早期多为潮式呼吸，晚期常见抽泣样、叹息样或反复呼吸暂停等呼吸形式。呼吸节律改变为主而无三凹征及心肺疾病，多见于中枢性呼吸衰竭。呼吸深浅快慢明显不匀则是脑病变及呼吸即将停止的先兆。

③梗阻型通气障碍可见辅助呼吸肌运动加强、三凹征明显或呼气费力、延长。

肺大片不张或实变或胸腔积液(气)时胸廓起伏不对称,听诊、叩诊有异常,气管可偏移。

(2)循环系统:注意有无发绀以及心律、心率、血压等的变化。低氧血症时患儿出现发绀,如吸入高浓度氧发绀仍不改善(除外先心病、低血压及异常血红蛋白血症),则表明呼吸衰竭严重。严重低氧血症和(或)高碳酸血症时,患儿有意识模糊、躁动甚至昏迷抽搐、心率先快后慢,甚至心律不齐、血压先高后低等表现。

(3)神经系统:意识是否清醒、瞳孔变化、视神经乳头有无水肿、有无肌肉震颤等。

(4)其他系统:消化道有无呕血、出血及腹胀情况,尿量的多少等。观察肝脏的大小、下界的移动情况。

6.仪器监测:

(1)心肺监护仪观察呼吸频率和呼吸幅度的变化,性能良好的心肺监护仪和先进的呼吸器还可显示气道阻力、肺的动态顺应性和静态顺应性等指标。

(2)血液气体分析仪血气分析不仅作为呼吸衰竭的诊断依据,还是重要的监测指标。

(3)经皮氧分压($TcPO_2$)监测仪在血容量、心脏指数正常和外周血液灌注良好时,$TcPO_2$与PaO_2存在着高度相关性(相关系数为 0.97~0.99),可较准确地反映PaO_2。

(4)经皮血氧饱和度($TcSO_2$)监测:$TcSO_2$是通过脉搏血氧测定仪动态测定搏动的血管内血红蛋白的氧饱和度及脉率。

(5)胸部 X 线片或胸部 CT/MRI:观察患儿胸部病变,了解插管导管位置,导管顶端位置在气管隆突上 2cm 处最佳。

四、护理

1.针对低效性呼吸型态,改善通气状况,防止感染。保持环境安静,病室每天紫外线消毒 2 次,并通风换气 2~3 次,注意保暖,室温保持在 22℃~26℃,湿度 50%~60%;患儿置单人房间或行床旁隔离,急性期患儿卧床休息,半卧位;减少探视,拒绝有感染性疾病者探视,要求探视者及家长洗手,必要时戴口罩;严格执行无菌技术操作;保持呼吸道通畅,及时清除呼吸道分泌物,并给予氧气吸入;遵医嘱及时准确使用有效抗生素,以消除炎症所致的呼吸道充血、水肿、分泌物增加;必要时行气管插管,人工机械通气(按机械通气的呼吸道管理)。

2.针对患儿活动无耐力,减轻疲劳。保持患儿安静,加强特别护理;护理计划要适合于患儿的休息时间,喂养时避免时间过长及过度疲劳;保持患儿最佳舒适状态及有利于肺扩张的体位;以能耐受为限逐渐增加活动量,密切监测患儿疲劳的症状及体征。

3.针对营养失调,给予营养支持。根据病情,指导家长调配适合的饮食,少量多餐,4~8次/天;进食前应充分吸痰吸氧,保持呼吸道通畅;根据需要遵医嘱置胃管行鼻饲,以满足患儿热量所需,鼻饲前限制操作以防疲劳,鼻饲量根据患儿消化情况而定,避免过度疲劳。必要时遵医嘱静脉补充能量物质,以满足代谢需要,如脂肪乳、氨基酸、血浆等。

4.针对患儿及家属的焦虑,给予情感支持。热情接待患儿及家属,鼓励他们说出关心和需询问的问题,并耐心解答。同时,向患儿及家长解释呼吸衰竭的表现及治疗过程,以及治疗呼吸衰竭的先进手段;尽可能保持安静和轻松的环境,让患儿处于最舒适体位,上身抬高30°~45°或半卧位;鼓励家长抚摸拥抱患儿,使其得到安慰;对极度烦躁者,可遵医嘱使用镇静剂,保证患儿安静入睡,勿轻易打扰,夜间治疗尽可能集中进行。

第三节 肾功能衰竭

一、概述

肾脏的主要功能是排泄代谢废物,调节体液、电解质及酸碱平衡。急性肾衰竭(Acuerenal renal failure, ARF)是多种原因引起的双侧肾功能在短时间内急剧减退或丧失,导致机体内环境严重紊乱,以水潴留、氮质血症、电解质紊乱及酸碱失衡为特征的临床综合征,多伴少尿。临床上以病因作用部位不同分为肾前性肾衰和肾后性肾衰,儿科危重症中以肾前性和肾性较多见。

小儿急性肾前性肾衰最常见的原因是持续低血压、低血容量、低氧血症及严重应激。肾性肾衰是由于肾实质损伤和肾血管病变等肾内因素所致,常见病因有溶血尿毒综合征、肾小球肾炎、内源性和外源性肾毒物质造成的肾损害等。肾后性肾衰系任何原因造成不同部位尿路梗阻所致。

二、临床表现和诊断

(一)临床表现

1.有原发病的临床表现。

2.少尿型肾衰临床上可分为三期,即少尿期、多尿期及恢复期。

(1)少尿期:因少尿或无尿,尿量<0.5ml/(kg·h)导致代谢废物堆积、水潴留、水电解质和酸碱平衡紊乱从而引起一系列临床症状:氮质血症:血肌酐、尿素氮增高,临床上可出现多系统症状,消化系统常表现为食欲减退、恶心呕吐、腹泻;神经系统表现为嗜睡、烦躁,重症惊厥、意识障碍;血液系统可出现贫血及各种出血现象。

①水潴留:表现为水肿,血容量急剧增加导致高血压,严重者发生肺水肿、脑水肿。

②电解质紊乱:表现为"三高"、"三低",即高钾、高磷、高镁血症,低钠、低钙、低氯血症。其中高钾血症是最危险的电解质紊乱。

③代谢性酸中毒。

④感染:以呼吸道、泌尿道手术部位继发感染多见。

少尿期平均持续7~14天长者可达46周。少尿持续超过15天,或无尿超过1天预后差。

(2)多尿期:大概1周,尿量>400ml/(m·d),或者>3ml/(kg·h),或者>2000ml/24h,可表现为尿量逐渐增多或突然增多,氮质血症开始缓解,但不能很快降至正常。此期易出现低钾、低钠、低钙血症及继发感染。

(3)恢复期:尿素氮(BUN)、肌酐值(Cr)逐渐正常,视原发病不同,可完全恢复或发展为慢性肾衰。

(二)诊断

1.存在导致急性肾衰竭的病因。

2.少尿:尿量<250ml/(m·d),或学龄儿童<400ml/d、学龄前儿童<300ml/d、婴幼儿<200ml/d或无尿(尿量<50ml/d)。

3.氮质血症:血清肌酐(Scr)≥176umol/L(2mg/dl)、血尿素氮(BUN)≥15 mmol/L(40mg/dl),或每天Scr增加≥44~80mol/L(0.5~1.0mg/dl)或BUN增加≥3.57~7.5mmol/L(10~20mg/dl)。有条件时测肾小球滤过率、内生肌酐清除率,常≤30ml/(1.72m²/min)。

4.常有水电解质紊乱(水潴留、高血压、高血钾、低血钠等)及代谢性酸中毒表现。尿量无减少,但其他条件符合者为非少尿型急性肾衰竭。

5.新生儿急性肾衰竭可参考下列指标:

(1)出生后48小时无排尿或出生后少尿<1ml/(kg/h)或无尿<0.5ml(kg/h);

(2)氮质血症:Ser≥88~142mol/L(1.0~1.6mg/dl)、BUN≥7.5~11 mmol/L(21~30mg/d),或每天Ser增加≥44umol/L(0.5mg/dl)或BUN增加≥3.57mmol/L(10mg/dl);

(3)常伴酸中毒、水及电解质紊乱、心力衰竭、惊厥、拒奶、吐奶等表现。

4.诊断肾衰竭同时,还应区别肾前性与肾后性肾衰,可参考以下几点进行区别:

(1)肾前性肾衰常有失水、缺氧或休克等病史,体格检查可见脱水貌、血压、血容量不足之体征;

(2)补液试验:当患儿存在低血容量可能时,可给予生理盐水或2:1液(2份生理盐水,1份等张碱性液,如1.4%碳酸氢钠液)15~20ml/kg于30~60分钟内静脉滴注,如2小时内尿量升至6~10ml/kg,提示肾前性肾衰竭。无脱水表现时补液应慎重,以免加重循环负荷;

(3)利尿试验:呋塞米1~2mg/kg或20%甘露醇加呋塞米,用药后2小时尿量升至6~10ml/kg,提示肾前性肾衰竭。但应注意,急性肾衰竭时,应用甘露醇可导致循环充血,最多使用一次,血容量不足时慎用呋塞米。

三、治疗

1.治疗原则

(1)肾前性肾衰竭及时纠正血容量不足,改善和恢复肾灌注。

(2)肾性肾衰竭去除病因,维持水、电解质及酸碱平衡,减轻肾脏负担,防治合并症。

(3)肾后性肾衰竭尽早解除梗阻。

2.少尿的治疗

(1)控制液体入量:24小时入量=日需量+显性失水+前一天尿量。一般不显性失水按750ml/m²计算,内生水在非高分解代谢患儿按250~350ml/m²计算,故每天基本液量为400ml/m²。另外,体温每升高1℃,增加75ml/m²。液体入量以体重每天减少1%为宜。

(2)利尿:可用呋塞米1~2mg/kg,30分钟无效可将剂量增至10mg/kg,仍无效不

再使用,以避免耳毒性。还可静脉滴注利尿合剂,包括以下药物:

①25% ~ 50% 葡萄糖 40 ~ 100ml;

②氨茶碱 3 ~ 4mg/kg;

③苯甲酸钠咖啡因(CNB)25 ~ 50mg;

④普鲁卡因 0.2 ~ 0.4g;

⑤维生素 C 100mg/kg。

(3)改善肾循环:可用多巴胺 1 ~ 3ug(kg/min)持续静脉滴注。

3.纠正高钾血症:

(1)避免食用含钾高的食物及输注含钾液体及药物。

(2)药物治疗:血钾达 7mmol/L 时应紧急处理。

①10% 葡萄糖酸钙 0.5ml/kg,稀释后于 10 分钟缓慢静脉注射。

②5% 碳酸氢钠 5ml/kg,稀释成 1.4% 静脉滴注,易致高渗血症,需慎重。

③20% 葡萄糖 2ml/kg,每 5g 糖加胰岛素 1U,于 1 小时内静脉滴注。

④上述方法无效行连续肾脏替代治疗(CRRT)。

4.纠正低钠血症:低钠血症多数为稀释性,一般仅需限制液体入量。当血钠低于 120mmol/L 时,给予 3% 盐水,12ml/kg 可提高血钠 10mmol/L,将血钠提高至 125mmol/L 即可。

5.纠正高磷及低钙血症:口服肠道磷结合剂氢氧化铝 60mg/kg 或凝胶剂 1g/kg,可控制高磷,也可用碳酸钙 300 ~ 400mg/kg,除非低钙导致手足抽搐,否则不必补钙剂,以免发生组织钙盐沉积。

6.纠正代谢性酸中毒:严重酸中毒时用碳酸氢钠,使动脉血 pH 达 7.2,或 HCO_3^- 达 12mmol/L 即可。所需碳酸氢钠量(mmol 数)=(HCO_3^- 欲达值 - HCO_3^- 实测值)× 体重(kg)× 0.6。

7.控制氮质血症:

(1)给予适当营养避免组织分解加重氮质血症,一般每天需供给热量 30 ~ 50 kcal/kg,其中优质蛋白 0.5 ~ 1.0g/kg。

(2)严重氮质血症需透析治疗。

8.其他对症治疗:

(1)控制高血压:可用钙通道阻滞剂如硝苯地平 0.25 ~ 0.5mg/kg,舌下含服。亦可用血管紧张素转换酶抑制剂,如卡托普利 0.5 ~ 1mg/(kg·d),分 2 ~ 3 次口服,最大量可达6mg/(kg·d)严重高血压可用硝普钠0.5～8ug/(kg·min),静脉输注,输注过程中注意避光5～10分钟测血压一次,并根据血压调整剂量直至血压达稳定满意数值。

(2)止惊:首先应根据原发病针对病因治疗。止惊药宜选用地西泮,应用过程中注意药物代谢产物易蓄积体内。

(3)纠正贫血:血色素低于70g/L时考虑输血。

(4)防治感染:选择抗生素时注意有无肾毒性、排泄途径及对透析的影响。

9.连续肾脏替代治疗(CRRT):严重水潴留、高钾血症、氮质血症及酸中毒需透析治疗。指征如下:

(1)少尿或无尿＞24～48小时。

(2)严重氮质血症:血BUN＞35.7mmoL(100mg/dl),有尿毒症症状体征(如心包炎)主张及早开始,即血BUN＞21.4～28.6mmol/L(60-80mg/dl),或血肌酐＞442umol/L(5mg/dl)即可行透析。

(3)不能控制的高钾血症:血钾＞6.5mmol/L。

(4)严重且不易纠正的代谢性酸中毒:动脉血HCO_3持续低于13 mmol/L。

(5)水潴留至严重循环充血、高血压、低钠血症、肺水肿。

(6)药物或其他毒物中毒导致的急性肾衰竭,特别是该药物可透析出体外者,腹透时分子量＜6.5×10^4,血透时分子量＜4×10^4的物质可透出。

(7)透析方法:危重患儿应使用床旁持续肾替代(CRRT),模式选择连续静脉-静脉血液透析滤过(CVVHDF)或连续静脉-静脉血液透析(CVVHD),严重水潴留时超滤率为3～5ml/(kg·d)或更高,无条件的单位也可采用腹膜透析。

10.多尿期的治疗:注意水、电解质紊乱,尤其脱水和低钾血症,应补以丢失量的1/2～1/3。此期抵抗力仍低要注意防治感染,避免使用肾毒性药物防止病情复发。

11.监护

(1)严格记录每天出入量,不能准确记录尿量时需留置导尿管。

(2)每晨测量体重。

(3)每4～6小时测量一次血压,如血压＞150/100mmHg,需用无创血压监测仪24小时持续监测。

(4)每天检测血气分析、血电解质,必要时进行中心静脉压监测,以指导输液。

(5)定期同步复查血尿素氮、血肌酐、尿素氮、尿肌酐、血渗透压、尿渗透压、血钠、尿钠。计算 FENa、RF,评价肾功能,判断病情。

(6)每天查尿常规,定期作尿培养,每周至少查 2~3 次血常规及大便常规。

(7)进行胃肠外营养的患儿需监测血糖和尿糖。

(8)监测体温、呼吸、脉搏。心电监护尤为重要,注意心电波形变化。高血钾时可出现一系列心电活动变化,如 P-R 间期延长、P 波低平、T 波高尖、QRS 波群增宽、S-T 段抬高。其他电解质紊乱,如低钙、低钠也可影响心电活动。

(9)肺水肿患儿需定期复查胸部 X 线片。

(10)合并弥散性血管内凝血的患儿,应监测血小板、血色素及凝血三项。

(11)进行 CRRT 治疗过程中除上述监测外,还需特别注意定时监测凝血功能、血钙、血常规。

(12)进行腹膜透析的患儿应记录每次透入及透出的液量,透析前后临床表现及主要体征(血压、呼吸、心率),每天出入量差及总透析次数。每天透出液送常规化验检查、每 3 天送培养。

四、护理

1.每天进行口腔、皮肤护理。

2.每天对各种留置管道局部及管道连接处,如导尿管、腹膜透析管、中心静脉导管,进行清洁消毒处理。并观察留置管固定情况,防止脱出。

3.保留导尿管时,应每日擦洗尿道口 1~2 次。

4.计划全天输注液体速度,保证匀速输入。

5.尿量进一步减少或明显增多时,及时报告医师,调整输液量及速度。

6.密切观察各种监护指标变化,及时通知医师,分析原因和处理。

7.病室及患儿所用物品定期消毒,预防感染。

8.对腹膜透析的患儿,应注意无菌操作,封闭式无菌引流装置应每天更换。

第四节 肝功能衰竭

一、概述

急性肝功能衰竭(Acute hepatic failure, ALF)是指原本"健康"的肝脏突然发生大量肝细胞坏死或肝细胞功能严重受损,肝脏的合成、分泌、排泄和解毒等功能严重减弱引起的一种临床综合征,常伴发肝性脑病。主要由肝炎病毒、非肝炎病毒感染以及药物及肝毒性物质中毒引起,进展快,病死率高,预后差。在小儿,由于肝脏再生能力强,能生存数天至数十天就可能有肝细胞再生,故急性肝功能衰竭预后较成人略好。

二、临床表现和诊断

(一)临床表现

根据中华医学会感染病学分会和肝病学分会2006年制订的"肝功能衰竭诊疗指南",将肝功能衰竭分为ALF、亚急性肝功能衰竭(SALF)慢加急性(亚急性)肝功能衰竭(ACLF)和慢性肝功能衰竭(CLF)。其中ALF是指急性起病,2周以内出现Ⅱ度以上肝性脑病为特征的肝功能衰竭,可有以下表现:

1.极度乏力,并有明显厌食、腹胀、恶心和呕吐等严重消化道症状;

2.短期内黄疸进行性加深;

3.出血倾向明显,凝血酶原活动度(PTA)≤40%,且排除其他原因;

4.肝脏进行性缩小。病理主要表现为肝细胞呈一次性坏死,坏死面积≥肝实质的2/3,或亚大块坏死,或桥接坏死,伴存活肝细胞严重变性,肝窦网状支架不塌陷或非完全性塌陷。

SALF指起病较急,15天至26周出现肝功能衰竭的临床表现;ACLF在慢性肝病基础上,短期内发生急性肝功能失代偿;CLF是指在肝硬化基础上肝功能进行性减退和失代偿。

(二)诊断

1.临床诊断依据:

(1)迅速发生的肝细胞功能衰竭,即在短期内出现黄疸或黄疸进行性加深,消化道症状,出血倾向等;

(2)伴肝性脑病或肝臭;

(3)过去无肝病史;

(4)实验室检查提示肝功能异常,如至少在早期发现丙氨酸氨基转移酶值升高和凝血酶原时间明显延长,且后者难以被维生素K纠正。如肝病患儿,经治疗症状无改善,而肝脏出现缩小趋势,需特别警惕。

2.相关检查:

(1)肝功能检查:血清总胆红素明显升高,常在171umol/L以上,与肝功能衰竭程度成正比,如进行性升高提示预后不佳;丙氨酸氨基转移酶值早期升高,后期肝细胞大量坏死时反而下降,出现酶胆分离。监测丙氨酸氨基转移酶/天门冬氨酸氨基转移酶比值对诊断肝细胞损伤有意义,比值减小预示肝细胞坏死,预后不良。

(2)凝血功能检查:凝血酶原时间(PT)延长。如伴血小板减少,应考虑弥散性血管内凝血,应作相关检测,如发现纤维蛋白降解产物(FDP)增高,球蛋白溶解时间缩短,则考虑纤溶亢进。

(3)血浆蛋白检查:血浆清蛋白及前白蛋白降低。检测甲胎蛋白,如为阳性,提示有肝细胞再生。若有肝细胞进行性坏死时为阴性,而浓度逐渐升高,提示有肝细胞新生,预后良好。

(4)血清胆固醇与胆固醇脂:胆固醇与胆固醇脂主要在肝细胞内合成,血清胆固醇浓度低于2.6mmol/L提示预后不良。

(5)病原检测:检测血清肝炎病毒相关抗原及抗体,对并发感染病人多次查血培养及真菌培养等。

(6)脑电图和影像学检查:脑电图检查有助于肝性脑病的诊断,表现为节律变慢,呈Q波、三项波或高波幅δ波;B型超声检查有助于检测肝、脾、胆囊大小及有无腹水等。

(7)肝活体组织检查:对肝炎、遗传代谢性肝病等弥散性肝病变能协助诊断,或有助于判断预后。

(8)其他:血常规、血糖、血尿素氮、肌酐、电解质、血气分析等。

三、治疗

ALF是一种病死率高、进展迅速而多变的疾病,故患儿必须处于特级监护之下,尽可能地确定病因,并对ALF的严重程度作出估价和追踪,随时根据病情的变化调整治疗方案。肝脏的功能极丰富,当其功能衰竭时可产生众多的并发症,特别是多脏器功能衰竭综合征,造成许多的治疗矛盾,故对ALF患者必须全面评估,抓住主要矛盾。目前强调采取综合性治疗措施,早期诊断,强化基础支持,针对病因治疗,预防和治疗各种并发症,阻止肝脏进一步坏死,支持患儿度过数天,以利肝脏得以修复和再生。

1.一般支持治疗:密切监护生命指征、肝功能变化,注意凝血功能异常和肝性脑病的早期表现;注意肺部、口腔和腹腔等感染的发生;高糖、低脂、适当蛋白饮食,酌情补充白蛋白、新鲜血浆或凝血因子、维生素;维持水电解质及酸碱平衡,纠正低血糖低钠和低钾等;维持循环稳定,纠正低血压或休克;绝对卧床休息。

2.抗病毒治疗:对病毒性肝炎所致肝功能衰竭是否应用抗病毒药物治疗,目前还存在争议。有学者认为如患者确定或疑似为单纯疱疹病毒或巨细胞病毒引起的用阿昔洛韦治疗有一定的作用。对于甲型、丙型、丁型和戊型肝炎所致肝衰竭目前多不推荐抗病毒治疗。对于HBV复制活跃的病毒性肝炎肝功能衰竭患者及时采用有效的抗病毒治疗如拉米夫定、阿德福韦酯、恩替卡韦和替必夫定等,可阻止肝炎病毒的复制,继而阻止免疫病理损伤,但是在选择抗病毒药物种类时应谨慎,仔细权衡四个药物的起效速度、抑制HBV复制的强度、费用、耐药发生率以及潜在副作用如肾毒性等。干扰素在肝功能衰竭时一般不使用。

3.药物性肝功能衰竭治疗:对于药物性肝功能衰竭,应首先停用可能导致肝损害的药物。对乙酰氨基酚中毒所致者,可给予乙酰半胱氨酸(NAC)治疗,口服给药首剂140mg/kg,以后4小时70mg/kg维持;静脉给药首剂150mg/kg快速输注,以后4小时50mg/kg维持,或16小时100mg/kg维持。为快速降低血药浓度,改善肝功能,对过量摄入3~4小时以内的患者给予口服活性炭减少胃肠道吸收,有条件可尽快进行血液净化和血浆置换。

4.抗内毒素治疗:肝衰竭除免疫病理损伤外,内毒素血症继发肝内微循环障碍也是一个重要环节,肠源性内毒素的释放激活肝内外单核-巨噬细胞释放大量的炎性介质,如:肿瘤坏死因子α(TNF-α)、白细胞介素1、白三烯、转化生长因子β、血小板活化因子(APF)等,导致肝内皮细胞损伤,血栓形成,肝内微循环障碍,造成肝细胞缺血缺氧,肝细胞大量坏死。因此,抗内毒素治疗也是肝衰竭治疗的重要环节。但目前尚缺乏疗效满意的药物。间歇应用广谱抗生素以抑制肠道菌内毒素释放,口服乳果糖或拉克替醇以促进肠道内毒素排泄。还可以用生大黄10~20g泡饮,达到缓泻排毒作用。此外,细胞因子在机体的炎症防御反应中起着一定的保护作用,但细胞因子也可能对某些患者不利。

5.保肝护肝及促进肝细胞再生:目前已知能够促进肝细胞生长的因子多达20余种,如表皮生长因子、血小板生长因子,其中主要的是促肝细胞生长因子(HGF),是由胎肝、再生肝和乳幼动物肝脏中提取的混合物,它能改变其细胞膜离子转运机制调节细胞内cAMP的水平,促进肝细胞DNA合成,抑制TNF活性。HCF还能使肝摄取氨基酸的量增加,为修复肝细胞提供能源和原料,保护肝细胞。应强调HGF在肝衰竭治疗时越早使用效果越好。前列腺素E1(PGE1)作为一种改善肝脏血流的药物,对肝细胞膜具有"稳定"和"加固"作用,国内外文献报道在综合治疗的基础上,加用PGE1,可以降低病死率,但该药副作用大,易出现高热、头痛及消化道症状,限制了它在临床上的应用。其他如甘草甜素等可保肝、降酶和缓解炎症,还原型谷胱甘肽、必需磷脂(易复善)具有抗氧化作用,有报道NAC能稳定ALF患儿的循环功能输注氨基酸、肌苷、水飞蓟素、维生素和门冬氨酸钾镁等保肝退黄。

6.防治并发症:

(1)预防感染和抗感染:继发感染是肝功能衰竭仅次于脑水肿的死亡原因之一。肠道内毒素吸收和细菌移位促进内源性感染、自发性腹膜炎、肺炎、脓毒症和泌尿道感染的发生,常见金黄色葡萄球菌、大肠埃希菌、肠球菌、厌氧菌和白色念珠菌等感染。口服乳果糖、生大黄和庆大霉素/新霉素等以清理肠道,加服微生态调节剂调节肠道菌群,并促进神经毒性代谢物质排出。一旦存在感染,应根据细菌培养和药物敏感试验选用抗生素。而抗生素预防感染的疗效和抗内毒素治疗尚未得到证实。加强无菌操作,无菌管理各类管道,减少院内感染。

(2)肝性脑病:肝性脑病的治疗包括积极去除诱因,限制蛋白摄入,调节肠道菌群,促进肠道氨类物质等排出,酌情使用精氨酸、谷氨酸、鸟氨酸-门冬氨酸等降氨药物,补充支链氨基酸以调节血浆支链/芳香族氨基酸比例。脑水肿是肝功能衰竭最严重的并发症,在控制液体摄入量,应用甘露醇、袢利尿剂等降颅压的同时,要注意维持足够的血容量,重症病例可用亚低温辅助治疗。如有惊厥发生,可应用小剂量止惊剂。

（3）出血：由于凝血因子及其抑制物合成不足(如维生素 K 依赖性因子)、消耗增加，血小板异常，几乎所有病例都有凝血功能障碍，应定期补充新鲜血浆、凝血酶原复合物及维生素 K。对门脉高压性出血患者，首选生长抑素及其类似物，亦可使用垂体后叶素，可用三腔管压迫止血，或行内镜下硬化剂注射或套扎治疗止血，内科保守治疗无效时，可急诊手术治疗。如发生 DIC，可补充新鲜血浆、凝血酶原复合物和肝素，血小板显著减少者可输注血小板，对有纤溶亢进证据者可应用氨甲环酸或止血芳酸等抗纤溶药物。

（4）肝肾综合征(HRS)：ALF 的患儿常合并肾衰竭，表现为急性肾小管坏死。肝肾综合征治疗的关键在于预防。原则为合理补液，少尿者适当应用利尿剂，肾灌注压不足者可用白蛋白扩容或加用多巴胺等血管活性药物，一旦发生尿毒症、容量超负荷和其他代谢紊乱(酸中毒、高钾血症)的肾衰竭，血管活性药物的疗效并不理想，使用人工肾疗法，如连续血液透析，可能效果更好。

7.其他治疗：人工肝支持治疗及肝移植是目前 ALF 的重要治疗措施。

（1）人工肝支持治疗：ALF 需要肝移植时需要等待肝源，人工肝可暂时替代衰竭肝脏部分功能，辅助肝功能的恢复，甚至可能会部分取代肝脏整体器官移植。连续性血液滤过透析与分子吸附再循环系统是近年先后用于 ALF 治疗的新型血液净化技术，均能全面清除蛋白结合毒素及水溶性毒素降低颅内压、改善肾功能。

（2）肝移植：肝脏移植是目前唯一对各种暴发性肝功能衰竭均有效的治疗手段，特别对患儿效果佳，其总体生存率高于其他疗法。需要紧急肝移植的指征：

①凝血酶原时间＞50秒；

②血清胆红素＜300umol/L；

③年龄＜10或＞40岁；

④出现黄疸与肝性脑病间隔时间＞7天；

⑤动脉血酮体比(乙酰乙酸盐/β-羟丁酸盐)＜0.4；

⑥血清 HGF 水平＞10ng/L。

肝移植的绝对禁忌证包括不能控制的颅内高压、难治性低血压、脓毒症和成人呼吸窘迫综合征。目前国内外肝移植已成为治疗 ALF 切实有效的措施。

（3）其他药物：毒蕈中毒所致者可应用解毒剂青霉素 G 和水飞蓟素；免疫调节药物胸腺素 α1(Tα1)可应用于 ALF 早期；肾上腺糖皮质激素在肝衰竭治疗中的应

用尚存在争议,对于非病毒感染的ALF,如自身免疫性肝病、药物导致的胆汁淤积性肝炎、严重酒精性肝炎等,可酌情应用肾上腺糖皮质激素,但应个体化,根据具体情况对其疗效和可能的不良后果做出评估,一般以短期应用为宜;IVIG可预防和控制各类感染发生及减少炎症反应,推荐使用。

四、护理

1.术后患儿全身状况评估

(1)神经系统包括:神志、意识、瞳孔、反射活动。

(2)心血管系统包括:体温、心率、中心静脉压、静脉充盈度、有创和无创血压、血氧饱和度。

(3)呼吸系统包括:监测呼吸频率、节律及深浅度和血气分析等。

(4)腹部包括:敷料干湿与否、引流物的颜色、性状、量。

(5)肾脏包括:精确记录每小时尿量、尿颜色、尿比重、尿糖、肾功能。

(6)体液平衡包括:准确记录24小时出入量,观察有无脱水及水电解质紊乱,每日监测血电解质。

(7)生化指标监测包括:术后1周内每日监测外周血常规、凝血四项(凝血酶原时间、活化部分凝血活酶时间、纤维蛋白原、凝血酶时间)血糖、肝肾功能及各种细菌培养。术后1月内监测免疫抑制剂FK506或环孢素的血药浓度2次。

(8)肢体:温度,有无水肿、有无周边血供不足、皮肤完整性。

2.呼吸管理

(1)人工呼吸器的管理:绝对避免低氧血症,将动脉氧分压(PaO_2)维持在13.07kPa以上。妥善固定气管插管,避免意外脱落,患儿烦躁时可遵医嘱适当使用镇静剂。待呼吸循环功能稳定,腹部体征平稳时尽早拔除气管插管。

(2)呼吸功能的维护:每日常规作超声雾化和氧气雾化,湿润呼吸道,稀释痰液,定时拍背协助排痰;加强呼吸功能训练,扩张支气管和肺泡;密切监测血气分析、痰液培养、胸片等,及早发现肺炎、肺不张、胸水等并发症;保证液体出入量基本平衡,预防肺水肿的发生。

3.循环管理

(1)补液原则:24小时内经微量泵均匀输入,严格控制水的出入量。

(2)血管活性药物的应用:改善移植肝脏的微循环,促进肝细胞功能的恢复和维护肾脏功能。前列腺 E10.02μg/(kg·min)多巴胺 2μg/(kg·min)。

（3）利尿剂的应用：术后早期使用，一般选用呋塞米，维持尿量在 1ml/(kg·h)以上。

（4）血压的调控：绝对避免低血压的发生。

4.引流管管理

（1）引流管的种类：腹腔引流管(3～4根)、胃管、尿管等。

（2）引流管的标识：供受体回到 ICU 时立即与手术医生共同核对引流管的数量后逐个标明引流管部位、类别、性质等。

（3）引流管的妥善固定：对各种引流管进行妥善固定，密切观察引流物的颜色、性状及量。

（4）确保各种引流管通畅：必要时行引流管冲洗，每日更换引流装置，更换时严格无菌技术操作。胃管一般在术后 2～3 天内拔除，尿管在术后 24 小时内拔除，腹腔引流管在术后 10 天内拔除。拔除的引流管应剪取前端部分作病原体的培养。

5.免疫抑制剂使用方案

（1）药物：根据年龄、病情选择他克莫司(FK506)＋泼尼松、他克莫司＋泼尼松＋吗替麦考酚酯(骁悉)、环孢霉素＋泼尼松或环孢霉素＋泼尼松＋吗替麦考酚酯(骁悉)。

（2）治疗时间：激素维持至术后 1～3 个月，他克莫司/环孢霉素长期维持治疗。

（3）血药浓度：他克莫司：3～8ng/ml，环孢霉素：150～200ng/ml。

（4）免疫抑制剂的使用注意事项：

①口服他克莫司应餐前 1 小时或餐后 2～3 小时服用，服药时间必须准确，推迟或提前不能超过 30 分钟。

②严格执行三查七对，建立单独的服药卡，服药前须双人核对姓名、药名、剂量、时间和并在服药卡上签字，护士将药物送至患儿手中，监督整个服药过程，确认服下后方可为离开。

③每周监测他克莫司血药浓度 2 次，在清晨服用他克莫司前血药浓度处于低谷值期抽血并根据血药浓度调整他克莫司的用量。

④胆汁引流及腹泻呕吐常常影响他克莫司的吸收，在呕吐及腹泻时须根据呕吐及腹泻的量及次数给予追加药物。

6.并发症的观察和护理

（1）原发性移植肝无功能：术后出现进行性加重的黄疸、腹水、肝功能异常，出现难以控制的弥漫性出血和代谢性酸中毒，术后短期内出现肝性脑病及肾衰竭。一旦确诊，须再次行肝移植术。

（2）排斥反应：

①急性排斥反应：常见于术后5~10天，一般为低热（小于38.5℃）、心率增加、精神萎靡、乏力、食欲减退、腹胀、烦躁、失眠、肝区疼痛、肝功能TB、DB、ALT、AST、ALP、GGT明显升高。彩超肝静脉正向波谱消失，确诊肝组织穿刺活检。轻度排斥反应可不处理，中度排斥应使用甲强龙冲击疗法，10~20mg/kg连续3天后逐渐减量。同时加强护理，预防病毒、真菌和细菌感染。

②慢性排斥反应：发生在肝移植后期，常继发于急性排斥反应后。出现胆管阻塞性黄疸，缓慢的进行性消瘦，又称胆管缺乏性排斥反应。处理上需加大免疫抑制用量，必要时行再次肝移植术。

③感染：因大剂量免疫抑制剂的应用、手术创伤、手术并发症的发生、各种管道的留置和长期和广谱抗生素的使用而引起。

④护理：严格执行消毒隔离制度，所有进入房间的物品均需严格消毒后方可进入，工作人员入室时必须洗手、穿隔离衣、带无菌口罩帽子及更换拖鞋。保持室温恒定，病室定时通风，多功能动态消毒机消毒房间，使菌落数控制在正常标准内。术后尽可能早期撤除一切有创的导管，减少侵入性操作的机会。加强辅助性预防措施：拍背协助排痰，鼓励患儿咳嗽，雾化吸入等。口腔护理每6小时一次，预防真菌感染。保持皮肤清洁，维持皮肤的完整性，做好尿道口及深静脉置管的护理，定时温水擦浴、翻身，皮肤皱褶处涂1%聚维酮碘溶液，压痕处用贴膜保护，每日更换消毒床单、被套、衣服。合理使用抗生素，定期遵医嘱对血、尿、胆汁、咽拭子和腹腔引流液做细菌、真菌培养、药物敏感试验等，并根据药敏结果调整药物。

第五节　多器官功能障碍综合征（MODS）

一、概述

MODS是多因素诱发的临床综合征，基本诱因为严重感染与创伤，在此过程中出现的低血容量性休克、再灌注损伤、脓毒症、过度炎症、蛋白-热卡缺乏等成为MODS更直接的诱发因素,与MODS的发病具有更高的相关性。

主要高危因素包括:复苏不充分或延迟复苏、持续存在的感染和炎症病灶、基础脏器功能失常(如肾衰)肠道失血性损伤、严重创伤(创伤严重程度评分≥25分);慢性疾病(如糖尿病、恶性肿瘤、营养不良):医源因素(如应用糖皮质激素、抑制胃酸药物、滥用抗生素、大量输血、外科手术意外事故、有创监测),及高乳酸血症等。

其发生率呈不断上升趋势,还可能与下列因素有关:

1.各种生命支持措施延长了危重患者的存活时间,有更多机会暴露在更复杂的致病因素下(如感染);

2.由于抗生素滥用不断造成新耐药菌株并损害了人类自身免疫功能,使人类抵御感染的能力衰弱;

3.疾病谱的变化:肿瘤患者增加并普遍接受放疗与化疗使其免疫力降低;

4.早产儿、低出生体重儿增加及人口老龄化,而这类病人器官储备和代偿功能均较差;

5.侵入性操作日益增多,加大了患者感染的风险。

二、临床表现

原发性MODS是由某种明确的生理损伤直接作用造成,早期即出现,发展过程中全身炎症反应较轻。继发性MODS并非由原始损伤本身直接引起,而由机体异常反应产生过度全身性炎症反应,造成远距离多个器官功能障碍,容易并发感染。MODS的主要临床特点:

1.发病前大多器官功能良好,休克和感染是其主要病因,大多经历严重应激反应或伴有SIRS或免疫功能低下;

2.从最初打击到远隔器官功能障碍需有数天或数周间隔;

3.病理变化缺乏特异性,主要为广泛的炎性细胞浸润、组织水肿等炎症反应,而慢性器官功能衰竭失代偿时则以组织细胞的坏死增生伴器官的萎缩和纤维化为主;

4.病情发展迅速,一般抗休克、抗感染及支持治疗难以奏效,病死率高;除终末期以外,一般是可以逆转的,一旦治愈不留后遗症也不会复发,也不转入慢性病程。

三、治疗

1.快速和充分复苏不但要纠正显性型失代偿性休克,而且要纠正隐性代偿性休克。目前指导隐性代偿性休克复苏的唯一监测方法是使用黏膜张力计推算 PHi(宜>7.32)。对于休克复苏应把握两点(一早二足),早期最大限度地减轻总损伤(特别是缺血性损伤),避免持续性低灌注,最大限度缩短缺血再灌流损伤时相。

2.控制脓毒症

(1)清除坏死组织:需及早彻底清除;

(2)寻找感染灶:ICU 患儿应注意并发鼻窦炎、肛周感染、皮肤、肺、尿路等部位隐匿性感染、肠源性感染、导管相关性感染等。应尽量减少侵入性诊疗操作,加强ICU 病房管理,改善患儿免疫功能,选择性消化道去污染(SDD),必要时进行清创、引流等外科处理;

(3)合理应用抗生素:经验治疗的原则是应能有效覆盖常见的感染病原菌,宜用杀菌剂剂量要足够,尽量选用不良反应少的药物。一旦选定一种或一组药物,应于 72 小时后判定疗效避免频繁更换抗生素,待病原明确后进行调整。用药时应对肠道厌氧菌注意保护,除非有明确指征,一般不宜随便使用抗厌氧菌抗生素,尤其是经胆道排泄者。超高浓度并不能明显提高杀菌效力,宜延长最小抑菌浓度的时间,就需增加给药次数,对重症感染每 6 小时给药一次是必要的,每次给药为达到较高峰浓度,应在 30 分钟内静滴(红霉素、万古霉素等除外)用药 4~5 天病情恶化时应加大抗菌治疗力度,用药后始终未能证实感染,体温正常 3 天以上者可以停药,已证实细菌感染抗菌治疗不少于 7~10 天,伴粒细胞减少者应使粒细胞>0.5× 10^9 几天后停药才较安全。严重感染抗生素治疗一周以上症状不减轻时,应考虑是否合并真菌感染,尤其在免疫功能低下、使用皮质激素或免疫抑制剂者,长时间静脉营养和进展性肝肾肺功能不全不好用其他原因解释者。

3.器官功能支持

(1)循环支持:维持有效血容量,保持心脏有效泵血功能和调整血管紧张度是支持的重点,需要使用升压药维持可接受的最低血压(平均压>8.0kPa)和维持足够的氧供以满足高代谢和外周氧需求,尽可能使氧耗脱离对氧输送的依赖,使动脉血乳酸接近正常,故需大力纠正心功能不全、低血容量性休克、贫血和呼吸功能不全等。

(2)呼吸支持:保持气道通畅。氧疗和机械通气是呼吸支持的重点,但机械通气对循环产生负性影响和气压伤,故通气时不追求最高氧分压($PaO_2 > 8kPa$)而是最满意的氧输送(以取得最高 DO_2 时的最佳 PEFP)吸氧浓度尽可能控制在0.5以内,常规通气模式不好时可尝试特殊方法。

(3)其他支持:肾功能支持重点是针对病因进行治疗,保证内环境稳定,必要时连续动-静脉血液滤过。肝功能衰竭支持的目的在于赢得时间,使受损肝细胞恢复和再生。应激性溃疡的治疗在于控制脓毒血症、矫正酸碱平衡、补充营养和胃肠减压,不一定需要抗酸治疗。中枢神经系统支持以降低颅内压去病因和复苏治疗为重点。

(4)代谢支持:SIRS/MODS和脓毒症患儿独特的高代谢模式,决定了其对营养有特殊要求,即代谢支持和代谢干预。总的原则是增加能量总供给(达普通患儿的1.5倍),提高氮与非氮能量的摄入比(由通常的1:150提高到1:200),降低非氮能量中糖的比例,增加脂肪摄入,使蛋白、脂肪和糖的比例大致为3:3:4,最好使用中长链脂肪酸混合制剂,尽可能通过胃肠道摄入营养,尤其是经口摄食,添加胃肠特殊的营养物质谷氨酰胺可使胃肠黏膜受损减轻,细菌和内毒素移位率降低。代谢干预时可使用降低蛋白分解和促进合成的生长激素,以改善负氮平衡;另外,纤维素、谷氨酰胺、乳酸杆菌、亚油酸等有助于提高黏膜屏障和全身免疫功能。

(5)免疫调理和抗炎症介质治疗:尽管MODS采取的早期复苏、抗生素、代谢与重要器官支持治疗取得了显著进展,但近20年死亡率并未明显改变,MODS的病死率仍高达70%左右,因此免疫调理治疗也赋予了极大的热情和希望。

四、护理

1.密切观察病情变化:

(1)呼吸、心率加快:SIRS早期因炎症反应、高代谢与高动力循环、代谢率与耗氧增加,呼吸与心率均加快。护理时应:

①随时吸出口腔、鼻咽以及上呼吸道的分泌物与痰液,保持呼吸道通畅减少呼吸功能障碍;

②根据呼吸功能状况,可经鼻导管、氧气头罩吸氧,严重者经口气管插管或经鼻插管,予机械通气正压给氧提高血氧浓度;

3)因心功能不全引起的心率加快,应遵医给予强心剂。

(2)体温与白细胞异常

①体温增高>38℃的患儿应注意防止体温继续增高,引起代谢率和耗氧增加,

有的患儿可因体温增高引起高热惊厥,故应采取物理降温或药物降温;

②体温<36℃的患儿,尤其小婴儿为防止低体温与冷伤的发生,应提高室内温度,注意保温,增加衣被;有条件者应置于温箱内调节好箱内温度;

③白细胞异常增高者常表明细菌感染,应按医嘱经静脉定时给予敏感的抗生素;白细胞降低者可能为病情危重,机体免疫功能低下,病毒感染等,应分析具体原因,医护密切配合,给予免疫增强剂或抗病毒药物。

(3)定时记录无创监测结果:包括血压、心率、心电图、氧饱和度、呼吸频率、体温等,在观察表上做好24小时出入水量记录。并结合血气分析,判定有无脏器低灌注,其标准为低氧血症、急性神志改变(兴奋、烦躁、嗜睡)尿少<1ml/kg/h、高乳酸血症>2mmol/L。

2.静脉通道的建立与管理:

(1)MODS为急重症患儿,应及时补充液体,改善循环,纠正脏器的低氧血症与低灌注,因此迅速建立静脉通道至关重要。可根据患儿年龄大小、病程长短、病情严重程度、头皮与四肢浅表静脉充盈度及穿刺难易程度采取。

①静脉留置套管针,可保留3~5天。

②留置导管,可经中心静脉(锁骨下静脉、股静脉、颈外静脉)或外周静脉(肘正中静脉、贵要静脉),保留时间可长在1~2周。适于静脉穿刺困难,经静脉供给营养及长期抢救者。

无论选择哪一种静脉途径都要做好穿刺部位的清洁与消毒,并注意观察局部有无红肿、渗出等静脉炎症,并给予防治。

(2)应用输液泵做好输液速度调节与控制。SIRS患儿常需用输液泵调节输液速度护理人员应熟悉并掌握其应用,以随时根据需要调节与控制。如常用多巴胺改善循环,应按以下公式决定ml/h。计算ml/h=[患儿体重kg×所需μg/(kg/min)×60]÷所含ug/ml(药浓度)。如患儿体重10kg,需用多巴胺5μg/(kg/min),按公式即可算出所需多巴胺和输液速度。5ml/h=[10kg×5μg(kg/min)×60]÷600μg/ml,也可按100ml液体中加药物6μg/kg,其每小时输入量(ml)即为每分钟每千克体重的给药量(μg)。患儿所需多巴胺为6mg×10kg=60mg,60mg加入100ml液体中,每小时输入5ml,即等于每分钟每千克5μg。当血压下降且扩容后反应不佳时,有条件单位应监测中心静脉压(CVP),以决定输液量及输液速度。

3.重要脏器功能的监测与护理:护理时要注意皮肤、口腔黏膜、注射针眼部位是否有出血、瘀斑或穿刺抽血时针尖部位、注射器内有凝血现象时,应做DIC筛查以监测是否有凝血功能障碍,及早发现DIC。同时观察并记录每次尿量,每天观察球结膜有无水肿。根据病情变化,采血监测尿素氮与肌酐,肝脏功能,心肌酶谱改变,早期发现各脏器功能损害。

第六节 休克

一、概述

(一)概念

休克是指因各种强烈致病因子(如大出血、创伤、感染、过敏、心脏泵衰竭等)引起的急性血液循环障碍,微循环血灌流量急剧减少,从而导致各重要器官灌流不足和细胞功能代谢障碍,由此引起全身性的危重病理过程。休克是一种非常危重的临床状况。是一种严重威胁生命的临床综合征。

(二)分类

休克可分为4种类型

1.低血容量性休克:由血容量绝对降低引起,如出血,体液流失(包括烧伤、腹泻、呕吐和中暑)。

2.血液分布失常性休克:存在相对低血容量,由血管痉挛引起,包括脓毒性休克、过敏性休克、神经源性休克(如血管迷走神经性晕厥系血管扩张导致相对低血容量引起)。

3.心源性休克:心脏已不再能提供足够的心输出量,包括心功能不全、暴发性心肌炎、心肌梗死、心绞痛、心律失常、高血压等。

4.阻塞性休克:由于内部阻塞或外部挤压造成;如心包积液,肺栓塞,气胸,低血压,血栓等。

5中毒性休克:根据其毒素和病理特征回归到上面所述的休克种类中,大部分为心源性或分布失常性休克。

(三)临床表现

休克代偿期主要表现为皮肤苍白,大汗淋漓,四肢厥冷,尿量减少,脉搏细速,烦躁不安等各组织脏器灌注不足表现,而动脉收缩压接近正常,舒张压增高,脉压减少。休克失代偿期主要是微循环瘀血所引起的动脉血压降低,皮肤发绀并出现花斑,神志淡漠,尿量进一步减少或无尿等。

（四）治疗

休克的一般处理包括镇静,吸氧,静脉输液以扩充血容量等,同时还应针对不同类型的休克采取相应的治疗方式。及时诊断、积极治疗引起休克的病因是防止休克发生的最有效措施。治疗包括:

1.去除病因:比如脓毒性休克要抗感染,失血性休克要积极止血,过敏性休克要去除过敏原等。

2.纠正酸中毒:休克均存在缺血缺氧及酸中毒,因此在保证通气前提下,根据血气分析结果给予碳酸氢钠,使pH达7.25。

3.扩充血容量:各种类型的休克均存在绝对或相对血容量不足,需根据休克类型选用不同液体扩容。

4.应用血管活性药物:如液体扩容不能维持血压,需启用血管活性药物维持血压,保证心脑灌注。

5.防治器官功能衰竭:休克过程中各脏器组织由于缺血缺氧会出现不同程度的功能不全甚至功能衰竭,需要积极进行脏器功能支持。

二、感染性休克

（一）概述

由感染引起的全身炎症反应综合征称为脓毒症（sepsis）。脓毒症合并心血管功能障碍称为感染性休克（septic shock）或脓毒性休克,是发生在严重感染的基础上,由致病微生物及其产物所引起的急性循环障碍,有效循环血容量减少,组织血流灌注不足而致的复杂综合病症。脓毒症或脓毒性休克治疗困难,是引起危重患儿死亡的重要原因。

（二）临床表现

1.全身各组织脏器低灌注的表现:面色苍白或青灰,口唇、指、趾端发绀,皮肤发花,手足发凉、湿冷,接近或超过膝、肘关节（但要除外寒冷、高热、脱水的影响）。少数"暖休克"病例早期表现为面色暗红、四肢温暖;神志淡漠,烦躁或嗜睡,严重者有惊厥、昏迷;尿量减少或无尿;气促、甚至呼吸节律不整等。

2.原发感染病灶或原发疾病的表现：寒战、高热或体温不升,咳嗽、气促、呼吸困难及发绀、腹泻、呕吐,惊厥、昏迷,皮肤瘀点、瘀斑等。

（三）治疗

1.控制感染：在明确严重脓毒症1小时内给予抗生素治疗（应在适当的培养标本获取以后给予,但不能因此延缓抗生素治疗）。静脉建立前可肌肉注射或口服（能耐受的前提下）抗菌药物。抗菌药物需根据流行病学及当地情况选择。伴有中性粒细胞减少的严重脓毒症及多重耐药菌感染使用联合抗感染治疗。药物尽可能覆盖各种病原微生物（包括细菌、真菌、病毒）和高组织浓度。据降钙素浓度或3~5天得到药敏结果后停用经验性抗感染治疗。对于有严重炎症表现却无明确感染依据者不推荐抗生素治疗。

2.液体复苏：迅速建立2条静脉或骨髓输液通道。条件允许应放置中心静脉导管。最初液体复苏以等渗晶体溶液或白蛋白开始20ml/kg,5~10分钟静脉输注,不推荐使用羟乙基淀粉。复苏目标：血压正常、尿量增加>1ml/(kg/h)、毛细血管充盈时间正常。外周、中心脉搏无差别,外周脉搏有力,意识清醒,没有肺水肿和肝大;血流动力学监测指标中心静脉血氧饱和度($ScVO_2$)≥70%,心脏指数（CI）：3.3~6L/(min·m²)。初始液体复苏需要40~60ml/kg或更多,在保证通气前提下,根据血气分析结果给予碳酸氢钠,使pH达7.25即可。继续及维持输液阶段需动态观察循环状态,随时调整输液方案。

3.血管活性药：在早期液体复苏阶段,甚至低血容量还未完全纠正时亦可用升压药来维持灌注压。必须根据休克的不同阶段和血流动力学特点应用血管活性药物。注意用药个体化原则。

（1）液体复苏难以纠正的低血压患儿首选多巴胺5~10μg/(kg·min)持续泵注,根据血压监测调整剂量,最大不宜超过20μg/(kg·min)。

（2）冷休克有多巴胺抵抗时首选肾上腺素,0.05~2μg(kg·min)持续泵注。

（3）暖休克有多巴胺抵抗时首选去甲肾上腺素,0.05~0.3μg/(kg·min)持续泵注。

（4）伴有心功能障碍疗效欠佳时可用正性肌力药物。常用多巴酚丁胺5~10μg/(kg·min)持续静脉泵注,最大不宜超过20μg/(kg·min)。多巴酚丁胺抵抗者,可用肾上腺素。若存在儿茶酚胺抵抗,可选用磷酸二酯酶抑制剂如氨力农、米力农。

（5）心功能障碍严重且存在高外周阻力的患儿,在液体复苏及应用正性肌力药物基础上,可使用血管扩张剂,如硝普钠0.5~8μg/(kg·min)。

(6)莨菪类药:主要有阿托品、山莨菪碱(654-2)、东莨菪碱。

4.激素治疗:对儿茶酚胺抵抗、可疑或被证实存在肾上腺功能不全的儿童可采用激素治疗。约25%的脓毒性休克患儿存在绝对肾上腺功能不全,高危因素包括严重脓毒性休克和紫癜,由于先前因慢性病接受类固醇激素治疗及脑垂体或肾上腺异常引起。目前主张小剂量、中疗程使用激素。初始治疗阶段给予氢化可的松,以应激剂量50mg/(m²·d)输注;短期内逆转休克需要最大50mg/(kg·d)持续输注。

5.控制血糖:目前儿童的最佳血糖浓度范围还不明确,治疗中应注意监测血糖浓度,避免发生低血糖或高血糖。

(1)纠正凝血障碍:早期可给予小剂量肝素5~10μ/kg皮下注射或静脉输注,每6小时1次。若已明确有弥散性血管内凝血,则应按常规治疗。

(2)其他:对肾脏替代疗法、静脉应用免疫球蛋白、体外膜肺(ECMO)等,如有条件,可进行积极探索研究。

三、心源性休克

(一)概述

心源性休克是由于心脏急性排血功能障碍导致组织和器官血液灌流不足而致的休克,是心泵衰竭的近期表现,由于心脏排血功能衰竭,不能维持其最低限度的心输出量,导致血压下降,重要脏器和组织供血严重不足,引起全身性微循环功能障碍,从而出现一系列以缺血、缺氧、代谢障碍及重要脏器损害为特征的病理生理过程。本病死亡率极高,是心脏病最危重征象之一。

(二)临床表现

临床表现多样,不同年龄、不同原发病起病的临床表现不同。包括原发病和休克两方面的症状,原发病表现为:面色苍白、心悸、心慌、心前区不适;活动后气促、发绀,既往反复呼吸道感染史,生长发育落后;心动过速,反复晕厥等。

休克的表现:烦躁不安、神志淡漠甚至不清、面色苍白、皮肤发花、手足发凉、尿量减少,呼吸脉搏增快等脏器灌注不足表现,如血压正常或偏高,考虑休克代偿期,血压下降,则考虑为休克失代偿期。

(三)治疗

1.一般治疗:保持安静以减少氧耗量 改善机体氧供,纠正酸碱失衡,当出现低氧血症及高碳酸血症呼吸性酸中毒时,需做气管插管机械通气。

2.原发病治疗

（1）暴发性或重症心肌炎、心肌病可采用保心、皮质类固醇冲击、改善心肌能量代谢等治疗。

（2）纠正严重心律失常根据心律失常类型，快速型心律失常选用胺碘酮、利多卡因、心律平等抗心律失常药，无效时可选用直流电击复律；缓慢心律失常选用异丙基肾上腺素，同时应尽快安装起搏器。

（3）心包穿刺引流缓解心包填塞等。

3.液体复苏：心源性休克主要因心功能不全引起，扩容往往不能使心输出量增多。输液过多或过快反而会导致肺水肿，使病情恶化，因此应谨慎液体复苏，扩容速度≤10ml(kg/h)，出现肺部湿啰音和肝脏肿大应立即停止扩容。

4.血管活性药物

（1）儿茶酚胺类药物：首选多巴胺 $5 \sim 10 \mu g/(kg \cdot min)$，多巴酚丁胺 $5 \sim 10 \mu ug/(kg \cdot min)$持续静脉泵注；如无效可加用肾上腺素 $0.01 \sim 0.1 \mu g/(kg \cdot min)$持续静脉泵注；如存在心率慢，异丙肾上腺素 $0.01 \mu g/(kg \cdot min)$启用，剂量调至维持满意心率为止。

（2）磷酸二酯酶抑制剂：米力农 $0.5 \sim 1 mg/(kg \cdot min)$持续静脉泵注。不依赖于儿茶酚胺受体，也不增加心肌氧耗。

（3）血管扩张剂：这类药物可通过松弛动、静脉平滑肌，减轻心脏前、后负荷，增加心排血量。常用药物硝普钠：$0.5 \sim 8 \mu g/(kg \cdot min)$持续静脉泵注。

5.洋地黄类药物：洋地黄类药物作用时间相对缓慢，同时有效量与中毒量接近，休克时常有电解质紊乱，易致洋地黄中毒，故不宜用于心源性休克患儿。但合并下列情况时可考虑小剂量应用：心源性休克合并充血性心力衰竭、心源性休克合并室上性心动过速或心房颤动等心律失常。

6.皮质类固醇激素：肾上腺皮质激素有降低毛细血管通透性、扩张血管、稳定细胞溶酶体和线粒体等作用，心源性休克时可大剂量短期使用。但对于合并感染的心源性休克患儿应在有效抗感染的前提下应用皮质类固醇激素。

7.改善心肌营养及代谢：大剂量维生素 C：$3 \sim 5g + 10\%$ 葡萄糖 100ml 静脉滴注；1,6-二磷酸果糖（规格为1g/10ml）口服：3岁以内患儿5ml，每日两次；3～5岁患者10ml，每日两次；大于5岁的患者10ml，每日三次。

8.体外机械辅助装置：主要有主动脉内气囊反搏（LABP）、心室（左室或双室）辅助装置（VADO）、体外膜肺氧合（ECMO）等技术。

四、低血容量性休克

(一)概述

低血容量性休克是指各种原因引起的循环容量丢失而导致的有效循环血量与心排血量减少、组织灌注不足、细胞代谢紊乱和功能受损的病理生理过程。

(二)临床表现

由创伤、出血、大量液体丢失病史,烦躁不安、面色苍白、皮肤发花、手足发凉、尿量减少等休克表现。休克的严重程度与出血量多少以及出血速度有关。

(三)治疗

1.病因治疗

休克所导致的组织器官损害的程度与容量丢失量和休克持续时间直接相关。如果休克持续存在,组织缺氧不能缓解,休克的病理生理状态将进一步加重。所以,尽快纠正引起容量丢失的病因是治疗低血容量休克的基本措施。

对于出血部位明确、存在活动性失血的休克患儿,应尽快进行手术或介入止血,如外科手术修补破裂内脏,耳鼻喉科填塞口鼻腔止血等。对于出血部位不明确、存在活动性失血的患儿,应迅速利用包括超声和CT手段在内的各种必要方法检查与评估。

2.液体复苏

复苏液体包括晶体溶液和胶体溶液。常用的晶体溶液有生理盐水和乳酸林格液,5%葡萄糖溶液很快分布到细胞内间隙,不推荐用于液体复苏治疗。输注晶体溶液后会进行血管内外再分布,约有25%存留在血管内,而其余75%则分布于血管外间隙。因此,低血容量休克时若以大量晶体溶液进行复苏,可以引起血浆蛋白的稀释以及胶体渗透压的下降,同时出现组织水肿。另外,生理盐水的特点是等渗但含氯高,大量输注可引起高氯性代谢性酸中毒;乳酸林格液的特点在于电解质组成接近生理,含有少量的乳酸。一般情况下,其所含乳酸可在肝脏迅速代谢,但大量输注乳酸林格液应该考虑到其对血乳酸水平的影响。

另一可供选择的晶体溶液为高张盐溶液,包括7.5%、5%或3.5%氯化钠及11.2%乳酸钠等高张溶液。高张盐溶液通过使细胞内水进入循环而扩充容量。有研究表明,应用高张盐溶液做液体复苏可改善心肌收缩力和扩张毛细血管前小动脉,同时可以减轻炎症反应及具有免疫调理作用。对存在颅脑损伤的患儿,高张盐溶液可以很快升高平均动脉压而不加剧脑水肿,高张盐溶液主要的危险在于医源性高渗状态及高钠血症,甚至因此而引起脱髓鞘病变。

胶体溶液包括白蛋白、羟乙基淀粉、明胶、右旋糖酐和血浆等。由于分子量大,扩容效果好于晶体溶液,但在使用安全性方面应关注其对肾功能凝血系统的影响以及可能的过敏反应,并且注意其副作用具有一定的剂量相关性。

为保证组织的氧供,血红蛋白降至70g/L时应考虑输血。大量失血时应注意凝血因子的补充:新鲜冰冻血浆、血小板和冷沉淀。低血容量休克时的有效循环量减少可导致组织灌注不足,产生代谢性酸中毒,其严重程度与创伤的严重性及休克持续时间相关。快速发生的代谢性酸中毒可能引起严重的低血压、心律失常和死亡。

3.未控制出血的失血性休克限制性液体复苏

失血性休克未控制出血时早期积极复苏可引起稀释性凝血功能障碍;血压升高后,血管内已形成的凝血块脱落,造成再出血;血液过度稀释,血红蛋白降低,减少组织氧供;并发症和病死率增加。因此未控制出血的失血性休克需采用控制性液体复苏(延迟复苏),即在活动性出血控制前应给予小容量液体复苏,在短期允许的低血压范围内维持重要脏器的灌注和氧供,避免早期积极复苏带来的副作用。成人的控制性液体复苏建议收缩压维持在80~90mmHg,目前尚无儿童标准。

对于颅脑损伤患儿,合适的灌注压是保证中枢神经组织氧供的关键。颅脑损伤后颅内压增高,此时若机体血压降低,则会因脑血流灌注不足而继发脑组织缺血性损害,进一步加重颅脑损伤。因此,对于合并颅脑损伤的严重失血性休克患儿,宜早期输液以维持血压,必要时合用血管活性药物,将收缩压维持在正常水平,以保证脑灌注压,而不宜延迟复苏。

4.血管活性药与正性肌力药的选用:低血容量休克的患儿一般不常规使用血管活性药。

5.体温调节:严重低血容量休克常伴有顽固性低体温,低体温(35℃)可影响血小板的功能、降低凝血因子的活性、影响纤维蛋白的形成,增加严重出血的危险性。严重低血容量休克伴低体温的患儿应及时复温,维持体温正常(但合并颅脑损伤的患儿控制性降温对神经功能的恢复有益)。

五、休克患儿的护理

（一）护理诊断

1.体液不足：与失血、失液、体液分布异常有关。

2.组织灌注无效：与有效循环血量减少有关。

3.心输出量减少：与各种因素所致的前负荷，后负荷，心肌收缩力降低有关。

4.气体交换受损：与肺组织灌流量不足、肺水肿有关。

5.有感染的危险：与侵入性监测、留置导尿管、组织损伤、营养不良有关。

6.潜在并发症：多系统器官衰竭（MSOF）。

7.体温异常：发热与感染有关；体温不升与交感–肾上腺髓质兴奋有关。

8.有皮肤完整性受损的危险：与长期卧床及自主运动减少有关。

9.焦虑/恐惧：与病情有关。

（二）护理措施

1.体位：采用平卧位或头部和躯干抬高10°～20°、下肢抬高20°～30°的休克体位，以增加回心血量，防止脑水肿，有利于通畅呼吸。对休克循环状态不稳定的患儿，以抢救生命为主，防止过多搬动、翻身，以免引起血压波动、休克加重，导致死亡。

2.保持呼吸道通畅及合理用氧：保持呼吸道通畅是有效给氧的前提，首先检查呼吸道，迅速清理口腔及呼吸道分泌物及异物，遇有喉头水肿配合医师做气管切开或气管插管，昏迷患儿舌根后坠可放口咽通气管或气管插管。给氧时应注意严格执行给氧的操作常规。注意鼻导管通畅，鼻导管大小及插入深度合适。氧气应湿化，使伤员不致因呼吸道干燥而排痰困难。大流量用氧者，如需停止用氧，应先降低流量，逐渐停用，使呼吸中枢逐渐兴奋，不能骤停。拟吸氧≥12小时者，为预防氧中毒，氧吸入的浓度不超过50%为宜。协助伤员咳嗽、咳痰，如口咽和气管内有分泌物应及时清除。

3.建立有效的循环：迅速建立2条或以上静脉或骨髓输液通道，条件允许应放置中心静脉导管。早期建立有效的循环是抢救成功的关键，一般开通两条通路，尽量使用静脉留置针穿刺技术，保证大量输血输液的通畅。一条通路做输血或输入平衡液，另一条通路输入各种抢救药物。创伤性失血性休克要选择远离受伤部位的血管。

4.液体复苏：液体复苏时护士不仅需遵医嘱迅速建立静脉通道并保证输液通

畅、准确记录出入量、观察输液反应等常规护理,还需在液体复苏中加强临床监测,根据患儿血压、心率、CVP、尿量等来调节输液速度。防止心力衰竭和肺水肿。

5.应用血管活性药物的护理:根据医嘱给药,每班复核药物浓度和剂量,注意配伍禁忌,通常使用微量注射泵从中心静脉的单独通路持续给药。禁止在同一通道内输注速度差异较大的液体。使用血管活性药物时从低浓度、慢速度开始,5～10分钟测量1次血压,血压平稳后15～30分钟测量1次,有条件者可行动脉有创血压监测。要严防药物外渗,一旦出现注射部位红肿、苍白、疼痛,应立即停止注射并更换滴药部位,患处用0.25%普鲁卡因溶液封闭或酚妥拉明进行对抗。调整药物剂量时要逐步增减,避免血压大幅波动,确保给药的准确性、连续性及稳定性。此外,在注射器上应注明药物名称、剂量及给药时间,延长管的远端也做好药名标识,以免混淆。还要注意,扩血管药只能在血容量不足的情况下方可使用。更换血管活性药物时应采用泵对泵更换,防止因操作不当而引起患儿血压波动。

6.镇静止痛:遵医嘱使用镇静止痛药,护士应注意药物呼吸抑制等不良反应,有严重颅脑损伤或胸部损伤伴呼吸困难者慎用。

7.调控体温:休克患儿,因其周围循环衰竭体温常低于正常,四肢厥冷应盖棉被或毛毯保暖,但不宜热水袋加温,一方面水温过热时会导致烫伤,另一方面可使周围血管扩张而加重休克,使乳酸含量较高的外周血进入体循环,可诱发室颤。另外,过度加温还可增加组织耗氧量,增强分解代谢,使酸中毒加重,影响抗休克的治疗效果。严重低血容量休克常伴有顽固性低体温,低体温(35℃)可影响血小板的功能、降低凝血因子的活性、影响纤维蛋白的形成,增加严重出血的危险性。严重低血容量休克伴低体温的患儿应及时复温,维持体温正常(但合并颅脑损伤的患儿控制性降温对神经功能的恢复有益)。应提高机体深层体温,输注液体可以通过输血(液)恒温加温器,再输入患儿体内,这样既不会对药品和血制品产生不良影响,也不会使机体热量丧失,有利于恢复体温。通过恒温加湿器,使患儿吸入温化湿化的氧气,这样既可防止气道干燥,又可减少热量丧失。

8.病情观察:

(1)密切观察意识、瞳孔、肌张力等神经系统表现,如果血流灌注不足,中枢神经系统处于缺氧状态患儿会出现烦躁不安或萎靡,表情淡漠、意识模糊甚至昏迷、惊厥。观察患儿有无昏迷、抽搐、肢体瘫痪、病理性神经反射、瞳孔大小不等及脑水肿和呼吸抑制等征象。

（2）观察皮肤的颜色和温度,面色白、发灰、唇周、甲床发绀,皮肤花纹、四肢凉,毛细血管再充盈时间≥3秒(需除外环境温度影响)。过敏性休克患儿皮肤有无皮疹或局限性水肿。

（3）观察血压、脉搏及心率、中心静脉压 休克时外周动脉搏动细弱,心率、脉搏增快,中心静脉压和血压下降。收缩压小于该年龄组第5百分位或小于该年龄组正常值2个标准差,即:1~12个月<70mmHg(1mmHg=0.133kPa),1~10岁<70mmHg+[2×年龄(岁)],≥10岁<90mmHg。

（4）呼吸和血氧饱和度:观察呼吸的频率和节律有无异常,有无呼吸困难和缺氧表现。过敏性休克要观察有无喉头水肿表现,如有喉痉挛或呼吸衰竭,应及时气管插管。

（5）观察体温:体温可表现为骤升或骤降,突然高热、寒战或体温在38℃~40℃。

（6）观察尿量:留置尿管监测尿量,休克时尿量<2ml/(kg·h)。

（7）辅助检查:如血气分析、凝血象检查、电解质、肝肾功、心功能测定及血常规等。

（8）并发症的观察:观察有无呼吸窘迫综合征、肾衰、肝衰、心力衰竭、脑水肿及皮肤出现瘀斑瘀点、出血倾向、DIC等表现。

（9）心理护理:休克患儿病情重,患儿及家属易出现精神紧张、恐惧等心理反应。这些心理变化可加重患儿的应激反应,使机体出现高代谢、耗氧量增加而加重休克。因此,护士必须给予心理安慰,以精湛的护理技术和恰当的言谈举止赢得患儿及家属的信任,解除患儿的恐惧感,树立战胜疾病的信心,以最佳的心境接受治疗和护理。

（10）正确执行抢救医嘱:在为患儿实施紧急抢救时,医生下达的医嘱比较多,抢救团队必须指定专人记录口头医嘱,护士必须严格执行口头医嘱查对制度,与医生再次核对记录,无误后方可执行,防止因口音、方言或嘈杂造成误听误用。对抢救过程中使用过的血袋、安瓿、器械、敷料等,一定要由专人收集,统一存放以备事后查对。做好特护记录和用药记录。

（11）做好基础护理:做好口腔护理,保持床单清洁、平整、干燥。病情许可时定时翻身拍背,并做好皮肤护理。对强迫体位的患儿,要做好受压部位的皮肤保护,适当使用皮肤保护膜、气垫床或局部加垫,预防压疮。若患儿烦躁不安或神志不清时,输液的肢体宜用夹板固定,并衬好软垫,松紧适度,同时拉起床栏,以防患儿坠床跌伤。

(12)不同类型休克的针对性救护:创伤性休克的患儿要配合医生及时止血,输血,做好手术准备。感染性休克在明确严重脓毒症1小时内给予抗生素治疗(应在适当的培养标本获取以后给予,但不能因此延缓抗生素治疗)。病原未明确前联合使用广谱高效抗生素静滴。过敏性休克立即停止使用并清除引起过敏的物质。心源性休克谨慎扩容,扩容速度≤10ml/(kg/h),出现肺部湿啰音和肝脏肿大应立即停止扩容,并积极治疗原发病。

第七节　小儿惊厥

一、概述

惊厥及惊厥持续状态是由多种原因所引起的大脑运动神经元突然大量的异常放电,是大脑神经元暂时性功能紊乱的一种表现。惊厥持续状态是指惊厥持续30分钟以上或频繁发作而发作间歇意识不恢复者。

二、临床表现

1.惊厥发作时全身或局部肌群突然发生阵挛、松弛交替,或强直性抽搐。根据其发作持续时间、间歇时间、部位不同可分为全身性抽搐和局限性抽搐。

(1)全身性抽搐:可为强直-阵挛发作。患儿表现为突然意识丧失、肌肉剧烈强直收缩、全身肌张力增高、四肢伸直、头后仰甚至角弓反张。多伴有呼吸暂停和青紫,持续1~2分钟转入阵挛期,肢体有节律抽动,数分钟后逐渐减慢至停止。或表现为躯干四肢对称性抽动,双眼球上斜固定。

(2)局限性抽搐:表现为一侧眼轮匝肌、面肌、口轮匝肌抽动,或一侧肢体,或趾、指抽动。局部以面部(特别是眼睑、口唇)和拇指抽搐为突出,双眼球常有凝视发直或上翻,瞳孔扩大,同时有不同程度的意识障碍。

2.高热惊厥是婴儿时期最常见的热性惊厥。惊厥大多发生于急骤高热(患儿体温常在39℃~40℃)开始后12小时内,一般发作时间短暂,仅数秒钟至数分钟,较长者可在10~30分钟,偶可呈持续状态。

3.由于咽喉肌的抽搐,而致口吐白沫、喉部痰鸣甚至窒息;腹肌抽搐可致大、小便失禁;严重抽搐可致舌咬伤、肌肉关节损害、跌倒外伤。惊厥发作每次持续数秒至数分钟不等,大多在5~10分钟。多数患儿伴有意识障碍,也有意识正常者。患儿发作后肌肉软弱无力、嗜睡,醒后乏力。

三、护理

(一)病情观察

1.惊厥发作时有憋气、发绀、大量出汗、体温上升、大小便失禁。发作持续数秒至数分钟停止,然后进入昏睡状态。轻症惊厥仅表现眼球上翻、四肢稍有抽动。

(1)观察惊厥是否为突发性的,有无前驱症状,婴幼儿在惊厥发作前有无情绪不良、行为变化等,学龄儿在发作前有无腹部不适、眩晕、头痛、心悸、恶心、视觉、听觉等异常。

(2)惊厥是在何种情况下发生的(如高热时,或在睡前、吃饭时、还是高兴时等),从什么部位开始,后蔓延至何处,惊厥开始的时间与持续时间。

(3)发作时是否伴有意识障碍和伴随症状,尤其注意生命体征和一般情况。

2.对突然发生惊厥的患儿,在首先紧急止痉的同时,要详细了解患儿有无外伤或误服有毒物质、有无感染及发热、有无诱因、既往有无惊厥、发作类型有无不同、有无智力障碍或发育异常等病史。

3.对既往有高热惊厥史的发热患儿,应密切观察体温的变化,迅速及时作好降温准备,警惕高热惊厥的发生。

4.应用抗惊厥的药物和脱水剂等对症处理后,注意观察药物疗效、用药反应及药物副作用,并记录药名、时间、用法等。惊厥停止后一般情况下可停用各种镇静剂。

5.详细记录病情变化,如惊厥发作的次数、部位、持续时间、有无呼吸停止、面色改变、大小便失禁等情况,记录于护理记录单上。

6.对于频繁发作的惊厥,交代家属在患儿惊厥发作时可录制视频,为后期医生的诊断提供依据。

(二)惊厥发作时的护理

在临床上遇到患儿发生惊厥,在呼叫医师的同时,必须镇静自如,争分抢秒,迅速果断、有条不紊地进行急救,并做好家长的工作,稳定家长的情绪。

1.体位:惊厥发作时患儿有憋气、呼吸暂停,应让患儿平卧或半卧位,头偏向一侧,以免口腔分泌物或呕吐物流入气管内而引起窒息。并及时吸出口鼻咽的部分泌物或痰液,颈部和背部塞上小毛巾使颈部处于伸展位,或将患儿下颌托起,防止意识丧失过程中的舌后坠,以畅通气道。用消毒纱布1~2块包裹好压舌板,置于口腔一侧上、下磨牙之间,以防舌咬伤,但在牙关紧闭时切勿强行撬开。

2.吸氧:惊厥引起严重通气不良和呼吸暂停,导致低氧血症,氧的需要量增加,应及时给予氧气吸入以提高血氧分压,防止组织缺氧与脑损伤,减少惊厥后的脑损伤。

3.保暖:为患儿解松衣领裤带,减少被服对身体的压迫,以免影响呼吸,但需注意保暖的护理。

4.镇静止痉:遵医嘱立即给予快速、足量、有效的镇静、抗惊厥药物。

5.防止外伤:患儿惊厥时,应专人守护。随时拉好床栏,患儿发作时护理人员应轻微握持患儿肢体,避免关节损伤和摔倒等意外;为防止坠床,四肢可用约束带加以约束;为防止头部碰撞到床头,可将枕头或海绵垫放置床头以保护头顶部。

6.建立静脉通路:及时应用镇静止痉药物;根据不同病因对症处理如低钙、低镁、低血糖维生素B缺乏症等原因引起的惊厥,分别补充钙剂、镁剂、葡萄糖、维生素B等;无论何种原因造成的惊厥,给予足够的葡萄糖可减少脑损伤的发生率,并防止惊厥持续状态所引起的血糖的进一步降低。

7.对惊厥持续不止者,要准备好气管插管用物以备抢救中枢性呼吸衰竭。

8.记录护理人员应详细记录惊厥发作的过程、临床表现、病情变化及处理。

(三)环境

惊厥患儿应置单间,室内温湿度适宜,空气流通,房间不宜太亮,光线不可过强,避免强光所致的物理刺激。工作人员在开关门窗时应注意动作轻缓,保持环境安静,尽量减少不良刺激。检查、治疗、护理尽量集中进行减少对患儿不必要的干扰。高热惊厥者,还应特别注意室温的调节,以利降温。

(四)供给足够的营养和水分

按医嘱给予5%或10%的葡萄糖液静脉滴注,以补充惊厥或退热出汗丢失的水分,静脉滴注时,针头应固定牢固,以防惊厥时针头脱落。惊厥缓解后应注意给患儿补充足够的水分。能口服进饮者,每天供给患儿的水分不少于100ml/kg。患儿惊厥发作时禁食禁饮。惊厥缓解后神志清醒者,可给予糖水或营养丰富、易消化、高热量的流质或半流质。惊厥停止后,应根据具体情况为患儿提供平日喜爱的、可口的饮食。

(五)惊厥停止后的护理

1.避免诱发惊厥的各种因素以免惊厥再次发作,保持室内安静,保证患儿足够的睡眠,减少刺激或不必要的干扰。高热惊厥者密切观察体温变化。

2.防止并发症,注意患儿口腔、眼睛、皮肤护理。惊厥停止后,可用生理盐水或朵贝液清洁口腔,随时擦干患儿身上汗水和口腔分泌物,必要时更换内衣和床单,保持皮肤清洁干燥,酌情予以翻身,以防坠积性肺炎。体温不升者,注意保暖,防止受凉。

3.对惊厥缓解后的患儿,应随时观察病情变化,测量血压、体温、脉搏和呼吸,观察瞳孔和神志的变化,如有变化及时通知医生对症处理。

4.加强基础护理,做好消毒隔离工作,预防医院感染。

(六)健康教育指导

1.向家长讲解患儿疾病,说明患儿疾病的过程、转归及护理要点,以消除家长对患儿疾病的恐惧心理并取得家长对治疗、护理的配合。

2.指导家长观察患儿惊厥之前的征兆,以便尽早发现和预防惊厥的发生,指导家长尽可能地避免惊厥的诱发因素。

3.保持室内适宜的温湿度,尽可能为患儿提供一个舒适的环境。指导家长加强生活护理,注意患儿衣着松软,保持会阴部清洁、干燥。

4.指导家长科学育儿,定期预防接种,合理喂养,按时添加辅食。鼓励小儿多参加户外活动,增强体质,积极防治可能引起小儿惊厥的常见病,如上呼吸道感染、佝偻病、小儿腹泻、低钙血症、低镁血症等。

5.指导家长对引起惊厥的原发病要坚持预防为主,及时治疗,加强家庭护理的原则。

6.对高热、低钙、低血糖等原因引起的惊厥,经用药后惊厥停止,患儿一般情况良好者,可带药回家继续治疗。

7.对高热惊厥者应指导家长在家如何观察体温以及简单的物理降温的方法,预防高热惊厥的发生。癫痫患儿出院后应坚持长期服药,定期门诊检查,病情如有变化,应随时来院诊治。

8.对惊厥和惊厥持续状态所致的脑损伤和肢体功能障碍者,应指导其继续康复治疗,将疾病所致的损伤降低到最低程度。

第八节 急性肺损伤

一、概念

急性肺损伤CAcute Lung injury,ALI/急性呼吸窘迫综合征(ARDS)是指由于各种原因所致的肺组织结构发生特征性病理改变而出现一系列临床异常表现的临床综合征。其临床特点为急性发作的呼吸困难,对单纯氧疗抵抗,并伴有青紫及低氧血症;病理改变为肺泡毛细血管内皮细胞和肺泡上皮细胞损伤、广泛性肺水肿、肺不张;病理生理改变主要为肺内分流增加和肺顺应性下降。

二、临床表现和诊断

(一)临床表现

在原发病的基础上,起病急骤、迅速发展、呼吸急促、吸气性三凹征、发绀明显、单纯给氧难以纠正的低氧血症,伴弥漫性肺浸润而且不能用左心房或肺毛细血管高压来解释。

(二)诊断

婴幼儿重症肺炎是诱发ALI最常见的疾病。因此,在重症肺炎的基础上,有下列情况出现时应考虑ALI的诊断:①肺炎起病很急;②病情迅速恶化,或一度好转又明显加重;③正位X线胸片在肺炎的基础上,双肺出现弥漫浸润阴影;④$PaO_2/FiO_2 \leqslant 40kPa(300mmHg)$;⑤除外左心衰。

三、治疗

(一)积极治疗原发病及早消除引起ALI的病因

重症肺炎、感染性休克、败血症、脓毒血症、脑膜炎以及严重创伤、烧伤、大手术后、窒息及淹溺等是导致ALI/ARDS的常见病因。严重感染患者有25%~50%发生ALI/ARDS,而且在感染、创伤等导致的多器官功能障碍(MODS)中,肺脏是最早发生衰竭的器官。目前认为,感染、创伤后的全身炎症反应是导致ARDS的根本病因。控制原发病,遏制其诱导的全身失控性炎症反应,是预防和治疗ALI/ARDS的必要措施。

（二）抗感染

治疗选用对致病菌敏感的抗生素，联合用药、大剂量、足疗程、静脉给药。同时注意口服不易被吸收的抗生素如新霉素，以抑制肠道细菌或内毒素移位，减少肠道感染的机会。

（三）呼吸支持治疗

在充分给氧、湿化气道、通畅呼吸道等措施下仍然不能改善呼吸困难及严重的低氧血症，则应果断采取适当通气模式的机械通气。

1. 氧疗：ALI/ARDS 患者吸氧治疗的目的是改善低氧血症，使动脉氧分压（PaO_2）达到 $60 \sim 80mmHg$。可根据低氧血症改善的程度和治疗反应调整氧疗方式，首先使用鼻导管，当需要较高的吸氧浓度时，可采用可调节吸氧浓度的面罩或带储氧袋的非重吸式氧气面罩。ARDS患者往往低氧血症严重，大多数患者一旦诊断明确，常规的氧疗常常难以奏效，机械通气仍然是最主要的呼吸支持手段。

2. 无创机械通气（NIV）：可以避免气管插管和气管切开引起的并发症，得到广泛的推广应用。与标准氧疗相比，NIV可明显降低气管插管率，并有降低ICU住院时间及住院病死率的趋势。休克、严重低氧血症和代谢性酸中毒是ARDS患者NIV治疗失败的预测指标。患者神志清楚、血流动力学稳定，能够得到严密监测和随时可行气管插管时，可以尝试NIV治疗。在治疗全身性感染引起的 ALI/ARDS时，如果预计患者的病情能够在 $48 \sim 72$ 小时内缓解，可以考虑应用NIV。一般认为，ALI/ARDS患者在以下情况时不适宜应用NIV：①神志不清；②血流动力学不稳定；③气道分泌物明显增加而且气道自洁能力不足；④因脸部畸形、创伤或手术等不能佩戴鼻面罩；⑤上消化道出血、剧烈呕吐肠梗阻和近期食管及上腹部手术；⑥危及生命的低氧血症。应用NIV治疗时应严密监测患者的生命体征及治疗反应，如NIV治疗2小时后低氧血症和全身情况得到改善，可继续应用NIV；若低氧血症不能改善或全身情况恶化，提示NIV治疗失败，应及时改为有创通气。

3. 有创机械通气

（1）机械通气的时机选择：ARDS患者经高浓度吸氧仍不能改善低氧血症时，应气管插管进行有创机械通气。ARDS患者呼吸功明显增加，表现为严重的呼吸困难，早期气管插管机械通气可降低呼吸功，改善呼吸困难。

（2）肺保护性通气：由于ARDS患者大量肺泡塌陷，肺容积明显减少，常规或大潮气量通气易导致肺泡过度膨胀和气道平台压过高,加重肺及肺外器官的损伤。小潮气量通气使患者病死率显著降低。气道平台压能够客观反映肺泡内压,其过度升高可导致呼吸机相关肺损伤。实施肺保护性通气策略时,限制气道平台压比限制潮气量更为重要。允许性高碳酸血症是保护性通气策略的结果,并非治疗目标。颅内压增高是应用允许性高碳酸血症的禁忌症。酸血症往往限制了允许性高碳酸血症的应用,目前尚无明确的二氧化碳分压上限值,一般主张保持 pH 值 >7.20,否则可考虑静脉输注碳酸氢钠。

(3)肺复张:充分复张塌陷肺泡是纠正低氧血症和保证 PEEP 效应的重要手段。为限制气道平台压而被迫采取的小潮气量通气往往不利于塌陷肺泡的膨胀,而 PEEP 维持复张的效应依赖于吸气期肺泡的膨胀程度。目前临床常用的肺复张手法包括控制性肺膨胀、PEEP 递增法及压力控制法(PCV 法)其中实施控制性肺膨胀采用恒压通气方式,推荐吸气压为 30~45cmHg,持续时间 30~40 秒。肺复张手法的效应受多种因素影响,不同肺复张手法效应也不尽相同。肺复张手法可能影响患者的循环状态,实施过程中应密切监测。

(4)PEEP 的选择:部分可复张的肺泡周期性塌陷开放产生剪切力会导致或加重呼吸机相关肺损伤。充分复张塌陷肺泡后应用适当水平 PEEP 防止呼气末肺泡塌陷,改善低氧血症,并避免剪切力,防治呼吸机相关肺损伤。

(5)间歇正压通气(IPPV):为常用的通气模式,应用 PEEP 病情无好转时,可选用。儿童可选用定容型呼吸机以保证足够的通气量,潮气量按 15ml/kg,通气峰压控制在 1.96~2.94kPa(20~30cmH$_2$O)。

(6)俯卧位通气:其机制可能是患者仰卧位时,背侧肺泡大部分无通气功能,功能性肺泡多分布于腹侧,由于胸廓几何结构及膈位置的改变,导致肺顺应性增加,降低肺内分流,改善通气血流比值和动脉血氧合。俯卧位通气时能减少腹部脏器向头侧的移位对肺组织的压迫作用,同时也减少了心脏对左下肺的压迫作用,从而较少肺泡的塌陷与过度膨胀。对于常规机械通气治疗无效的重度 ARDS 患者,可考虑采用俯卧位通气。严重的低血压、室性心律失常、颜面部创伤及未处理的不稳定性骨折为俯卧位通气的相对禁忌证。当然,体位改变过程中可能发生如血流动力学不稳定、气管插管及中心静脉导管意外脱落等并发症,需要予以预防,但严重并发症并不常见。

(7)部分性液体通气(PLV):是在常规机械通气的基础上经气管插管向肺内注

入相当于功能残气量的全氟碳化合物,以降低肺泡表面张力,促进肺重力依赖区塌陷肺泡复张。研究显示,部分液体通气72小时后,ARDS患者肺顺应性可以得到改善,并且改善气体交换,对循环无明显影响。

(8)其他通气方式:压力控制反比通气(PCIRV)适用于肺顺应性明显减低的患儿双向气道正压通气(BIPAP),保留了自主呼吸,可调节呼吸时间比和压力值,达到低潮气量通气,减轻ALI;体外膜肺(ECMO)可较长时间维持气体交换,取代肺的呼吸功能,使受损伤的肺获得修复,但受条件限制;高频通气(HFV)以潮气量小、低通气压、对血流动力学影响小等为优点,常为临床所采用;气管内气体吹入通气(TGI)是指在气管插管时,放置特殊导管或使用管壁含有通气腔的双腔气管导管,在机械通气的同时给予持续气流以消除死腔,提高通气效果,减少或避免气压伤。

(四)一氧化氮(NO)吸入

NO吸入主要用于新生儿肺动脉高压、先天性膈疝、心脏手术后的肺动脉高压,NO可使通气区域肺血管床扩张,降低肺循环阻力减轻肺水肿;可改善通气区域的肺血流,减少肺内分流,改善氧合;通过减少体内氧自由基的产生、影响血管内皮和炎症细胞的相互作用、增加细胞内cGMP的数量、防止多核中性粒细胞与内皮的黏附作用等来减少肺损伤。NO与PEEP合用,在改善氧合中可能具有协同作用。一般使用剂量为0.0001%~0.002%。NO治疗选择应该慎重,治疗过程中应随时检测血气及NO、NO_2浓度。

(五)肺表面活性物质(PS)替代治疗

ALI时PS代谢紊乱,国内外已有将用于ALI、ARDS及肺炎患儿。采用经气管以不同体位滴入PS制剂,剂量为150~200mg/kg,临床效果满意。

(六)镇静镇痛与肌松剂

机械通气患者应考虑使用镇静镇痛剂,以缓解焦虑、躁动、疼痛,减少过度的氧耗,合适的镇静状态,适当的镇痛是保证患者安全和舒适的基本环节。机械通气时应用镇静剂应先制订镇静方案,包括镇静目标和评估镇静效果的标准,根据镇静目标水平来调整镇静剂的剂量。临床研究中常用Ramsay评分来评估镇静深度、制订镇静计划,以Ramsay评分3~4分作为镇静目标。每天均需中断或减少镇静药物剂量,直到患者清醒,以判断患者的镇静程度和意识状态。危重患者应用肌松药后,可能延长机械通气时间,导致肺泡塌陷和增加VAP发生率,并可能延长住院时间。

如确有必要使用肌松药物,应监测肌松水平以指导用药剂量,以预防膈肌功能不全和VAP的发生。

(七)药物治疗

1.皮质激素类药物治疗效果报告不可能与使用时机的选择有关,因此在机体炎症反应状态下,根据促炎和抗炎反应失衡的程度和方向,制订合理的激素治疗方案,或许是治疗ALI的新的希望。一般推荐甲基氢化泼尼松剂量为2mg/(kg·d),连续使用2周,1mg/(kg·d)连续使用1周后逐渐减量。甲泼尼龙15～30mg/kg,每天1～2次,2～3天后逐渐减量停用。

2.心房利钠肽:研究发现使用0.1mg/(kg·d)的心房利钠肽治疗ARDS,可改善动脉血氧合、减少肺损伤分数、增加肺顺应性、减少肺渗出。

3.非甾体类药物:如布洛芬、吲哚美辛等,可降低肺动脉压和肺血管阻力、改善低氧血症而减轻ALI,可抑制磷脂酶A2,减少肺表面物质的分解及毒性介质对肺的损伤。目前临床应用资料尚缺乏。

4.肝素的应用:早期使用微量肝素10～15U/kg,6小时1次皮下注射,可减少肺毛细血管内皮损伤引起的微血栓形成。使用中注意监测血小板及凝血功能。

5.中药:如雷公藤多苷中活性单体T4具有强烈的炎症抑制作用。

6.其他:前列环素、前列腺素E_1、抗内毒素抗体、白细胞介素-1受体拮抗剂、血小板活化因子拮抗剂等,效果无肯定结论。营养支持应尽可能采用胃肠供给营养素,以减少细菌、内毒素移位。

(八)监护

1.基础监护及脏器功能监护

包括体温、呼吸、脉搏、血压、血氧饱和度、肝功能、肾功能、肺功能及血小板计数、pH值、$PaCO_2$、BE或BD等。

2.肺呼吸力学参数监测

(1)气道压:

①吸气峰压(PIP):某些肺泡的吸气末压可能接近PIP,故PIP在判断气压伤的程度上有一定指导意义。

②呼气末正压(PEEP):为防止肺泡塌陷,PEEP值应保持在压力容量曲线吸气开始的平坦段拐点之上。

③平均气道压:可作为判断肺损伤的指标。

④气道阻力:受气流速度、气流形式及管道半径的影响,尤其是管道半径。

(2)潮气量:一般允许 10～15ml/kg,亦有主张使用潮气量在 8ml/kg,因为此时的压力容量环(P-V loop)已经出现最高的拐点。

(3)压力-容量环:曲线斜率降低超过规定时间提示肺泡顺应性降低,气道吸气平台压应处于压力容量曲线的陡直段,否则,提示压力过高。最佳 PEEP 值应处于吸气相曲线平坦段拐点以上。

(4)肺顺应性:降低是功能残气量或肺通气量减少,或肺内含水量增多所致,正常值为 200ml/cmH$_2$O。ALI 患儿肺顺应性降低,提示病情危重。

3.气体交换和氧代谢监测

(1)PaO$_2$ 正常值为 10.7～13.3kPa(80～100mmHg),常受吸入氧浓度、吸氧方式 PaCO$_2$、年龄及肺泡氧交换等影响。

(2)肺泡动脉氧分压差(A-aDO$_2$):是评估肺泡换气功能的重要指标,对 ALI 病因的鉴别有重要意义。

(3)通气/血流比值:是反映肺通气与灌注是否相称的指标,正常值 0.81～0.82,若比值下降,提示肺通气少于肺毛细血管的血流灌注量,多为肺通气不均所致;若比值上升,提示肺毛细血管血流灌注量少于肺泡通气量,多为肺内分流所致。

4.其他

血流动力学监测包括右房压、肺动脉压、肺动脉契压(PAWP)、心输出量、肺血管阻力、右室每搏做功指数、左室每搏做功指数及平均动脉压等。细胞因子、PLA$_2$、肺血管内皮功能、凝血功能、NO 及 NO$_2$ 浓度等。

四、护理

1.改善通气状况:保持安静环境,每天通风换气 2 次;注意保暖,保持室温为 22℃～26℃,湿度 50%～60%;急性期患儿卧床休息,保持半卧位;保持呼吸道通畅,及时清除呼吸道分泌物;适当方式吸氧;准确使用抗生素,减轻疲劳,保持患儿充分安静及休息,喂养时避免时,以清除炎症所致的呼吸道充血、水肿及分泌物的增加;必要时行气管插管人工机械呼吸并进行相应的呼吸道管理。

2.减轻疲劳:保持患儿充分安静及休息,喂养时避免时间过长所致的过度疲劳,保持患儿最佳舒适状态,以有利于肺扩张的体位。以能耐受为限逐渐增加活动量。

3.营养支持:调配营养饮食,少食多餐;进食前应充分吸痰吸氧;必要时置胃管进行鼻饲,鼻饲量应根据患儿消化情况确定;必要时进行静脉高营养。

4.情感支持:热情接待患儿及其家长,认真倾听他们的陈述,耐心解答其提问和疑问,健康宣传;抚摸、拥抱患儿,使其感到安慰和安全;极度烦躁患儿,可适当使用镇静剂。

5.保持皮肤完整性:口腔护理每天3~4次,每1~4小时翻身一次,睡气垫床,被动运动患儿肢体,促进局部血液循环及营养供给。

6.预防感染:置患儿于单人房间或行床旁隔离,保持病室新鲜空气,每天消毒,减少探视;气管内灌洗吸痰时,应严格无菌操作;口鼻腔与气管导管吸痰管分开使用,吸痰杯最好使用一次性物品。

第九节 急性中毒

一、概述

凡能引起中毒的物质称为毒物。毒物接触或进入人体后,与体液和组织相互作用,损害组织,破坏神经及体液的调节功能,扰乱机体正常生理功能,引起一系列代谢紊乱,甚至死亡,这一过程称为中毒。中毒分为急性中毒和慢性中毒。毒物接触或进入人体内后迅速出现中毒症状,甚至危及生命者,为急性中毒(acute poi - soning);小剂量毒物逐渐进入人体内,经过一段时间的蓄积达到一定浓度后方出现症状者,为慢性中毒(chronicpoisoning)。

(一)小儿中毒的特点

1.中毒类型不同:小儿中毒不同于成人。成人中毒多与职业有关,慢性中毒较多。小儿中毒则与周围环境密切相关,多为急性中毒,1~5岁年龄段最易发生。随着社会的发展,小儿中毒的种类也在改变。新中国成立初期,植物中毒占小儿中毒的第一位,随着生活水平的不断提高以及工农业的发展,植物中毒已明显减少,而药物、化学物品、农药中毒逐年增多。据国内文献报道,现阶段儿童中毒以农药、药物和灭鼠药为主,共占73.03%;病死率达4.38%,因鼠药致死者占首位,达死亡病例的70.27%;中毒致残率为6.07%。

2.小儿容易发生中毒的原因:由于小儿年幼无知、好奇心强、缺乏生活经验,婴幼儿往往拿到东西就放入口中,幼儿常误将药片当做糖丸,学龄期儿童活动范围广,接触毒物机会增多,使得小儿容易发生中毒。此外,家长或保育人员疏忽、医务人员粗心大意、哺喂人员不注意卫生,青春期儿童情绪不稳定,学习压力大,容易滋生自杀倾向,也是造成小儿中毒的常见原因。

(二)急性中毒与儿童意外伤害

儿童常见的意外伤害包括道路交通伤害、溺水、跌伤、中毒和烧烫伤。WHO全球疾病负担项目数据显示,2004年急性中毒导致20岁以下的儿童和青少年中45000人死亡,占总中毒死亡病例的13%。在15～19岁年龄组,中毒位于死因排名的第13位。16个中高收入国家的意外伤害流行病学调查显示,在1～14岁年龄组,中毒的死因排名位于交通意外、火灾、溺水之后,居第4位。

(三)中毒机制

毒物进入机体后常通过多种方式干扰和破坏机体的生理生化过程。

1.细胞的直接损伤:有的毒物如强酸直接腐蚀细胞组织。

2.作用于细胞膜:除通过细胞膜受体或酶作用外,毒物还可以作用于离子通道,改变细胞膜的通透性。如河豚毒素阻断钠离子通道,阻碍神经传导;一些酯类或醚类可溶解细胞脂质,引起刺激作用。

3.作用于酶:不少毒物通过酶的抑制发挥毒效作用,如有机磷农药抑制胆碱酯酶,造成乙酰胆碱积聚,引起一系列中毒症状。氟乙酸在体内转化为氟乙酰辅酶A,与草酰乙酸结合而形成氟柠檬酸,后者抑制乌头酸酶,从而导致三羧酸循环中断,线粒体能量供应受损害。有的毒物作用于辅酶或酶蛋白所含的金属离子,如肼类毒物阻碍维生素B6(吡多辛)转变为吡多醛。

4.影响蛋白质合成:如三尖杉酯碱抑制蛋白质合成的起步阶段,并使核蛋白体分解;长春碱类使微管蛋白变性,细胞有丝分裂停止于中期。

5.作用于核酸:有些毒物影响核酸的生物合成,破坏DNA或阻止RNA合成。如烷化剂氮芥和环磷酰胺,使RNA发生烷化,形成交叉联结,影响DNA功能。

6.改变递质的释放或激素的分泌:如肉毒杆菌毒素使运动神经末梢不能释放乙酰胆碱而致肌麻痹;磺酰脲类降糖药刺激内源性胰岛素的释放,导致低血糖。

7.作用于受体:如阿托品类作用于M胆碱受体;银环蛇毒素和眼镜蛇毒素作用于N_2胆碱受体。

8.作用于免疫系统:多氯联苯可导致中枢及外周淋巴器官严重萎缩,血清免疫球蛋白降低,特异性抗体产生的能力受抑制。

(四)毒物在体内的过程

1.毒物的吸收:

(1)经呼吸道吸收:有毒气体、烟雾或挥发性毒物易于通过呼吸道进入体内。肺泡总面积大,毛细血管网丰富,故对毒物吸收迅速,且不经过肝循环,直接进入体循环。中毒症状出现早而且严重。

(2)经消化道吸收:毒物进入消化道后可经口腔黏膜、胃、小肠、结肠、直肠吸收,主要以小肠吸收为主。经消化道吸收的毒物除少量经淋巴管外,大多数经过毛细血管,进入肝门静脉,经肝脏代谢后进入体循环。

(3)经皮肤黏膜吸收:脂溶性毒物如有机磷农药等可直接溶解皮肤表面的类脂层,而经真皮下毛细血管吸收。某些工业毒物如汞、砷等可经皮脂腺及毛囊等孔道而吸收。皮肤破损处或皮肤薄嫩处毒物较易被吸收。

(4)其他途径:毒物还可通过注射途径吸收;孕妇中毒后通过胎盘途径使胎儿中毒。

2.毒物的分布:毒物进入体内后,随血流分布于体液和组织中,达到一定浓度后呈现毒性作用。一般来说,毒物最先达到和浓度最高的脏器中毒损害最明显。毒物在体内分布情况受毒物理化性质、局部器官的血流量、毒物通过某些屏障的能力、与血浆蛋白的结合、体液 pH 等因素影响。脂溶性高的毒物可通过脏器屏障损害脑组织。砷、锑等主要贮存于肝或其他单核-吞噬细胞系统。铅、钙、钡等主要与骨组织有亲和性。汞分布在肾脏的浓度高。了解毒物的分布,对中毒的诊断、治疗及预后判断有重要意义。

3.毒物的代谢:毒物进入机体后与细胞内或组织内的酶相互作用,发生化学结构的变化,这就是毒物在体内的代谢,也称生物转化。肝脏是毒物转化的重要器官,毒物在肝脏的代谢主要通过氧化、还原、水解、结合反应四种方式来完成。大多数毒物通过代谢后失去毒性,变为低毒或无毒的产物,例如苯在体内氧化成多元酚,醛类还原为醇类,进而逐渐氧化为水和二氧化碳。敌敌畏代谢后成为二甲磷脂和二氯乙醇。但有些毒物在代谢后可形成毒性更强的中间产物,如异烟肼在肝脏代谢后产生乙酰肼,甲醇氧化成甲酸和甲醛,增强了对肝细胞的毒性;对硫磷(1605)氧化成对氧磷(1600),增强了对胆碱酯酶的抑制作用。

4.毒物的排泄:毒物的排泄是机体清除毒物的过程。多数毒物只有在排泄后才能最终消除对机体的毒性作用。

(1)肾脏是最重要的排泄器官:水溶性大的毒物容易排泄,尿液的pH对毒物在肾小管的吸收影响较大。通常弱酸性毒物在碱性尿液中重吸收少,排泄快;弱碱性毒物在酸性尿液中重吸收少,排泄快。故抢救中毒患儿时,可根据毒物的性质采取酸化或碱化尿液的办法加速毒物的排泄。此外,增加尿量也可增加经肾脏排泄毒物的量,也是解毒的措施之一。

(2)气体和技术性毒物可由肺脏排出:其排出量与毒物的挥发度及肺通气量有关。肺通气量越大,排毒作用就越强。

(3)有些毒物可以通过胆汁排泄:排入十二指肠循环的毒物可被再吸收,形成肝肠循环。打断肝肠循环加速毒物排泄是急性中毒抢救的重要手段之一。

5.其他:胃肠黏膜可排泄一些重金属、生物碱等。腮腺、舌下腺可分泌汞、碘化合物等。皮肤、汗腺、皮脂腺和乳腺也能排泄一定量的毒物。以含毒物的母乳哺喂婴儿,也可发生中毒。

二、诊断

急性中毒的诊断又易又难。患儿或家长如能告知中毒经过,则诊断极易;否则,由于中毒种类极多,症状与体征往往缺乏特异表现。加上小儿不会陈述病情,诊断有时极为困难。遇有下列情况时应当怀疑中毒:

1.集体同时或先后发病,症状相似的患儿;

2.临床遇到病史不明,症状与体征不符,或各种病象不能用一种病解释的患儿;

3.起病急骤,突然出现多器官受累或意识明显变化而诊断不明者;

4.患儿经过"认为是有效治疗"而收不到应有效果时;

5.患儿具有某种中毒的迹象;

6.有自杀动机或既往有自杀史,或家长曾训斥患儿。

中毒的诊断步骤:对疑为中毒患儿,按以下步骤进行诊断,多数中毒患儿经过详细询问病史、认真体格检查及必要的实验室检查即可确立诊断,还有少部分中毒患儿需做毒物筛查、综合分析,有时需做现场调查方能明确诊断。

(一)询问病史

病史是判断急性中毒的首要环节。详细询问患儿发病经过,有无毒物接触史,包括病前饮食内容、生活情况、活动范围、家长职业、环境中有无有害物品,特别是杀虫药、毒鼠药、家中有无慢性病患者长期服药、经常接触哪些人、有否有毒动物咬伤或有毒植物接触史、室内有否煤炉、通风情况如何、同伴小儿是否同时患病等。于明确中毒的患儿,应取得毒物名称、产品或药品说明。用量及经历时间,发现中毒后经过的处理。口服中毒者应询问是否发生过呕吐、呕吐距服毒时间、呕吐量等,用以估计毒物存留、吸收和排泄情况。对疑似中毒的大龄儿童,需注意患儿可能隐藏病史,或服用多种药物时只说一种,同时提醒家长寻找有无自杀倾向相关信息。

(二)临床诊查

1.临床症状:小儿急性中毒首发症状多为腹痛、腹泻、呕吐、惊厥或昏迷等,严重时可发生多系统器官功能衰竭。

2.体格检查:体检时要注意有诊断意义的中毒特征,同时还需留心衣服或皮肤上是否有毒物、口袋中是否留有毒物。认识某些常见的中毒综合征,有助于将怀疑范围逐步缩小并及时给予针对性治疗。

(三)毒源调查及现场检查

当怀疑患儿为急性中毒时,应在现场周围检查中毒因素如有否敞开的瓶口和散落的药片,或空瓶及可疑的食物等,尽可能保留患儿饮食、用具,以便鉴定。

(四)实验室检查

在小儿急性中毒的抢救过程中,在询问病史、细致观察患儿的症状和体征、初步作出诊断、及时抢救的基础上,应结合实验室检查、毒物鉴定结果正确作出诊断,以指导治疗。以下介绍几种毒物的简单实验室检查方法:

1.一氧化碳:取血数滴加水呈红色(正常呈黄色),或取血数滴加水 10ml,10%碳酸氢钠溶液数滴,呈粉红色(正常绿棕色)。

2.高铁血红蛋白:取血呈暗红色,放于空气中,15分钟不变色,5～6小时后变鲜红色(正常15分钟变鲜红色,用氧气吹之变化更快)。硫血红蛋白5～6小时后仍不变色。

3.无机磷:尿、粪便、呕吐物在黑暗处有荧光。

4.有机磷:血液胆碱酯酶活性降低。

5.亚硝酸盐:取1滴检液,置白瓷板上,加入联苯胺冰醋酸饱和液1滴后出现红棕色。

6.汞、砷(砒霜):呕吐物10ml或含毒食物10g,加6%的盐酸50ml煮沸数分钟,加铜片1～2片,再煮15分钟,铜片变灰黑色为砷,变银白色为汞,未变色为无毒。

7.碘:呕吐物加淀粉变蓝色。

8.铅:血涂片有点彩红细胞,尿卟啉阳性。

9.吗啡:取少许残渣置于白瓷反应板上,加浓硝酸2滴即出现红色,随即变为红黄色。

10.曼陀罗、阿托品水杨酸盐:尿滴猫眼能散瞳,但试验阴性者不能排除此中毒。呕吐物或尿液在试管中煮沸加酸,然后加数滴10%三氯化铁则变为红葡萄酒色。

11.巴比妥:取所得残渣少许,用1滴氯仿溶解,加1%醋酸铅无水甲醇溶液0.1ml及5%异丙胺甲醇溶液0.2ml,即出现蓝紫色。

(五)毒物的鉴定

临床检查从症状和体征两方面入手,根据中毒患儿的面容、呼出气味、症状、体征、排泄物性状等,结合病史,综合分析,得出初步诊断,再根据初步诊断,选择性留取标本,送做毒物鉴定,以作确诊根据。

三、中毒的处理

(一)处理原则

发生急性中毒,应该立刻进行治疗,拖延时间往往失去抢救机会。维护呼吸循环功能,排除未吸收的毒物和对已吸收毒物的排毒解毒。治疗时应根据患儿的具体情况,灵活安排治疗程序。若呼吸、循环功能减退和危及生命时,应首先采取措施维持呼吸、循环功能,同时尽快排除毒物,减少毒物吸收。在一般情况下,以排除毒物为首要措施,并采取适当的方法将已吸收的毒物排出并给予解毒剂。在急救的过程中,其他对症支持、综合治疗亦需相应实施。

(二)排除未吸收的毒物

1.催吐:口服毒物的患儿,只要神志清醒,没有催吐的禁忌证,均应做催吐处理,这是尽早排出胃内毒物最好、最简单的方法,可将胃内大部分的毒物排出,减少毒物的吸收。

2.探咽催吐:用压舌板、筷子、匙柄或手指等刺激咽弓及咽后壁,使之呕吐,此方法简单易行,奏效迅速,在任何环境均可施行。如进入毒物过稠,可令患儿饮适量微温清水、盐水或选用其他解毒液体,然后再进行催吐,如此反复施行,直至吐出液体变清为止。危重患儿或年幼儿往往不合作,可由胃管将水灌入,然后拔出胃管,再行刺激咽部催吐,或不拔胃管直接洗胃。

3.吐根糖浆催吐:由于吐根糖浆可能出现延迟呕吐,清除胃内毒物作用有限;呕吐时间延长会影响活性炭的使用,而活性炭对胃的净化作用优于催吐;有可能带来不必要的副作用,如吸入肺炎、水电解质酸碱紊乱、横膈膜破裂、胃破裂、食管黏膜撕裂等,鉴于上述原因美国儿科学会不再推荐使用吐根糖浆抢救中毒,也不再作为家庭中毒治疗的常规措施,而用活性炭替代吐根糖浆治疗摄入中毒患儿。仅在以下情况谨慎考虑使用:家庭用品中毒或摄入相对无毒物质时;服用了活性炭不能吸收的毒物(如铅、铁和锂),且预计到达救援单位需时较长(>1小时)。该药的口服剂量为:6~12个月:10ml;1~12岁:15ml;>12岁:30ml。服用吐根糖浆后应给5ml/kg的液体口服,最大剂量240ml。1岁以上患儿,重复使用1次比较安全。一般在20分钟内可诱发呕吐,最多可清除1/3胃内容物。

(1)催吐时患儿的体位:当呕吐发生时,患儿应采取左侧卧位,头部放低,面向左侧,臀部略抬高;幼儿则应俯卧,头向下,臀部略抬高,以防止呕吐物吸入气管发生窒息或引起肺炎。

(2)注意事项:下列情况不用催吐方法排除毒物:①强酸、强碱中毒;②汽油、煤油等中毒,催吐时易引起吸入性肺炎;③没有呕吐反射能力的患儿;④昏迷、惊厥患儿;⑤服阿片类、抗惊厥类药物、三环类抗抑郁药物等中毒,因其抑制呕吐中枢而不能达到催吐目的;⑥樟脑、士的宁等易致惊厥的药物中毒,因呕吐可促使其发生惊厥;⑦有严重心脏病、动脉瘤、食管静脉曲张、溃疡病等的患儿不宜催吐。

4.洗胃:当接诊中毒患儿,如催吐不彻底或不能催吐时必须立即洗胃,一般在进食毒物4~6小时以内均应进行。有些毒物如镇静剂、麻醉剂等在胃内停留时间较长;有机磷农药在进食12小时以后胃内仍有残存毒物。因此,对这些中毒者的洗胃时间,可根据毒物性质而定,不要因患儿服毒时间稍久而放弃洗胃。洗胃早晚、是否彻底洗出胃内毒物、对中毒患儿的预后关系甚大。进食毒物的原因尚未查明时,一般采用生理盐水作为洗胃液。若已知毒物的种类,应以相应的解毒剂洗胃。洗胃液的温度一般为25℃~37℃,以避免低体温发生。用量:小儿按每次5~10ml/kg,反复多次进行洗胃,直到彻底清除胃内容物为止。

(1)洗胃注意事项:

①有以下情况不应受中毒物品口服后时间限制,来诊时均应洗胃:毒物量进入较多;毒物在胃内排空时间长,如有机磷;毒物吸收后又可在胃内再分泌,如鸦片类、有机磷;带肠衣的药片。

②兴奋剂中毒时,应在用镇静剂后再行洗胃,以免引起惊厥。

③昏迷、惊厥或失去吞咽反射的儿童,洗胃前须插入带气囊的气管导管保证气道通畅。

④洗胃时让患儿侧卧,头呈稍低位。合作患儿可经口插入大孔胃管,不合作或昏迷患儿可经鼻孔插入。若此时已插有带气囊的气管导管,插胃管前应将气囊放气,以免造成食管损伤。胃管插入后,应确认置于胃内,先尽可能抽出胃内容物,再将洗胃液灌入。

⑤洗胃完毕拔除胃管前,将活性炭、泻剂和解毒剂由胃管灌入。洗胃过程及其以后,应随时注意检测患儿水、电解质及酸碱平衡状况,由于大量灌进和排出,可能发生水中毒、脑水肿、低血钠、低血钾等。

(2)洗胃的禁忌证:内服强腐蚀性毒物如强酸、强碱中毒,服后超过30分钟禁忌洗胃,但如内服不太强烈的腐蚀剂且时间不长就诊时,可酌情谨慎洗胃,选用柔软而较细的胃管,外涂润滑剂,缓慢插入,每次注入量不超过60ml,注入压力宜小,以防胃穿孔。汽油、煤油等口服中毒,不会因刺激产生咳嗽反应,容易因干呕返流吸入气管,引起类脂性肺炎。

5.活性炭的应用:是最常用和最有效的胃肠道净化剂,可吸附毒物,减少毒物的吸收。活性炭应当在毒物摄入后尽早使用,1小时内作用最大。对中毒病史不明或摄入时间不明确者,活性炭是首选的胃肠道净化方法,即使延迟使用也有效。活性炭对酸、碱、氰化物、碳氢化合物、醇类(甲醇、乙醇、异丙醇)、农药滴滴涕(DDT)、重金属(铅、铁、锂、钾、镁)无效。活性炭用量与摄入毒物量的比例通常是10:1,推荐剂量为1g/kg(最大量50g),按1g加10ml水制成糊状,口服或胃管注入,给予泻剂导泻。某些药物中毒(包括卡马西平、十氯酮、右丙氧芬、环类抗抑郁药、氨苯砜、地高辛、纳多洛尔、苯巴比妥、水杨酸盐、茶碱、索他洛尔、甲丙氨酯)可通过多次给予活性炭,提高进入肠肝循环药物的清除,可每2~4小时用活性炭0.5g/kg,在前2~3次使用活性炭同时给予小量泻剂,以后不用泻剂,直至排出有活性炭的大便为止,一般持续24~48小时。

6.活性炭应用注意事项:

①不能与吐根糖浆同时使用,若使用吐根糖浆已诱发呕吐,应于30~60分钟后给活性炭;

②不能在N-乙酰半胱胺酸之前使用,因为它可能吸附这类药物并使其失活;

③应用活性炭时,需注意保护气道,并除外胃肠道不完整和肠梗阻;

④用活性炭加用盐类泻剂应注意电解质平衡。

7.导泻及肠道灌洗:多数毒物进入肠道后可经小肠或大肠吸收,故欲清除经口进入的毒物,除用催吐及洗胃方法外,尚需导泻及灌洗肠道,使已进入肠道的毒物尽可能地迅速排出,以减少在肠内吸收。但如果系腐蚀性毒物中毒或极度衰弱的患儿,则忌用导泻剂灌洗肠道。当毒物已引起严重腹泻时,不必再行导泻。

(1)导泻方法:泻剂有硫酸镁、硫酸钠、甘露醇、山梨醇等。

①硫酸镁:250mg/kg配成10%溶液口服。由于镁对神经、呼吸、心脏有抑制作用,当发生胃肠麻痹、肾功能减退及一些抑制肠蠕动的药物等都可增加镁的吸收,形成高血镁,发生镁中毒。故应用硫酸镁导泻时,应更加慎重。通常以硫酸钠导泻为好。

②硫酸钠:250mg/kg配成10%溶液口服;

③甘露醇及山梨醇:儿童用量为2ml/kg,在洗胃后由胃管灌入。一般在服后1小时开始腹泻,3小时后排便干净,优于盐类泻剂;且在灌入活性炭后用甘露醇或山梨醇,更能增加未吸收毒物的排毒效果。

(2)灌洗肠道的方法:本法适用于食进毒物、经用泻药排毒已数小时后而泻药尚未发生作用的患儿。由于抑制肠蠕动的药物(如巴比妥类、吗啡类)等及重金属所致的中毒,灌洗肠道尤为必要。但必须严格掌握灌肠液出入量相等的原则。常用灌洗肠道的液体有生理盐水、肥皂水或用活性炭混悬液加于灌洗液中使与毒物吸附后排出。存在于小肠内的毒物,用Y形管以大量液体做高位连续灌洗。用量为:儿童剂量100~200ml/h;青少年剂量1~2L/h。对服腐蚀药物者或患儿极度虚弱时,禁忌导泻及洗肠。

8.皮肤黏膜上毒物的清除

(1)尽快将患儿移离中毒环境,立即脱去污染衣物,迅速用大量微温清水(25℃~37℃),冲洗被污染的皮肤,忌用超过37℃的热水。

(2)黏膜创面上的毒物应先将其吸出,然后用大量的清水冲洗,以稀释并排出毒物。

(3)无创面的皮肤及黏膜可用清水充分冲洗水溶性毒物。

(4)酚类灼伤皮肤用大量清水充分冲洗(至少10~15分钟),然后反复涂以蓖麻油(植物油),忌用矿物油和乙醇。

(5)强酸、强碱灼伤皮肤时应用大量清水冲洗10分钟以上,然后对强酸灼伤局部用2%碳酸氢钠、1%氨水或肥皂水中和,再用清水冲洗;对强碱灼伤,用清水冲洗10分钟后,局部用弱酸(1%醋酸)中和,再用清水冲洗。切勿在首次清水冲洗之前应用中和方法,否则由于中和反应产生热量,加重损伤。只可用大量清水冲洗,不用中和解毒剂,避免加重损伤。

(6)生石灰引起的烧伤必须用干软布或软刷将固体石灰全部移去,当其溶解放出热力以前,用有压力的水流迅速冲掉剩余颗粒。

9.眼内污染毒物的处理:毒物污染眼内,务必迅速立即用清水(灭菌水最好)或生理盐水冲洗5分钟以上,延误几秒钟即可增加损伤程度。冲洗时,先将面部浸于水中,眼睑做开眼、闭眼动作,使毒物充分稀释清除,角膜、结膜、穹隆部在充分暴露下进行冲洗。冲洗前,千万不要使用解毒剂,以免解毒剂与毒物产生化学反应放热,增加损伤程度。冲洗后,在眼中滴数滴2%荧光素液(已经过消毒),如荧光素呈黄色或绿色,再将眼睛冲洗5分钟,然后转至眼科做进一步诊治。

10.经呼吸道吸入中毒的处理:呼吸道吸入有害气体时,应立即将患儿移至空气新鲜的环境,吸出呼吸道分泌物,保持呼吸通畅,必要时给予氧气、高压氧,甚至用正压呼吸机或行人工呼吸。对某些有害毒剂,适当选用对症的解毒剂,如氰中毒应用亚硝酸戊酯等。

(三)促进已吸收毒物的排泄

1.利尿排毒:补液并使用利尿剂清除体内毒物。应用利尿药的先决条件是:毒物必须经肾脏排泄,血液中药物浓度较高,循环和肾功能良好。碱化尿液可促进弱酸性毒物的排泄,如水杨酸盐、苯巴比妥、百草枯等中毒。可用5%碳酸氢钠2~3ml/kg配成等渗溶液于1~2小时静脉滴注,期间检查尿pH,维持尿pH7.5~8为标准。酸化尿液:适用于士的宁、安非他明等中毒。可用氯化铵,开始剂量每次75mg/kg,从胃管灌入,每6小时1次,直至尿pH≤5,并维持此水平。维生素C 1~2g或精酸适量加入500ml溶液中静脉点滴亦可。

2.血液净化疗法:是将人体的血液引出体外,利用吸附、透析、滤过、亲和层析、膜分离等原理,清除血液中异常溶质和代谢产物,然后再将净化后的血液回输体内,其不仅可以从血液中直接而迅速地清除药物或毒物,终止其对器官的毒理作用,同时还有替代重要脏器功能、维持内环境稳定的作用。

(1)血液净化时机:急性中毒后3小时内是进行血液净化的最佳时机,此时血液中毒物(药物)浓度达到最高峰,12小时后再进行治疗则效果较差。在没有绝对

禁忌症时,应争取尽早选择血液净化治疗。临床上血液净化用于中毒救治的时机可参照 Winchester 制定的标准:

①临床中毒症状严重并出现深度昏迷,同时伴有多种生命体征异常,如低血压、低体温、低通气或呼吸暂停、低血氧等;

②经积极对症处理和常规解毒措施无效,病情仍有进行性加重;

③伴有严重肝、肾等解毒脏器的功能障碍;

④服用未知种类、数量、成分及体内分布情况的药物或毒物而出现深度昏迷者;

⑤已知产生延迟性毒性的毒物中毒,尚未出现严重临床中毒症状、晚期才出现生命危险,若治疗延误,则可能失去抢救机会者,比如毒蕈类、百草枯中毒者;

⑥根据药物毒性大小及既往经验,毒性大、预后差的毒物中毒;

⑦血药浓度达到或超过致死量,或两种以上药物中毒。

(2)血液净化模式:包括血液灌流(HP)、血液透析(HD)、血浆置换(PE)、腹膜透析(PD)、连续血液净化(CBP)等。模式的选择主要根据:

①药物或毒物的药代动力学参数:对于能被活性炭吸附的药物或毒物,尤其是分子质量较大、脂溶性高和蛋白结合率高者,HP 的清除率高于 HD。对于小分子水溶性药物或毒物,HD 优于 HP。对于血浆蛋白结合率高(大于 60%),又不易被 HD 或 HP 所清除的药物、毒物可选用 PE。对中毒原因不明者,可采用 HP 或与 HD 串联应用。

②患儿的状态和本地医院的条件:小婴儿、并发多器官功能衰竭及循环不稳定的患儿宜采用连续血液净化或 PD。HP 设备要求及操作简单,适用于基层医疗单位和现场急救。在没有其他血液净化条件而又不能转院的紧急情况下,可采用最简单的换血疗法。

(3)高压氧疗法:在高压氧情况下,血中氧溶解度增高,氧分压增高,促使氧更易于进入组织细胞中,从而纠正组织缺氧。所以,高压氧疗法适用于各种中毒引起的严重缺氧。一氧化碳与氧竞争和血红蛋白结合,前者结合力大于后者 20～30 倍,在一氧化碳中毒时,应用高压氧治疗,可以促使一氧化碳与血红蛋白分离。

(四)解毒药物的应用

1.重金属中毒:

(1)依地酸钙钠:每次 15～25mg/kg,配成 0.3%~0.5% 溶液静滴,需 1 小时以上滴完,每天 2 次,每个疗程不超过 5 天,隔 2～3 天可再使用。治疗肝豆状核变性时,每天用20～25mg/kg分3次口服。治疗慢性铅、汞中毒时每天用20～25mg/kg分4次口服，5～7天为一疗程。

(2)二巯丙醇：第一天每次2.5～3mg/kg肌注，每4～6小时1次；第二、三天每6～12小时1次；以后每12小时1次，7～14天为一疗程。

(3)二巯丁二酸钠：

1)急性中毒：首次2g以注射用水10～20ml稀释后静注，以后每次1g，每4～8小时1次，共3～5天；

2)亚急性中毒：每次1g，每天2～3次，共用3～5天；

3)慢性中毒：每次1g，每天1次，一疗程5～7天，可间断用2～3个疗程，婴幼儿剂量酌减。

(4)二巯丙磺钠：5%溶液每次0.1ml/kg，皮下或肌注，第一天3～4次，第二天2～3次，第三天以后每天1～2次，共用3～7天，总量30～50ml。

(5)硫代硫酸钠：10～20mg/kg应用生理盐水或葡萄糖配成5%～10%溶液滴注，每天1～2次。

2.高铁血红蛋白血症

(1)亚甲蓝(美蓝)：1%溶液每次0.1～0.2ml/kg稀释缓慢静注，或每次2～3ml/kg口服，1小时可重复。

(2)维生素C：每天500～2000mg加入5%～10%葡萄糖中滴注。

3.植物中毒：

(1)亚硝酸异戊酯：将0.2ml装安瓿放手帕内折断吸入15～30秒，小儿用量酌减。

(2)亚硝酸钠：1%溶液10～25ml，缓慢静注，3～5分钟注入。

(3)硫代硫酸钠：每次0.25～0.5g/kg配成25%溶液缓慢静注(10～15分钟内注完)。

(4)亚甲蓝(美蓝)：1%溶液每次1mg/kg稀释缓慢静注，注射时观察口唇至轻微暗紫色立即停止注射。

四、治疗

对症治疗非常重要，因为中毒患儿自身解毒或应用特效药解毒都需要一定时间，而各种严重症状如惊厥、呼吸困难、循环衰竭等若不及时对症治疗，随时危及生命，使患儿失去解救时机。所以，针对症状采取适当对症治疗，是抢救中毒的重要一环。特别是中毒原因不明或没有特效解毒药治疗的情况，有时全靠积极对症治疗,支持患儿度过危险期。医护人员必须细致观察,抓住早期症状,及时治疗。

(一)纠正水电解质失衡

中毒患儿应记录每天出入量及输液。输入总量需根据当时心肺功能状况而定,更要注意输液的速度,同时维持电解质平衡。首先应明确脱水的程度、脱水的性质;是否有酸中毒,明确类型及其程度;是否有血清钾及钙的异常。有条件应及时进行血电解质及血气分析。脱水、酸碱平衡紊乱的诊断应结合病史、临床表现及实验室检查并结合代偿范围参考值等进行综合分析判断。

1. 轻度脱水:一般不要静脉补液,可应用口服补盐液(ORS)或改良 ORS,按 50ml/kg 在 6 小时内少量多次服完。

2. 中度脱水:应静脉补液治疗。总液量 120~150ml/kg,等渗性脱水用 1/2 张含钠液。低渗性脱水用 2/3 张含钠液。高渗性脱水最初用 1/3~1/5 张含钠溶液。补液速度应先快后慢,其中总量的 1/2 应于 8~10 小时内滴完,其余 1/2 应在 14~16 小时内均匀给予;补液张力应先浓后淡,开始给张力较高的液体,以迅速补充累积丢失,后 1/2 液体应用 1/4~1/5 张,主要是满足生理性继续丢失。

4. 重度脱水:补液总量为 150~180ml/kg,迅速补充循环血容量,改善循环,常选 2:1 等张含钠液 20ml/kg 于 30~60 分钟内快速静滴或静脉慢推,亦可选 1.4% 碳酸氢钠代替 2:1 等张含钠液或直接用生理盐水;继之用 3:2:1 的 2/3 张液体快速静滴;血压恢复和循环改善后补液同中度脱水;在治疗中应注意心肾脑情况,给予相应处理。

5. 高钠血症:血钠高于 150mmol/L,可伴有或不伴有钠量的缺乏,伴有失水时则为高渗性失水。一般高钠血症的处理原则是及时补充水分,纠正电解质紊乱,使细胞外液渗透压较慢恢复正常,但不能用低张含钠液较快纠正,低张含钠液不低于 1/3 张,强调缓慢匀速静脉点滴,定时检测血清钾、钠、氯,要求血钠下降的速度<1mmol/h,即每天下降 10~15mmol/L 为宜,以在 2~3 天内缓慢纠正为安全。不要急于纠正的原因是,由于血钠如果下降太快,反引起毛细血管和细胞内渗透压差距大,水进入脑细胞可引起脑水肿,出现惊厥等神经系统症状。遇到这种情况,即使此时患儿血钠浓度仍高,也应即停止水的补充,改用脱水剂等处理,直到神经系统症状好转,再继续考虑补液。

6. 纠正低血钾:脱水患儿常出现低血钾,一般每天按 3~4mmol/kg(氯化钾 200~300mg),有严重缺钾症状者每天增至 4~6mmol/kg(氯化钾 300~450mg/kg)。

有尿后开始补钾。补钾时应多次检测血钾水平,有条件者给予心电监护。一般补钾的输注速度应按小于每小时0.3mmol/kg,浓度小于40mmol/L(0.3%),每天补的钾量应均匀地在8小时以上给予。

7.纠正高钾血症:即血清钾大于5.5mmol/L。治疗主要是停用钾剂、含钾药物及潴钾利剂,禁用库存血;当血钾在6~6.5mmol/L而心电图正常者给予阳离子交换树脂保留灌肠或排钾利尿剂;当血清钾大于6.5mmol/L时,应采取紧急措施:

(1)用10%葡萄糖酸钙0.5~1ml/kg缓慢静注拮抗高钾对心脏的毒性,5分钟起效,维持1~2小时。

(2)葡萄糖加胰岛素静滴,按每4g糖加1U胰岛素进行配比,1.5g/kg葡萄糖可降血清钾1~2mmol/L;或5%碳酸氢钠3~5ml/kg配成等张液缓慢静注,可提升pH值0.1,血钾下降0.5mmol/L。

(3)应用呋塞米及阳离子交换树脂。

(4)血钾>6.5mmol/L。考虑使用腹膜及血液透析。

8.纠正低血钙和低血镁:正常血清总钙浓度在2.25~2.27mmol/L,一般血钙低于1.75~1.88mmol/L(7~7.5mg/dl),或钙离子低于1.0mmol/L(4mg/dl)时可引起低钙抽搐。在补液纠酸过程中,患儿因血游离钙浓度下降,出现手足抽搐,小儿可给0.5~1ml/kg加入10%葡萄糖50ml中静滴,每天1~2次;如患儿仍有抽搐应查血镁,如血镁小于0.75mmol/L,用25%硫酸镁每次0.1ml/kg,深部肌注,每6小时1次,症状缓解后停用。

(二)维持酸碱平衡

1.纠正酸中毒:

(1)代谢性酸中毒:轻度酸中毒,经病因治疗及机体自身代偿可自行恢复;对中、重度酸中毒患儿常首选碳酸氢钠,直接提供缓冲碱。5%碳酸氢钠5ml/kg,可提高血碳酸氢盐5mmol/L,补碱常用计算公式:应补碱性溶液(mmol)=(正常碳酸氢盐值-测得值)×0.3×体重(kg)或=(BE-3)×0.3×体重(kg)。5%碳酸氢盐1ml=0.6mmol碱性物质,一般可先按计算值的1/2量进行补充。

(2)呼吸性酸中毒:处理主要是治疗原发病、保持呼吸道通畅,必要时进行机械通气。

2.纠正碱中毒:

(1)代谢性碱中毒:主要是治疗原发病。应用生理盐水纠正脱水,恢复有效循环血量,同时补充氯化钾,经过肾脏代偿调节,多数可恢复;重症患儿(血 pH 大于 7.60,HCO_3^- 大于 40mmol/L)可应用氯化铵,肝肾功能不全者忌用。用量:氯化铵 (mmol)=(测得 HCO_3^-−22)×0.3×体重(kg)。给予计算值的半量,配成 0.9% 等渗液静滴(1mmol 氯化铵为 53.5mg);无检验条件,可给予 0.9% 氯化铵 3ml/kg 静滴,可降低 HCO_3^- 约 1mmol;使用过程中注意观察临床症状及监测血气。但肝疾病忌胺时不用,此外氯化铵制剂供应减少,目前较少应用。儿科领域值得推荐的为盐酸精氨酸,每 5g 约含氯 24mmol,一般认为副作用少。盐酸精氨酸的补充公式可按照:需补充 25% 盐酸精氨酸 ml 数=BE×0.8×0.3×体重,用 1/2~2/3 量。应用时可将 25% 盐酸精氨酸静脉点滴,根据血气结果使用 1~2 次/天。

(2)呼吸性碱中毒:主要是病因治疗,有抽搐者给予静脉缓慢注射 10% 葡萄糖酸钙 0.5~1ml/kg。

(三)体温异常

体温过高时,可采用物理或药物降温,必要时采用控温毯。体温过低时,应注意复温治疗,若温度低于 30℃时,应迅速脱去患儿衣物,并裹以温暖的干毛毯,可使用温水袋协助复温,常用温度为 45℃,注意不能超过患者体温 15℃,以免烫伤。ICU 的复温措施包括使用 40℃ 生理盐水进行胃、腹膜、膀胱或胸腔灌洗;采用加温湿化的氧气进行机械通气;静脉输注 40℃ 生理盐水;血液净化或心肺转流术可根据低体温的程度应用。对低体温患儿,应谨慎使用上腔静脉系统的中心静脉通路,以避免刺激心房而致心律失常。

(四)呼吸及循环障碍

无论是接触还是摄入毒物,都应立即按以下 ABC 步骤进行复苏治疗。复苏措施最好在解毒或洗胃治疗之前实施。①气道和呼吸(airway and breathing):对中毒患儿首要的救护措施是建立良好气道和保证足够的通气。如果出现气道梗阻或呼吸衰竭,行气管插管(最好使用带有气囊的插管)并实施机械通气。②循环(circu-lation):如果出现循环灌注不良或循环衰竭,应静脉输入 20ml/kg 的生理盐水,可重复使用直到患儿病情稳定,必要时使用血管活性药。

(五)对症及支持疗法

对严重中毒患儿,热量应尽量满足每天基础代谢的需要,胃肠不耐受或不足者可以用肠外营养。病情好转时尽早采用肠内营养,以保证全面的营养供给。出现脏器功能障碍时,给予相应的脏器支持治疗。

（六）对症处理

1.疼痛：刺激性或腐蚀性毒物中毒，由于中枢神经系统受到强烈的疼痛刺激，引发不良反应，故应及早应用镇痛剂，但对心脑及腹部疼痛应慎重。可根据疼痛程度不同选择非甾体类抗炎药及阿片类药物，如布洛芬、萘普生、吗啡、芬太尼等。

2.咳嗽：

（1）咳嗽剧烈时影响休息，甚至有出血危险时，应用镇咳剂，如喷托维林、咳美芬或磷酸可待因等；咳嗽剧烈伴有大量黏痰，不宜用镇咳剂，应以祛痰为主，可用溴己新、竹沥等。

（2）雾化吸入排痰，可用生理盐水 3～5ml，加糜蛋白酶 2.5～5mg，每天应用 2～3 次。亦可用 2% 碳酸氢钠溶液雾化吸入，降低黏痰吸附力，促进黏蛋白解聚，使痰液化而易咯出。刺激性气体引起的咳嗽，可用雾化消泡剂如二甲硅油（消泡净），每次用 1% 二甲硅油 15～45ml 超声雾化吸入，并可加入地塞米松等一并吸入，对消除呼吸道内泡沫、改善通气、防治肺水肿有一定功效。

3.呕吐及腹泻：急性中毒时，由于有毒物质刺激胃肠道，或由于副交感神经受刺激，常可引起呕吐或腹泻。这种反应有利于毒物的排除，当毒物排除后，呕吐和腹泻自然减轻。但如果呕吐和腹泻过于剧烈或时间过久，则常引起脱水、酸中毒或发生循环衰竭等危急重症，必须及时处理。

（1）洗胃后，再输入或注入小量米汤或牛奶等，一般呕吐均可减轻。

（2）呕吐持续或加剧，可皮下或静脉注射硫酸阿托品，每次 0.01mg/kg，一般每天不超过 4 次。亦可选用山莨菪碱（654-2），肌注或静脉注射，小儿每次 0.2～0.5mg/kg。盐酸氯丙嗪 0.5～1mg/kg 肌注。甲氧氯普胺（胃复安，灭吐灵）每次 0.25～0.5mg/kg 肌注。针刺疗法常选内关、足三里、中脘、胃腧等穴位。如呕吐停止，应小量多次供给易消化的流质食物，如豆浆、米汤、面糊、藕粉、牛奶等。同时适量补液及纠正酸碱失衡。

（3）毛果芸香碱、毒扁豆碱等中毒因刺激副交感神经而引起的腹泻，可皮下注射硫酸阿托品（每次 0.01mg/kg）。

（4）腹泻严重者，估计毒物已完全由胃肠道排出，则可选用以下止泻药。活性炭：5 岁以下每次 0.3g；5 岁以上每次 0.6g。思密达（smecta）：小于 1 岁婴儿每天 1 袋，分 3 次；1～2 岁，每天 1～2 袋；2 岁以上每天 2～3 袋。复方樟脑酊：每次 0.04～0.06ml/kg。腹泻严重者，常伴有脱水、电解质及酸碱平衡失调，应据具体情况进行纠正。

4. 震颤:盐酸苯海索(安坦):3个月~8岁,起始一天1~2mg,分1~2次服用,以后3~7天增加一天1mg剂量,至最佳疗效且耐受,分2~3次服用,最大量不超过一天2mg/kg;氢溴酸东莨菪碱每次0.006mg/kg,每天3次,青光眼患儿忌用;左旋多巴:5~6岁儿童开始3天,一天2次,一次50mg;之后一天2次,一次125mg;7~12岁,开始3天,一天2次,一次125mg;之后一天2次,一次250mg,饭后服,溃疡病、精神病及高血压患儿应慎用。

5. 强直:应用抗胆碱能药物,如东莨菪碱或盐酸苯海索(安坦),亦可选盐酸苯海拉明,2~4mg/(kg·d),分4次口服。

6. 躁动:地西泮每次2.5~5mg口服,每天3次;静脉注射1~3分钟即可生效,小儿每次0.25~0.5mg/kg,幼儿1次不超过5mg,婴儿不超过2mg,24小时可重复应用2~4次;氯硝西泮(clonazepam)每次0.02~0.1mg/kg,每天1~2次;苯巴比妥钠每次5~8mg/kg肌注;苯巴比妥每次0.5~2mg/kg口服,每天3次;10%水合氯醛溶液每次0.3~0.5ml/kg口服或灌肠。

五、护理

中毒是儿科常见急症,如不及时救治,会引起组织和器官功能性和器质性损害,甚至可危及生命。在中毒抢救过程中,护理的质量直接关系到中毒患儿的预后,十分重要。

1. 密切观察病情:密切观察患儿神志、肤色、瞳孔、气味、口腔黏膜及循环状态,进行生命体征监测,注意呼吸、心律、心率、血压的变化,判断中毒的程度。对于重症患儿要边检查边抢救,如中毒已危及生命,应立即配合医师首先进行抢救工作。

2. 详细记录出入液量:因洗胃、导泻、洗肠、利尿等处置措施能给患儿造成脱水、酸中毒和离子紊乱等,所以要根据出入液量间的差,及时适当地调整输液,保证患儿的有效循环。

3. 熟练掌握洗胃技术,及时清除毒源及毒物:把已经进入体内的毒物,尽快地通过各种不同的方式进行清除,以防止中毒进一步加深。将毒物或洗胃液收集进行检测。

4. 规范医疗护理操作:必须注意不使患儿遭受感染;发现感染迹象,立即应用抗感染药物。

5. 静脉用药:急诊入院患儿在5分钟内将静脉开通,输入10%葡萄糖溶液,以稀释体内毒素的浓度,利于排尿,促进毒物的排出;及时遵医嘱给予特效解毒、利尿药物,要求给药要及时、量要准确、方法和途径要正确,注意药物间的配伍禁忌,并详细观察和记录用药前、后的反应。

6.心理护理:中毒患儿入院后所接受的处置大多数为侵害性处置,生疏的环境、强迫性洗胃、静脉输液、身边无父母等,都会给患儿造成心理上的恐慌,所以对于神志清醒的患儿,护士应加强心理护理。要用通俗易懂的语言,加强和患儿的沟通,讲解处置的必要性,增强患儿战胜疾病的信心。

7.饮食:极轻症患儿可适当给予流质或半流质饮食,以冲淡体内毒物的浓度,能增加尿量,促进毒素排出体外;某些中毒患儿(如有机磷中毒)在洗胃后,应适时给予禁食,禁食时间可根据病情而定,一般为1~2天,以减缓胃肠蠕动,减慢身体对少量残留毒素的吸收。

8.健康教育:安全教育和安全措施十分重要,多数患儿在中毒后有躁动不安的表现,对于此类患儿,护士在抢救生命的过程中,要保证患儿的安全,在离开床边时,及时使用床栏、用约束带约束四肢的活动,以防止坠床及碰伤的发生。向患儿及其家长宣教科普知识,使其了解和掌握与人们生活相关的医学知识和生活常识;家长应妥善保管好各种药物、消毒剂、杀虫剂等对人体有毒副作用的物品;加强对儿童的看管及相关知识的教育,培养患儿的自识能力;正确引导和加强儿童素质教育。

表5-9-1 影响瞳孔大小的药剂

瞳孔缩小(cops)	瞳孔扩大(SAW)
胆碱能药物、可乐定、氨基甲酸盐	拟交感能药物
鸦片、有机磷	抗胆碱能药物
吩噻嗪类抗精神病药,毛果芸香碱,脑桥出血	戒断综合征
镇静催眠药	

表5-9-2 气味提示的可能诊断

气味	可能来源	气味	可能来源
苦杏仁味	氰化物	樟脑球味	卫生球、樟脑
胡萝卜	毒芹毒素(水芹)	梨味	水合氯醛
水果味	糖尿病酮症酸中毒,异丙醇	辛辣芳香味	乙氯维诺
大蒜味	有机磷、砷、DMSO、硒	冬青油味	水杨酸甲酯
汽油味	石油馏出物	臭鸡蛋味	二氧化硫、硫化氢

表5-9-3 解毒剂

毒物	解毒剂	毒物	解毒剂
对乙酰氨基酚	N-乙酰半胱氨酸	氰化物	羟钴胺
抗胆碱能药	毒扁豆碱	地高辛、洋地黄	Feb抗体片段
β受体阻滞剂	胰高血糖素,胰岛素/糖	乙二醇	甲吡唑
钙通道阻滞剂	胰岛素/糖	重金属	螯合剂
一氧化碳	氧气	异烟肼	吡哆醇
铁	去铁胺	甲醇	甲吡唑
高铁血红蛋白	亚甲蓝	阿片类药物	纳洛酮
有机磷	阿托品和解磷定	丙戊酸钠	左旋肉碱
磺酰脲类药物	奥曲肽	华法林	维生素K
三环类抗抑郁药	碳酸氢钠	氨基甲酸酯杀虫剂	阿托品

第十节 急性重症胰腺炎

一、概述

急性胰腺炎(acutepancreatitis,AP)是常见的急腹症之一,多见于青壮年,女性高于男性(2:1),主要病因为胰管阻塞、胰管内压力骤然增高和胰腺血液淋巴循环障碍等引起胰腺消化酶对其自身消化的一种急性炎症。急性重症胰腺炎占2.4%~12%,其病死率很高,在30%~50%。目前一致认为发病后早期处理是减轻胰腺坏死和缓解器官功能不全的重要步骤和关键时间,对改善其预后有着至关重要的作用。

二、临床表现和诊断

(一)临床表现

胰腺炎分轻症急性胰腺炎(MAP)、重症急性胰腺炎(SAP)和暴发性急性胰腺炎(FAP,ESAP),后者主要为在SAP早期(发病72小时内)出现器官功能不全,经积极的液体复苏和供氧等措施,仍出现进行性的器官功能障碍,早期发生低氧血症、腹腔室隔综合征等,病死率在30%~60%,属特重型胰腺炎,临床需高度重视。

1.症状:

(1)腹痛:为本病主要表现和首发症状,多为突发性上腹或左上腹持续性剧痛或刀割样疼痛。其范围常与病变的范围有关,腹痛以剑突下区为最多,腹痛的性质和强度大多与病变的严重程度相一致。但是老年体弱者腹痛可不突出,少数患者无腹痛或仅有胰区压痛,称为无痛性急性胰腺炎。

(2)恶心呕吐:2/3的患者有此症状,发作频繁,早期为反射性,内容为食物、胆汁。晚期是由于麻痹性肠梗阻引起,呕吐物为粪样。

(3)腹胀:在重型者中由于腹腔内渗出液的刺激和腹膜后出血引起,麻痹性肠梗阻致肠道积气积液引起腹胀。

(4)黄疸:约20%的患者于病后1~2天出现不同程度的黄疸,黄疸越重,提示病情越重,预后不良。

(5)发热:多在38℃~39℃,一般3~5天后逐渐下降。但重症者则可持续多日不降,提示胰腺感染或脓肿形成,并出现中毒症状,严重者可体温不升。

(6)手足抽搐:为血钙降低所致。如血清钙<1.98mmol/L(8mg/dl),则提示病情严重,预后差。

(7)休克:多见于重症急性胰腺炎,由于腹腔、腹膜后大量渗液出血,肠麻痹肠腔内积液,呕吐致体液丧失引起低血容量性休克。另外吸收大量蛋白质分解产物,导致中毒性休克的发生。

(8)全身并发症:循环功能不全、急性呼吸功能不全、急性肾功能不全、腹腔室隔综合征、胰性脑病等。

(9)局部并发症:胰腺坏死、胰周液体积聚、假性囊肿、脓肿形成。

2.体征

(1)轻症患者:仅有腹胀,压痛。

(2)重症患者:急性痛苦面容、上腹压痛明显、腹膜刺激征、皮肤瘀斑。部分患者脐周皮肤出现蓝紫色瘀斑(Cullen征)或两侧腰部出现棕黄色瘀斑(Grey Turner征)。其发生为胰酶穿过腹膜、肌层进入皮下引起脂肪坏死所致,是晚期表现。

3.实验室检查

(1)白细胞计数:一般为(10~20)×10⁹/L,如感染严重则计数偏高,并出现明显核左移。

(2)血、尿淀粉酶测定:具有重要的诊断意义。正常血清淀粉酶为8~64温氏(Winslow)单位或40~180苏氏(Somogyi)单位;尿淀粉酶为4~32温氏单位。血清淀粉酶在发病后1～2h即开始增高,8～12小时标本最有价值,至24h达最高峰,当测定值>256温氏单位或>500苏氏单位,对急性胰腺炎的诊断才有意义。并持续24～72小时,2～5天逐渐降至正常,而尿淀粉酶在发病后12～24小时开始增高,48h达高峰,维持5～7天,下降缓慢。如淀粉酶值降后复升,提示病情有反复,如持续增高可能有并发症发生。

(3)血清脂肪酶测定:正常值(滴定法)酶促反应4小时为0.06～0.89U/ml,酶促反应16～24小时为0.2～1.5U/ml。发病后24小时开始升高,可持续5～10天,因其下降迟,对较晚就诊者定其值有助诊断。

(4)血清钙测定:正常值不低于2.12mmol/L(8.5mg/dl)。在发病后2天血钙开始下降,以第4～5天后为显著,重型者可降至1.75mmol/L(7mg/dl)以下,提示病情严重,预后不良。

(5)血清正铁蛋白(methemalbumin,MHA)测定:在重症急性胰腺炎患者中为阳性,水肿型为阴性。

4.X线检查:腹部可见局限或广泛性肠麻痹(无张力性小肠扩张充气、左侧横结肠扩大积气),小网膜囊内积液积气,胰腺周围有钙化影,还可见膈肌抬高,胸腔积液,偶见盘状肺不张,出现ARDS时肺野呈"毛玻璃状"。

5.B超与CT:均能显示胰腺肿大轮廓,渗液的多少与分布,对假性胰腺囊肿、脓肿也可被显示。

(二)诊断与鉴别诊断

当本病具有上述典型病史、症状与体征时,结合血尿淀粉酶测定(>256温氏单位或>500苏氏单位)及影像(X线、B超及CT)检查,诊断多无困难。反之,当无典型临床表现时,需做好鉴别诊断。

三、治疗

SAP总的治疗原则是设法阻止病情的进一步发展,全身支持,预防及治疗各种并发症。应以积极、有效、综合的非手术治疗为主,手术主要用于处理一些并发症。

1.针对病因的治疗

(1)胆源性胰腺炎治疗策略:对急性发作期的患者,如果能够对胆道梗阻或胆道感染作出及时判断并及时解除,则可阻断病情的发展,对已缓解的患者,做胆囊切除,则可预防复发。

（2）高脂血症胰腺炎治疗策略：应用降脂药物和/或血液净化尽快降低血脂，控制病情的发展。

2.早期非手术治疗：SAP的初期（1～2周），主要是针对全身炎症反应综合征（SIRS）和胰腺自身消化的治疗；后期主要针对胰腺或胰周坏死并发感染、胰管破裂等原因所致的局部并发症等的治疗。

（1）早期适量的液体复苏：病程早期，SAP类似"内烧伤"，短期内血容量大量丢失进入第三间隙，特别注意防治休克，稳定血流动力学，预防多器官组织低灌注损害发生。早期充分的液体复苏（6小时）对于防止全身并发症至关重要。无创血流动力学及中心静脉压监测，Swan-Ganz导管是评价补液量及心脏承受液体能力的最好方法，监测每小时尿量、尿比重及血细胞比容。液体复苏要达到的指标：①中心静脉压（CVP）8～12cmH$_2$O；②平均动脉压≥65mmHg；③尿量≥0.5ml/(kg·h)；④中心静脉或混合静脉饱和度≥70%；⑤补充胶体液占总入量的1/3～1/2。若液体复苏后CVP在8～12cmH$_2$O，而ScvO$_2$或SvO$_2$仍未达到0.70，需输注浓缩红细胞，使血细胞比容到0.30以上，或输注多巴酚丁胺，最大剂量至20ml/(kg·min)以达到复苏目标。机械通气和腹高压可导致患者胸腔内压增高，使CVP升高，因此对于机械通气和腹压高的患者，CVP12～15cmH$_2$O作为复苏目标。

（2）充分氧供：SAP容易并发呼吸功能不全，出现肺间质水肿、急性肺损伤（ALI）、急性呼吸窘迫综合征（ARDS）等，连续监测SpO$_2$氧合指数，PaO$_2$/FiO$_2$≤300，应早期给予持续正压辅助通气或气管插管呼吸机支持，如较长时间应用呼吸机，氧浓度不宜高于40%，呼吸机使用应"早上早下"。低潮气量6ml/kg，保持平台压＜30cmH$_2$O，给予最低量的呼气末正压通气，以防止呼气末肺泡委陷，根据氧合缺失的严重程度确定呼气末正压的值，再根据维持合理氧合所需要的吸氧浓度FiO$_2$来调整。

（3）防治感染：应早期给予预防性抗生素。选用能通过血胰屏障对结肠常见菌有效的广谱抗生素，可降低感染发生率。

（4）镇静、镇痛：对SAP患者应给予必要的镇静、镇痛，可用丙泊酚、咪达唑仑遵循叫醒原则，Ramsay评分3～4级。一般不用吗啡。

（5）营养支持：给予肠外营养（PN），应用谷氨酰胺；肠道耐受后早期肠内营养（EN），先用短肽，逐渐改为整蛋白，补充充足热量，增强机体抗感染能力。早期（发病最初4～5天）给予热量20kcal/kg，以后逐渐增加热量至30～35kcal/kg。

（6）抑制胰腺外分泌：禁食、胃肠减压，有助于减轻呕吐及腹胀。用抑制胰液外分泌的药物使胰腺休息。

（7）早期促进胃肠功能的恢复：早期应用硫酸镁、大承气汤及杜秘克等，可促进胃肠蠕动，降低腹内压，保护胃肠道屏障功能，减少细菌及内毒素移位；也促进腹腔渗液的吸收。硫酸镁还可通过促进胆汁排泄，减少细菌感染的机会。腹部理疗等也可促进胃肠道功能恢复。

（8）早期血液滤过：有利于稳定内环境，清除过多的细胞因子等炎性介质，有利于减轻全身性炎症反应，改善心、肺、肾等器官的功能和清除过多的液体积蓄，使病情严重程度减轻。

（9）糖皮质激素的应用：SAP循环不稳定者，小剂量持续给药直至循环稳定。如可用氢化可的松，先给予200mg，再持续给药0.16mg/（kg·h），一旦血压稳定即停药，一般应用不超过7天。

3.手术治疗

（1）早期手术：原则上发病14天内均不应进行手术治疗，但出现下列情况时应考虑手术：

①大量渗出，有压迫症状时可行腹腔置管引流，或经腹腔镜冲洗引流。

②伴有局部感染，病情进一步加重。

③腹腔室隔综合征，严重的应行腹腔减压。

④胆石性胰腺炎合并胆管炎、梗阻性黄疸、胆管扩张、胰腺病变严重，可根据具体情况早期（72小时内）处理。MAP可行腹腔镜下胆囊切除术和术中胆道造影、取石；SAP可行内镜下括约肌切开（endoscopic sphincterotomy，EST）或内镜下鼻胆管引流（endoscopic nasobiliary drainage，ENBD），胆囊病变后期再处理。

⑤甲状旁腺功能亢进导致胰腺炎，及时处理甲状旁腺功能亢进病变。

（2）急性液体积聚：无菌性液体积聚一般会自行吸收不需要特殊治疗，经皮穿刺引流或者手术引流液体积聚都是没有必要的，反而有可能导致感染。感染性液体积聚可行经皮穿刺引流及抗生素治疗。

（3）胰腺坏死：无菌性胰腺坏死多不主张手术治疗。早期确定胰腺感染，CT有"气泡征"即可诊断胰腺感染，如无气泡，临床上又疑有胰腺感染，行CT引导下细针穿刺可早期诊断胰腺感染。

传统的干预方式包括：

①有计划的清除坏死组织；

②坏死组织清除可以是开放式的也可以是封闭式的；

③坏死组织清除及持续的灌洗。

非传统的干预方式包括：

①单纯的抗生素治疗；

②抗生素治疗加经皮穿刺引流；

③抗生素治疗加外科引流但不清创坏死组织；

④抗生素治疗加微创外科治疗。但无论怎样，手术原则均应是：尽可能的清除感染性坏死组织，保存有生机的胰腺组织；提供有效的引流；手术越晚效果越好，所需手术次数越少。

4.监护要点

（1）胰腺炎患者需要入住有监测设备和专业人员的病房，重型急性胰腺炎应进行加强监护。监护重点为肺、肾、心及其他器官功能。

（2）病情观察：

①密切观察呼吸，进行血气分析，及早发现呼吸衰竭。

②密切观察神志、生命体征和腹部体征的变化，特别是注意有无高热不退、腹肌强直，肠麻痹等重症表现，为诊断重症胰腺炎及手术提供依据。

③密切观察尿量尿比重，鉴别肾功能及时发现肾衰竭。

④注意有无手足抽搐，定时测定血钙。

⑤注意有无出血现象，监测凝血功能的改变。

⑥注意生化指标的监测，包括电解质，酸碱平衡和肝肾功能等。

四、护理

1.卧床休息：剧痛而辗转不安者要止痛、镇静，防止坠床。

2.禁食和胃肠减压：因为食物中酸性食糜进入十二指肠促使胰腺的分泌，肠管内压力增高，加重胰腺的病变。通过禁食进行胃肠减压可避免呕吐，也可避免食物和胃酸刺激十二指肠分泌大量肠激素而增加肠液的分泌，从而降低酶对胰腺的自溶作用，减轻腹胀。因此，在治疗过程中，禁食和胃肠减压是相当重要的治疗手段。

3.观察腹部情况和体温、脉搏、血压的变化：休克是急性胰腺炎常见的致死原因，往往是突发性的。要密切观察病情的进展情况，及时向医生反映，协助医生积极抢救。通过液体复苏等抗休克治疗,维持水、电解质平衡和内环境稳定。

4.合理应用抗生素:胰腺坏死和(或)胆源性胰腺炎可应用透过"血胰屏障"抗生素,预防感染发生。

5.抑制胰腺酶作用:重症患者早期应用胰酶抑制药。

6.支持疗法:因患者禁食时间较长,应补充足够的营养。肠内、外营养治疗可促使患者早日康复。在输液中严格执行无菌操作,并注意控制输液速度,注意心、肺、肾功能。

7.预防压疮:对生活不能自理的患者,协助其在床上大小便,帮患者翻身,患者大便量多且次数频繁时,应加强会阴、肛周皮肤清洁与保护,保持床单的整洁,动作轻巧,以防压疮发生。

8.心理护理:对患者进行心理护理,使患者情绪稳定,配合治疗与护理。

第十一节　急性阑尾炎

一、概述

急性阑尾炎(acute appendicitis)发病率虽较成人低,但仍是小儿外科急腹症中最常见的疾病。新生儿罕见,5岁以后随年龄增长为发病高峰。小儿急性阑尾炎病情发展快,症状不典型,容易误诊和发生穿孔,文献报道高达40%,因而早期诊断和治疗极为重要。

二、临床表现和诊断

(一)临床表现

1.全身反应

(1)精神异常:病变初期多表现为烦躁和哭闹,继而由于炎症和疼痛的刺激引起大脑皮质的抑制可出现精神不振、无力、活动减少、嗜睡等。

(2)发热:婴幼儿一般均有发热,体温可高在39℃~40℃,少数营养差并发阑尾穿孔腹膜炎的患儿可能出现体温下降,提示病情危重。

2.腹部及消化道症状

（1）腹痛：较大儿童典型病例,可与成人一样诉说有转移性右下腹痛的病史。初期上腹部有轻度疼痛,逐渐阵发性加重,数小时后炎症累及阑尾壁浆膜时,疼痛由上腹、脐周、转入右下腹阑尾部位。年龄越小,症状愈不典型。婴幼儿仅表现为阵发性呻吟、拒食或静卧不动,触摸腹部时哭闹明显,易被误诊。

（2）恶心、呕吐：早期呕吐多是胃肠反射性反应,呕吐物多为食物。较晚期患儿出现呕吐为腹膜炎所致,呕吐物可含胆汁、肠液,呕吐量多。婴幼儿阑尾炎时,呕吐往往出现于腹痛前。

（3）腹泻、便秘：小儿阑尾炎常发生稀便或腹泻,这可能与盆腔阑尾炎或盆腔内积脓刺激肠道及直肠,或合并肠炎等因素有关。个别患儿可因发热、呕吐及体液丢失而出现便秘。

3.体征

（1）固定的体位：由于盲肠转动或下垂可加剧疼痛,因此患儿选择某一疼痛最轻的体位很少改变,如侧屈髋位。

（2）腹部体征：

①腹部压痛,小儿由于盲肠移动性较大,阑尾位置不固定,有时压痛可在右中腹、脐部附近、下腹中部,穿孔腹膜炎时全腹压痛。

②反跳痛,炎症刺激腹膜后可出现反跳痛。

③腹肌紧张,阑尾炎症弥漫形成周围炎及腹膜炎时,腹肌反射性收缩引起肌紧张。婴幼儿腹肌发育不完善肌紧张不如年长儿明显。阑尾穿孔腹膜炎可出现全腹性肌紧张。小儿不合作,哭闹可干扰腹肌紧张的检查,因此需分散小儿注意力,反复检查,必要时可使用适量镇静剂待小儿安静后进行检查,以确定腹肌紧张程度。

④皮肤过敏,有些阑尾炎早期患儿合并阑尾腔梗阻,右下腹皮肤可出现感觉过敏,蛲虫性阑尾炎患儿更明显,这是内脏、躯干神经相互反射的表现。

⑤多数患儿可有腹胀,听诊肠鸣音减弱,年龄越小越明显。

⑥阑尾周围出现脓肿时右下腹可扪及包块,较大包块可触及波动感。

⑦其他体征：

A.直肠指诊可有右前方触痛,甚至可触及肿胀的条索状阑尾;

B.腰大肌试验,患儿左侧卧位,右髋过伸,腰大肌受到刺激疼痛,盲肠后位阑尾更明显;

C.闭孔肌试验,患儿仰卧,屈曲并内旋右髋关节后出现右下腹疼痛,是由于较

长阑尾尖端刺激闭孔内肌所引起的疼痛;

D.Rovsing征在小儿诊断帮助不大。

4.实验室及其他检查

(1)血常规:白细胞数往往＞10×10^9/L,中性粒细胞可高达0.80。

(2)尿常规:一般无特殊,但有时阑尾炎刺激输尿管或膀胱后尿常规可见少量红细胞和白细胞。

(3)X线检查:有利于排除肠穿孔、肠梗阻。

(4)B超:可发现肿大变形的阑尾及阑尾脓肿。

(5)血清C反应蛋白(CRP):CRP增高有助于坏疽及穿孔性阑尾炎的诊断。

(二)诊断

根据典型的转移性右下腹痛史及压痛、反跳痛、腹肌紧张体征,结合实验室检查白细胞升高等情况,一般可以做出诊断。婴幼儿或临床表现体征不典型者需反复、耐心、多次检查,有时需根据动态观察结果才能诊断。

在检查时需注意:能说话的患儿要在家属的配合下尽量争取合作,正面回答医生的询问,了解发病的时间,疼痛的性质。检查时注意手和听诊器都不要太凉。观察患儿的精神状态,如精神愉快,嬉笑自然,活动多而灵巧,触诊腹部时压痛位置不固定或不能肯定有肌紧张时不急于手术。

采用对比检查腹部方法:①检查者两手分别按压左、右下腹,并交替加重用力,观察患儿哭闹反应,如重压哭闹明显加剧,则以同样方法按压右上或右下腹进行对比;②患儿母亲握住患儿一手(一般握右手),允许另一手自由活动,同上述方法交替按左、右下腹,如患儿用自由手抵抗检查右侧按压说明有压痛;③检查者一手重压右下腹痛点,患儿全力抵抗右侧按压之手,检查者另一手乘机按压全腹其他各处,如患儿均置之不理则可知除右下腹外它处无压痛。为了明确压痛紧张的固定性,检查至少反复三次,第一次常选择在就诊时,第二次在血常规检查后,第三次在初步处理后(处方或收入院)。三次检查中最好有一次检查是在安静或安睡时,必要时可在使用镇静剂后进行检查,睡眠后皮肤痛觉过敏消失,对深压痛与肿块检查较重要。小儿骨盆小,直肠触诊与检查下腹比成人便利,可了解阑尾肿胀浸润的程度与范围。

诊断仍困难时,可考虑腹腔穿刺检查与X线检查。右下腹抽出液为血性、臭脓性或涂片有大量的细菌者为坏疽性阑尾炎。脓稀无臭味,有脓球而无细菌者无须急诊手术。穿刺未得渗液时,可注入50ml生理盐水再吸出检查。X线检查对鉴别诊断肠梗阻、坏死性肠炎、胃肠穿孔有帮助。

三、治疗

1.治疗原则:阑尾炎诊断明确,尽可能早期手术。但就诊3天以上症状无恶化以及家属拒绝手术或其他特殊原因时,可用药物治疗。阑尾脓肿以药物治疗为主。在药物治疗中需密切观察发热、疼痛、压痛范围等是否趋向好转,病情加重应手术引流,并发肠梗阻者引流脓肿后可得到缓解。患儿观察3天以上症状稳定好转,显示腹膜炎已局限,双合诊又能摸到浸润块,应避免手术、以免感染扩散。待自然吸收或脓肿形成后再酌情引流或延期进行阑尾切除术。

2.抗生素治疗:常选针对球菌和革兰阴性杆菌及厌氧菌的药物,临床上目前小儿多用青霉素及氨苄西林、头孢类和甲硝唑静脉滴注。如有药敏试验结果则根据药敏情况选用抗生素。

3.手术方法

(1)尽量选麦氏切口:切除阑尾后应清除腹腔脓液,阑尾病变不明显者需探查回肠末端100cm(防止梅克尔憩室炎被遗漏)及盆腔器官。

(2)放置腹腔引流适应症:①阑尾穿孔、腹腔积脓、坏疽性阑尾炎;②阑尾残端处理不满意而影响愈合者;③切除阑尾或分离阑尾粘连后渗血不止可放置烟卷式引流或纱布填压引流;④已局限的阑尾脓肿。

(3)腹腔镜阑尾切除:小儿腹腔镜阑尾切除术在国内、国外均有大宗病例报道,目前大多医院腹腔镜阑尾切除术已成常规术式。腹腔镜阑尾切除具有创伤小,患儿痛苦少、术后肠功能恢复快、住院时间短、腹部创口瘢痕小等优点。小儿腹腔镜多选用穿刺Trocar,直径5~10mm,手术操作时气腹内压保持在1.07~1.33kPa(8~10mmHg),手术时间在30分钟左右。

第十二节 急性肠套叠

一、概述

肠套叠(intussusception)是指部分肠管及其肠系膜套入邻近肠腔所致的一种绞窄性肠梗阻,是婴幼儿时期最常见的急腹症之一,也是3个月至6岁期间引起肠梗阻的最常见原因。

60%本病患儿的年龄在1岁以内,新生儿罕见。80%患儿年龄在2岁以内,男孩发病率多于女孩,约为4:1。健康肥胖儿多见,发病季节与胃肠道病毒感染流行相一致,以春秋季多见。常伴发于胃肠炎和上呼吸道感染。

二、临床表现

1.腹痛:既往健康的孩子突然发作剧烈的阵发性肠绞痛,哭闹不安,屈膝缩腹、面色苍白、拒食、出汗,持续数分钟或更长时间后,腹痛缓解,安静或入睡,间歇10~20分钟又反复发作。阵发性腹痛系由于肠系膜受牵拉和套叠鞘部强烈收缩所致。

2.呕吐:初为乳汁、乳块和食物残渣,后可含胆汁,晚期可吐粪便样液体,说明有肠管梗阻。

3.血便:为重要症状。出现症状的最初几小时大便可正常,以后大便少或无便。约85%病例在发病后6~12小时排出果酱样黏液血便,或作直肠指检时发现血便。

4.腹部包块:多数病例在右上腹季肋下可触及有轻微触痛的套叠肿块,呈腊肠样,光滑不太软,稍可移动。晚期发生肠坏死或腹膜炎时,出现腹胀、腹水、腹肌紧张和压痛,不易扪及肝块,有时腹部扣诊和直肠指检双合检查可触及肿块。

5.全身情况:患儿在早期一般情况尚好,体温正常,无全身中毒症状。随着病程延长,病情加重,并发肠坏死或腹膜炎时,全身情况恶化,常有严重脱水、高热、嗜睡、昏迷及休克等中毒症状。

三、治疗

急性肠套叠是一种危及生命的急症,其复位是一个紧急的治疗过程,一旦确诊需立即进行。

1.非手术疗法:

(1)灌肠疗法的适应证:肠套叠在48小时内,全身情况良好,腹部不胀,无明显脱水及电解质紊乱。

(2)禁忌证:①病程已超过48小时,全身情况差,有脱水、精神委靡、高热、休克等症状者,对3个月以下婴儿更应注意;②高度腹胀,腹部有腹膜刺激征者;③X线腹部平片可见多数液平面者;④套叠头部已达结肠右曲(脾曲),肿物硬而且张力大者;⑤多次复发疑有器质性病变者;⑥小肠型肠套叠。

(3)方法:①B超监视下水压灌肠;②空气灌肠;③钡剂灌肠复位三种。

(4)灌肠复位成功的表现:①拔出肛管后排出大量带臭味的黏液血便和黄色粪水;②患儿很快入睡,不再哭闹及呕吐;③腹部平软,触不到原有的包块;④灌肠复位后给予0.5~1g药用炭(活性炭)口服,6~8小时后应有炭末排出,表示复位成功。

2.手术治疗:肠套叠超过48~72小时,或虽时间不长但病情严重疑有肠坏死或穿孔者以及小肠型肠套叠均需手术治疗。根据患儿全身情况及套叠肠管的病理变化程度选择进行肠套叠手法复位、肠切除吻合术或肠造口术等。5%~8%患儿可有肠套叠复发,灌肠复位比手术复位的复发率高。

第十三节　早产儿管理

一、概述

早产儿是指胎龄<37周出生的新生儿,其中出生体重在1000~1499g者为极低出生体重儿(VLBW),出生体重<1000g为者超低出生体重儿(ELBW)。早产儿组织器官不成熟,对外界适应力差,胎龄越小,生后并发症越多,病死率越高,存活者发生严重伤残的风险也高。据WHO统计,全球范围内早产儿发生率为5%~18%,我国卫健委数据报告早产儿发生率约为7%,2010年资料显示出生体重在

1500g以下者死亡人数占整个新生儿死亡人数的50%以上,占伤残婴儿的50%。这就要求我们在早产儿的临床管理中做到精细化、系统化,同时注重个体化,在尽可能保证存活率的基础上改善其预后。

二、早产儿管理要点

早产儿各器官系统发育不成熟,对外界环境适应能力差,需要得到系统而规范的管理和照护来提高其生存质量。

(一)产前和出生时管理

1.产前管理:产儿科共同会诊,选择最佳分娩时间和方式,并与家长做好沟通,医疗条件欠佳的医院可以考虑宫内转运和出生后转运。

2.出生时管理:

(1)新生儿科医生进入产房尽早参与,主动了解病史、孕期母亲和胎儿情况、早产的可能原因,有否完成促胎肺成熟的预防措施,评估分娩时可能发生的情况,积极做好出生的处理准备。

(2)积极复苏:早产儿出生时并发症较多,窒息发生率较高,对出生有窒息的早产儿积极复苏,动作要快且轻柔。

(3)保暖、保湿:产房内温度维持在25℃~26℃,早产儿出生体重预计<1500g,可将室温调高至27℃~28℃,提前打开辐射床,预热毛巾、包被等用物,复苏用氧或空氧混合气体应加热加湿;早产儿出生后迅速置于预热的远红外复苏抢救台,快速用预热的毛巾擦干全身,胎龄<28周的早产儿用保鲜膜包裹,但应暴露眼睛、鼻子、口和脐带,戴帽子,复苏处理后尽快放入预热的暖箱中。

3.NICU管理:

(1)体温和湿化管理

维持恒定的适中温度对早产儿非常重要,早产儿暖箱适中温度根据不同出生体重和日龄在32℃~35℃,暖箱相对湿度一般为60%~80%,胎龄和出生体重越低,暖箱相对湿度要高一些。对极低出生体重儿,暖箱湿度对维持体液平衡非常重要。为保持体温稳定,各种操作尽量在暖箱中进行。出生体重较大(超过2000g)的早产儿可以用开放式辐射床并盖上塑料薄膜进行保暖保湿。

表5-13-1 不同出生体重早产儿适中温度(暖箱)

出生体重(kg)	暖箱温度			
	35℃	34℃	33℃	32℃
1.0 ~	出生10天	10天 ~	3周 ~	5周
1.5 ~		出生10天	10天 ~	4周
2.0 ~		出生2天	2天 ~	3周

表5-13-2 超低出生体重早产儿暖箱温度和湿度

日龄(天)	1 ~ 10	11 ~ 20	21 ~ 30	31 ~ 40
温度(℃)	35	34	33	32
湿度(%)	100	90	80	70

表5-13-3 温度刺激对低出生体重儿的不良后果

冷	热
↓肺泡表面活性物质合成	↑液体丢失(蒸发、出汗)
↓肺泡表面活性物质有效性	↑生后体重丢失
↓pH	高钠血症(高渗透压)
↓PaO_2	↑黄疸
低血糖	周而复始的呼吸暂停
↑氧耗量	↑新生儿死亡率
↑储存的热量利用	
↑生后体重下降	
↓日后体重增加	
新生儿寒冷损伤	
↓凝血功能	
↑新生儿死亡率	

(2)治疗过程中存在的常见问题及管理

早产儿并发症多,这些并发症的发生有一定的时间顺序,一般早产儿生后根据临床特点分为早、中、晚三个时期,不同日龄的早产儿管理重点不同,抓住每个时期的重点问题,给予系统而规范的管理和照护,可以提高其生存质量。

表5-13-4 早产儿不同时期的常见问题

系统	早期(生后7天)	中期(生后8~21天)	晚期(生后22天以后)
置管	置管护理	置管护理	
体温	低体温		
水电解质平衡	出入量、电解质紊乱		
感染	早发性败血症	晚发性败血症	晚发性败血症
神经系统	颅内出血		脑室周围白质软化
呼吸系统	呼吸窘迫综合征、呼吸暂停、呼吸支持	呼吸支持、呼吸暂停	慢性肺发育不良、肺炎
循环系统	低血压、动脉导管未闭	动脉导管未闭	
消化系统	早期肠道喂养、肠外营养	肠道喂养、坏死性小肠结肠炎	胆汁淤积综合征、胃食管反流
血液系统	血小板减少、贫血、高胆红素血症	高胆红素血症	贫血
泌尿系统	尿量、肾功能		
骨骼系统			代谢性骨病
筛查		新生儿疾病筛查	ROP和听力筛查

①呼吸管理

早产儿呼吸中枢不成熟,易发生缺氧、呼吸暂停、呼吸窘迫综合征等并发症。长期保持一个体位容易产生疲惫,通过调整体位可以在一定程度上改善通气;有缺氧症状时及时吸氧,吸氧浓度和时间应根据缺氧的情况和用氧方式来决定,维持血氧饱和度(SpO_2)在90%~94%,不能超过95%,并根据监测结果和病情及时调整吸氧浓度,避免发生早产儿视网膜病(ROP)。保持颈部姿势自然,不要过度屈曲或仰伸,条件允许可放置水囊床垫,防止发生呼吸暂停,呼吸暂停者轻弹足底或者抚摸背部刺激恢复自主呼吸,必要时吸氧,如果呼吸暂停频繁发作(2~3次/小时)考虑使用枸橼酸咖啡因或氨茶碱药物治疗,频发的阻塞性或混合性呼吸暂停应给予持续气道正压通气(CPAP)、气管插管辅助呼吸,警惕肺动脉高压(PPHN)的发生,加强呼吸和血气分析监测,注意呼吸次数的变化。

②循环系统管理

早产儿动脉导管开放(PDA)较为常见,心脏超声检查确定诊断,对合并心功能不全的PDA应给予治疗,做好液体量限制,必要时口服吲哚美辛或布洛芬早期治疗,药物使用2个疗程不能关闭,并影响心肺功能者可考虑手术结扎。

③营养管理

早产儿的营养目标是让其在宫外环境中继续宫内的生长过程直至矫正胎龄40周,然后适当的追赶生长。因此,早产儿的营养支持非常重要。

A.肠内营养:对于早产儿在排除胃肠道喂养禁忌症的前提下主张母乳喂养。早期喂养可促进胃肠激素的分泌,加速肠黏膜生长和胆汁分泌,缩短静脉营养时间,减少胃肠道不耐受发生的危险。对于极低出生体重儿可以留置鼻饲管给予管饲喂养,逐步过渡到经口喂养。鼻饲期间给予非营养性吸吮可有效刺激患儿吸吮反射,增强吸吮、吞咽功能和胃肠蠕动,促进其消化功能的成熟和发育,为实现经口喂养做好准备。早产儿消化功能差,易呕吐和溢乳,因此,喂养应耐心、细心。无母乳者,宜选早产儿配方奶粉。原则上是胎龄越小,出生体重越低,每次哺乳量越少,喂乳间隔时间越短。在肠内喂养过程中需反复评估胃肠功能和耐受情况,警惕坏死性小肠结肠炎的发生。

B.静脉营养:目前不主张全静脉营养,如果早产儿存在消化道功能障碍或坏死性小肠结肠炎、重度循环障碍或危重败血症,应给予全静脉营养。输注静脉营养液时注意静脉工具的选择,保护好静脉,防止液体外渗,严格操作流程,避免营养液污染。

④预防感染

早产儿来自母亲的抗体缺乏,体液免疫、细胞免疫均不成熟,皮肤屏障功能差,消化道免疫和防御功能弱,生后接触多种感染高危因素,容易引起感染并导致感染扩散。因此,早产儿对消毒隔离要求更高,早产儿出生后实行保护性隔离,除做好皮肤、口腔、脐带护理,还要保证各项院感防控措施落实到位,包括手卫生、导管护理、接触物品的更换与消毒、仪器设备的规范使用及消毒等。同时要观察患儿有无精神萎靡,纳奶差,皮肤及口唇苍白、花纹,体温不升、少动、末梢循环差,黄疸加重或退而复现等感染前驱症状的非特性隐匿表现,及时给予干预。

⑤血糖管理

新生儿血糖低于2.6mmol/L为低血糖,早产儿低血糖发生率10%～15%,约是足月儿的3倍,低血糖可无任何临床症状,出现症状时表现为嗜睡、食欲缺乏、喂养困难、发绀、呼吸暂停、面色苍白、低体温、反应亢进、激惹、抽搐甚至昏迷。严重持续的低血糖易导致脑损伤。因此,应保持血糖稳定,积极防治低血糖症的发生,低血糖的预防比治疗更重要。生后早期喂养,保暖,进行血糖监测,必要时静脉滴注葡萄糖,维持血糖在正常范围,对反复发生或顽固性低血糖症,应积极查找病因,进行病因治疗。

⑥神经系统管理

早产儿神经系统发育不成熟,大脑皮层下中枢抑制弱、神经兴奋性高,易出现惊跳和抖动,脑室管膜下存在丰富的胚胎生发层,此外,缺氧缺血、机械通气、低血压、产前感染等因素,使早产儿易发生脑室周围-脑室内出血(PVH-IVH)和周围白质软化(PVL)。脑损伤早期常无明显临床表现而易被忽略,除依赖影像学检查外,需加强病情观察。避免环境温度的波动,保持患儿安静和体温正常,维持血压和血气分析在正常范围内,集中操作,尽量减少创伤性操作,控制输液速度,避免血浆渗透压升高等措施,维持其内环境稳定,保证正常脑血流动力学,减少颅内出血和对脑白质的损伤。

⑦早产儿视网膜病(ROP)的预防

早产、氧疗、遗传、感染等因素被认为是导致ROP的高危因素。未成熟的视网膜血管对氧极为敏感,高浓度氧使视网膜血管收缩或阻塞,从而使正常发育的视网膜血管停止,已形成的视网膜血管关闭,导致视网膜缺氧发生视网膜病变引起视网膜脱离,造成视力障碍或失明。ROP预防主要针对发病因素采取措施,积极防治各种合并症,防治呼吸暂停和感染、减少动脉血氧分压波动、规范用氧等,对降低ROP的发生率有重要作用。

⑧听力筛查

机械通气、长时间在NICU监护治疗,这些因素可促使听力障碍,早期发现才能及时采取干预措施,以免造成聋哑影响智力及语言的发育。听力筛查必须早进行,通常生后3天、30天各查1次,如筛查未通过,需做脑干听觉诱发电位检查,做到早期发现早期治疗。

⑨积极创造适宜早产儿生长发育的环境

胎儿在宫内温度恒定,子宫包裹,声音微弱,羊水滋润,有安全舒适的体位。因此,在重症监护室早产儿的护理过程中,宜采用鸟巢式体位给予支持护理,尽量保持环境安静,在保暖箱上盖深颜色的小被单,灯光柔和,减少光线刺激;减少不必要的操作,必需的操作尽量集中在一起进行,动作轻柔缓慢;搬动危重早产儿时应使身体和头部成一条直线,并使肢体收拢;控制病房噪音,减少刺激和干预,维持早产儿各系统的稳定,促进发育。

第十四节　新生儿呼吸窘迫综合征

一、概述

新生儿呼吸窘迫综合征(RDS)为肺表面活性物质(PS)缺乏所致,以生后不久出现呼吸窘迫并进行性加重为特征的临床综合征。由于该病在病理形态上有肺透明膜形成,故又称为肺透明膜病(HMD)。早产儿RDS发病率约5%~10%,胎龄越小发病率越高,择期剖宫产新生儿发病率约0.9%~3.7%。早产、窒息、妊娠糖尿病和剖宫产是导致肺表面活性物质缺乏引起RDS的重要原因。

二、诊断和临床表现

1.临床诊断

(1)病史和症状:可能有早产、围生期窒息、低体温、前置胎盘、胎盘早剥、母亲低血压等;生后2~6小时出现进行性呼吸困难、青紫、烦躁不安等。听诊两肺呼吸音低,肺底部偶可闻及少许湿啰音。

(2)X线具有特征性表现,是目前确诊RDS的最佳手段。

①两肺呈普遍性的透光度降低,可见弥漫性均匀一致的细颗粒网状影,即毛玻璃样改变;

②在弥漫性不张肺泡的背景下,可见清晰充气的树枝状支气管影,即支气管充气征;

③双肺野均呈白色,肺肝界及肺心界均消失,即"白肺"。X线片的严重程度反映了疾病的严重程度。

(3)血气分析:是最常用的检测方法,pH值和动脉氧分压(PaO_2)降低,动脉二氧化碳分压($PaCO_2$)增高,碳酸氢根减少。

(4)实验室检查:

①血红蛋白、白细胞计数和血小板;

②电解质、肌酐、血钙;

③耳道深部和延后部分泌物培养;

④血型和交叉配血;

⑤血培养。

(5)临床表现:生后不久(一般6小时)出现呼吸窘迫,并呈进行性加重,主要表现为呼吸气促,呼吸频率>60次/分,呼气呻吟、青紫、鼻扇及吸气性三凹征(胸骨上窝、锁骨上窝、肋间隙凹陷),严重时表现为呼吸浅表,呼吸节律不整、呼吸暂停及四肢松弛。呼气呻吟为本病的特点。

三、治疗原则

1.早期支持疗法:保暖;对低体温、低氧血症、低血压和酸中毒处理,减轻肺透明膜病的病情。

2.氧气疗法:调节氧浓度使患儿动脉氧分压在 $55 \sim 70mmHg$($SpO_2>90\%$),生命体征平稳,保证重要器官的供氧,而使氧中毒危险度降低。如果氧气浓度>60%仍不能使患儿 PaO_2 维持在 $50mmHg$,可以使用持续气道正压通气(CPAP)。

3.机械通气:动脉血气 pH 值<7.2;$PCO_2 \geqslant 50mmHg$;在氧气浓度 70%~100%、CPAP 压力 $8 \sim 10cmH_2O$ 条件下 $PO_2 \leqslant 50mmHg$;持续呼吸暂停发生时应给予机械通气支持。

4.肺表面活性物质药物治疗。

5.纠正代谢性酸中毒,保持酸碱平衡。

6.保持足够的热卡和液体。

7.使用抗生素,控制肺部感染。

8.RDS患儿平稳的指标包括:

(1)吸入空气即可或脉搏血氧饱和度(SpO_2)≥90%;

(2)呼吸频率<60次/分;

(3)血 pH 值≥7.35。

四、护理管理要点

1.一般护理

(1)体温:保持适当的体温,将患儿置于暖箱或辐射抢救台,保持皮肤温度在 $36.5℃ \sim 37℃$,避免寒冷和减少氧气消耗。

(2)体位护理:有利于患儿开放气道的体位是侧卧位、垫小毛巾卷,使头部抬高,或者给予仰卧位,肩下垫毛巾卷,使颈部轻微拉伸、头部处于鼻吸气的位置,颈部过度拉伸或过度屈曲时都会导致气管直径变小。保持呼吸道通畅,及时清除口、鼻、咽部分泌物,同时可以给患儿使用水床,常规观察患儿的皮肤情况,减少搬动,减少对患儿的干扰。

（3）随时观察病情动态变化,定期对患儿进行评估,密切关注检查、化验结果,做好护理记录,病情变化及时通知医生。

2.监护

（1）持续监测心率、呼吸频率。

（2）严密监测血气中pH、PCO_2、PO_2、HCO_3^-。

（3）电解质水平、血糖和血细胞比容。

（4）监测体温:可使用肛温或者腋温监测,或者采用持续的肛温或皮肤温度监测。如果患儿使用暖箱或者远红外线辐射床的肤温控制模式,应进行持续的皮肤或核心温度监测。监测中心和外周体温的差值可以提供有用的信息,例如血液循环状态,尤其是循环血量。

（5）监测血压:有条件对危重症新生儿进行有创动脉血压监测是监测血压最好的方法,新生儿应用中心静脉压监测较少。

（6）监测患儿肺呼吸生理参数,特别是进行机械通气的患儿,当病情好转肺顺应性改善后潮气量增大,容易造成气漏。

3.氧疗

（1）用氧护理:护士需要对氧气用量进行管理,头罩用氧氧流量＞5L/min,防止CO_2潴留在头罩内。例如FiO_2应根据血氧饱和度和(或)直接或间接的动脉血氧分压进行调整。采取足后跟的静脉血进行pH和$PaCO_2$的确定,但PaO_2不准确。持续血氧饱和度监测,至少每小时记录一次。每次调整呼吸机参数后都需要监测血气分析结果。

（2）持续气道正压通气（CPAP）的护理:放置鼻塞时,先清除呼吸道及口腔分泌物、清洁鼻腔。鼻部采用"工"形人工皮保护鼻部皮肤和鼻中隔。在CPAP氧疗期间,经常检查装置各连接处是否严密、有无漏气,及时倾倒冷凝水,保持气路通畅。吸痰时取下鼻塞,检查鼻部有无压迫引起皮肤坏死或鼻中隔破损等。每小时观察CPAP的压力和氧浓度,压力$4\sim8cmH_2O$;氧浓度根据患儿情况逐步下调,当压力＜$4cmH_2O$,氧浓度接近21%时,需考虑是否试停CPAP。

（3）气管插管的护理:

①采用经口或经鼻插管法,妥善固定气管插管以避免脱管,每班测量并记录置管长度,检查接头有无松脱漏气、管道有无扭转受压。

②湿化器内盛蒸馏水至标准线刻度处,吸入气体用无菌注射用水加温湿化,使吸入气体温度在36.5℃~37℃以保护呼吸道黏膜、稀释分泌物,有利于分泌物排出。

③气管内分泌物会影响气体流速,也可能堵塞管道。及时清除呼吸道分泌物,按需吸痰,吸痰时需要进行患儿的评估,包括听诊肺部痰鸣音、氧合变差的表现、气管插管管壁出现分泌物、患儿烦躁等。吸痰时应注意动作轻柔,回抽时应间歇性放开压力,吸痰管堵塞气管的时间不应超过5秒钟,因为持续吸引的过程会导致肺部气体随分泌物吸出而加重缺氧。有条件的情况下尽可能使用密闭式吸痰管,对于吸痰时血氧、血压、心率容易波动的患儿尽可能采用密闭式吸痰法。吸痰的目的是保持气管通畅而不是保持支气管通畅,故吸痰管不应插入过深,当吸痰管超过气管插管末端时极易损伤气管隆突。吸痰前应采用测量法预先确定吸管应插入的深度,每次吸痰操作前后注意导管位置固定是否正确,听诊肺部呼吸音是否对称、记录吸痰时间、痰量、性状和颜色,必要时送检做痰培养。

4.使用肺表面活性物质(PS)的护理

(1)通常于出生后24小时内给药,用药前彻底清除口、鼻腔及气管内的分泌物,摆好患儿体位,再将PS放置暖箱内溶解、滴入,滴完后给予复苏气囊加压通气,充分弥散,然后接呼吸机辅助通气,并严密监测血氧饱和度、心率、呼吸和血压变化。若患儿出现呼吸暂停、PaO_2及心率下降停止注药,迅速给予复苏囊加压给氧,注意压力不可过大,以免发生气胸,使药液快速注入肺内,直至恢复稳定。重新注药时须确定气管插管位置正确后再进行操作,使用后需记录。呼吸机辅助通气的患儿使用PS后需将呼吸机参数适当下调。

(2)给药后6小时内尽量不吸痰以免影响药效。

5.液体平衡和营养供给

液体平衡是所有危重新生儿监测内容的重要组成部分,RDS因缺氧、高碳酸血症会导致酸碱、水电解质、循环功能失衡,应予及时纠正,使患儿渡过疾病严重期。液体量不宜过多,以免造成肺水肿。每天监测体重,称尿布重量,统计出入量,以防因蒸发导致液体丢失,仔细观察新生儿的精神状态、呼吸、心率、血压和面色。输注静脉全营养液(TPN)用PICC或者UVC输入,做好导管护理,维持静脉输液通畅,使用微量注射泵控制输入速度,加强巡视,防止TPN渗出而引起皮肤坏死。

第十五节 新生儿高胆红素血症

一、概述

新生儿高胆红素血症是胆红素(主要为未结合胆红素)在体内积聚而引起的,其原因很多,可分为生理性和病理性(相对生理性黄疸而言)。新生儿血中胆红素超过5~7mg/dl,即可出现肉眼可见黄疸,出现黄疸的新生儿大多数预后良好,仅个别严重者可致中枢神经系统受损,产生胆红素脑病,引起死亡或严重后遗症。因此,新生儿出生后需要监测胆红素水平,加强对新生儿黄疸的临床观察,尽快找出原因,及时治疗;出院前评估发生重症高胆红素血症的风险,并在出院后定期随访,给予适时的干预。

二、临床表现和诊断

(一)生理性黄疸

1.临床表现:

(1)有50%~60%的足月儿和80%的早产儿会出现生理性黄疸。足月儿生后2~3天出现,4~5天到达高峰,5~7天消退,最迟不超过2周,早产儿可延迟到3~4周。

(2)黄疸程度轻重不一,轻者仅限于面颈部,重者可延及躯干和巩膜,一般无神经系统症状。

2.诊断:

血生化中未结合胆红素增高,但每日血清胆红素升高不超过85μmol/L(5mg/dl);足月儿胆红素峰值不超过220.6μmol/L(12.9mg/dl),早产儿胆红素不超过256.5μmol/L(15mg/dl)。

(二)病理性黄疸

1.临床表现:

(1)出现时间早,多在生后24小时内出现。

(2)黄疸程度重,血清胆红素>205.2~256.5μmol/L(12~15mg/dl),或每日血清

胆红素增高>85μmol/L(5mg/dl);皮肤巩膜黄染重,粪便色黄或色泽变淡或呈灰白色,尿色正常或深黄。

(3)持续时间长(足月儿>2周,早产儿>4周),或呈进行性加重。

(4)黄疸退而复现。

(5)严重者出现胆红素脑病。

表5-15-1 胆红素脑病的临床表现

分期	表现	持续时间
警告期	反应低下,肌张力下降,吸吮力弱	0.5~1.5天
痉挛期	肌张力增高,发热/抽搐,呼吸不规则	0.5~1.5天
恢复期	肌张力恢复,体温正常,抽搐减少	2周
后遗症期	听力下降,眼球运动障碍,手足徐动,牙釉质发育不良,智力落后	终生

2.诊断:

(1)黄疸出现早,迁延不退,持续时间长的患儿。

(2)生后3天的新生儿出现黄疸,监测血清胆红素,超过205.2~256.5μmol/L者,试停母乳,黄疸消退,可考虑母乳性黄疸。

(3)存在早产、溶血、缺氧、酸中毒、感染等高危因素,出现重度高胆红素者,应考虑高胆红素血症。

(4)疑有溶血病者。

三、治疗

(一)治疗要点

1.生理性黄疸一般不需要特殊治疗,注意尽早开始供给充足奶量,多可自行消退。血清胆红素>171μmol/L(10mg/dl)时,每天监测胆红素值。病理性黄疸应针对不同病因,采取相应的措施,治疗基础疾病。

2.提倡早喂养,诱导肠道正常菌群的建立,减少胆红素肠肝循环。保持大便通畅,减少肠壁对胆红素的再吸收。

3.降低血清胆红素,给予光照疗法或换血治疗。

4.保护肝脏,不用对肝脏有损害及可能引起溶血、黄疸的药物。

5.控制感染,注意保暖,供给营养,及时纠正酸中毒和缺氧。

6.适当用酶诱导剂、输血浆和白蛋白,降低游离胆红素。

7.对于新生儿溶血病所致黄疸,应于产前监测和治疗。

（二）光照疗法

胆红素能够吸收光线,光疗通过转变胆红素产生异构体,使胆红素由脂溶性转变为水溶性,直接经胆汁或尿液排出体外。进行光疗不仅需要监测胆红素浓度,同时还要根据黄疸出现的时间、患儿的胎龄、出生日龄、体重及临床症状进行评估。

1.光源:蓝光的波长主峰波长为425～475nm,胆红素最易吸收,故目前认为是最好光源。也可选择白光（波长550～600nm）或绿光（波长510～530nm）。

2.方法:单面光疗法、双面光疗法、毯式光纤黄疸治疗法。

3.时间:分连续和间歇照射。前者为24小时连续照射;后者是照6～12小时,间歇2～4小时,或其他照射和间隔时间。不论何法应视病情而定。

4.光疗的副作用:目前认为光疗较安全,基本无明显并发症。有一些相对较轻和一过性的并发症。常见表现有发热、腹泻、皮疹、核黄素缺乏、青铜症及低血钙等。

（三）换血疗法

换血的目的:

1.及时置换出抗体和致敏红细胞,减轻溶血;

2.降低血清胆红素浓度,预防核黄疸;

3.纠正贫血,防止心力衰竭;

4.重症感染时,换血可同时换出致病菌和毒素。

（四）药物治疗

1.对症治疗:纠正酸中毒和电解质平衡,纠正贫血;保暖。

2.肝酶诱导剂:能诱导肝细胞内葡萄糖醛酸基转移酶的生成,增加胆红素在肝内的结合能力。常用药物有苯巴比妥。

3.血液制品:大剂量丙种球蛋白一般用于重症溶血病的早期。白蛋白一般用于生后1周内的重症高胆红素血症。

4.其他:中药退黄药物如茵栀黄。枯草杆菌二联活菌颗粒（妈咪爱）等益生菌可调节肠道菌群,减少肠肝循环。

四、护理管理要点

（一）护理诊断

1.潜在并发症　胆红素脑病、心力衰竭。

2.营养失调 低于机体需要量 与吸吮无力、食欲缺乏及摄入不足有关。

3.有感染的危险 与患儿自身抵抗力低、自身感染与交叉感染有关。

4.知识缺乏 家长缺乏黄疸护理的相关知识。

(二)护理措施

1.密切观察病情:

(1)注意皮肤黏膜、巩膜的颜色的变化,注意观察黄疸出现的时间、进展及伴随症状。注意神经系统症状,如患儿出现拒食、嗜睡、肌张力减退等胆红素脑病的早期表现,应及时通知医生。另外,还要观察大小便次数、量及性质,如果出现胎便延迟,应予以灌肠,促进胎便及胆红素的排出。

(2)通过经皮胆红素和血清胆红素的测量对黄疸的程度进行持续监测。

2.光疗的护理:

(1)光疗前,做好患儿皮肤清洁,清洁后不能涂抹油脂类物质,以免影响光疗效果。剪短指甲,防止哭闹和烦躁抓伤皮肤。

(2)光疗过程中,需监测心率、呼吸、血氧饱和度。患儿全身皮肤暴露,随时观察会阴部、眼部是否遮盖完好。另外,若患儿出现皮肤青铜色、大片皮疹、高热、腹泻等症状时,应及时报告医生。

3.换血的护理:

(1)换血前血液需要预热,库存血的温度过低会导致心律失常,温度过高会导致溶血,因此保持在37℃~37.5℃最佳。

(2)换血过程中要严格无菌操作,保持患儿安静,严密监测患儿心率、呼吸、血压、SpO_2及胆红素、血气分析、电解质、血糖变化,如有异常,及时报告医生进行处理。同时,抽出血液和输入血液的量和速度要一致,保持同步,注射器和管路内不能有气体。

4.合理喂养与补液管理:

(1)合理安排补液计划,根据不同补液内容调节相应的速度,切忌快速输入高渗性药物以免血-脑屏障暂时开放,使已与白蛋白结合的胆红素进入脑组织。

(2)尽早开奶,可刺激肠蠕动,以利胎便排出。黄疸期间常会出现吸吮无力、食欲缺乏,应耐心喂养,可少量多次,保证奶量的摄入。

5.预防感染:严格无菌操作,医护人员接触患儿前后需严格手卫生,各种治疗护理操作应集中进行。同时也要注意婴儿皮肤、脐部及臀部的护理,防止破损感染。

6.健康教育：向患儿家长解释病情、治疗效果及预后，取得家长的配合。对于新生儿溶血病，做好产前咨询及孕妇预防性用药，发生胆红素脑病可能有后遗症，指导家属早期进行康复治疗及护理。

第十六节　新生儿坏死性小肠结肠炎

一、概述

坏死性小肠结肠炎（NEC）是一种严重威胁新生儿生命的疾病，也是NICU最常见的胃肠道急症。临床上以腹胀、呕吐、腹泻、便血，严重者发生休克及多系统器官功能衰竭为主要临床表现，腹部X线检查以肠壁囊样积气为特征。近年来随着VLBW在围产期病死率的持续降低，NEC的发病率逐渐增多。据美国国立卫生研究院统计，活产儿NEC发病率为0.5%～5%，占NICU患儿的2%～5%；90%以上为早产儿，其中VLBW儿患病率7%～10%；病死率占发病人数的23%～30%。NEC的发病率和病死率随胎龄和体重增加而减少。据不完全统计，目前国内本病的病死率为10%～30%。随着我国临床医疗水平的提高，新生儿重症监护室的应用与发展，新生儿NEC的生存率明显提高。

二、临床表现和诊断

(一)临床表现

NEC的临床表现轻重差异很大，既可表现为全身非特异性败血症症状，也可表现为典型胃肠道症状如腹胀、呕吐、腹泻或便血三联症。

1.腹胀：一般最早出现且持续存在。多数先出现胃潴留增加，很快发展为全腹膨胀，肠鸣音减弱；但也有少数患儿不出现腹胀；尤其是有些早产儿NEC早期腹胀表现不明显，以呼吸暂停、反应差等全身感染中毒症状为主。

2.呕吐：先为奶液，逐渐可出现胆汁样或咖啡样物。

3.腹泻或血便：出现较晚，便血可为黑便或鲜血。严重者腹膜炎、肠穿孔、SIRS（全身炎症反应综合征）休克等，甚至死亡。

4.腹膜炎患儿可见腹胀明显、腹壁发红。

5.部分患儿有出血倾向,皮肤可见出血点或瘀斑。

6.足月儿NEC发病稍早,主要表现为腹胀、呕吐、血便,病程进展快,全身症状少,出现肠穿孔、肠壁坏死和典型X线征象的比率少,病死率也低于早产儿(分别为5%和12%)。早产儿NEC早期表现为非特异性,如喂养不耐受、胃潴留、反应差、精神萎靡、呼吸暂停等,呕吐和血便不明显。一旦腹胀明显,常提示病情严重或发生肠穿孔,早产儿NEC肠穿孔发生率高达30%。

(二)诊断

1.NEC诊断的金标准为病理检查,但在实际工作中没有可操作性,目前常规结合临床表现和X线表现,使用Bell分级法进行诊断和评价病情的严重程度。

2.高危新生儿,特别是早产儿、极低出生体重儿是该病的基础条件。

3.出现腹胀、呕吐,同时精神状态变差的患儿高度怀疑。

4.患儿解果酱样或鲜血样便,可以基本确诊,但这些症状出现较晚,作为诊断依据可能耽误治疗。

5.腹部X线片见小肠胀气,可以见到气液平,典型患儿可以见到肠壁增厚,甚至肠壁有积气。X线片见门静脉积气是病情严重的体征。

6.膈下游离气体提示肠穿孔。

7.鉴别诊断包括感染、肠梗阻、肠扭转以及其他原因引起的急腹症。

三、治疗

1.禁食水:怀疑本病开始禁食,并立即按重症处理;确诊后继续严格禁食,使用胃管抽空胃内容物,腹胀明显行胃肠减压,禁食时间为7~14天。应根据临床胃肠功能恢复情况个体化地确定恢复胃肠道喂养的时间,不宜开奶过早或加奶过快,否则易复发,甚至病情恶化。最好从少量母乳开始,如症状有反复,再次禁食。

2.补液和静脉高营养:禁食和进食不足期间,应根据日龄和失水量补充液体和静脉营养液,严格记录24小时出入量。可输白蛋白或其他适当液体进行扩容,输血纠正贫血。

3.使用抗生素:感染是坏死性小肠结肠炎的重要原因之一,根据细菌培养和药敏实验进行选择。

4.外科治疗:手术指征包括:①腹膜炎体征明显,腹壁红肿明显;②内科治疗后病情继续恶化,酸中毒不能纠正、休克等。

四、护理

(一)常见护理诊断

1.活动无耐力与感染,摄入量不足等有关。

2.生长发育迟缓与肠道吸收障碍有关。

3.气体交换受损与机体代谢性酸中毒,呼吸衰竭有关。

4.体温过高/过低与感染有关。

5.疼痛与腹膜炎或肠穿孔有关。

6.体液不足的危险与摄入量不足继续损失量增加有关。

(二)护理措施

1. NEC 发生前的预防:

(1)加强消毒隔离意识,避免交叉感染:注意手卫生是防止交叉感染的关键环节。所用奶具一人一用一消毒,加强病室的通风和消毒及空调管道的定期清洗。

(2)合理喂养:部分新生儿尤其是早产儿或病情危重的足月儿吸吮及消化能力差,因此应加强喂养并准确观察和记录残奶量。如果残奶小于前次喂奶量的1/2,要相应减少本次喂奶量;如果残奶大于前次喂奶量的1/2,应报告医生是否需要暂停喂奶1次。

(3)加强基础护理:每天坚持做好口腔、脐部、臀部及皮肤等基础护理,并调节环境温度为适中温度,减少新生儿能量的消耗。

(4)观察病情:评估患儿的面色、意识及生命体征的变化,注意有无肢端冰冷、体温不升、呼吸暂停、心率减慢等情况。此外,还需密切观察患儿有无吐奶、胃潴留的情况,同时注意腹部体征,出现肠鸣音减弱或消失应引起高度重视,发现腹胀、腹肌紧张、肠型时及时报告医生做进一步检查。

2.NEC 发生后的护理:

(1)禁食,胃肠减压:由于小肠广泛性的炎症甚至出血,必须绝对禁食。如果患儿出现严重腹胀及呕吐,立即给予胃肠减压。保持引流管通畅,记录24小时引出物的颜色、性质及量。每次喂奶更换注射器,每周更换胃管,禁食期间做好口腔护理。

(2)静脉营养:静脉营养可提供患儿生长发育所需的热量、液体及营养物质,对NEC患儿来讲是很重要的治疗手段。但静脉营养液中的脂肪乳可增加感染的机会,因此在配制和输入过程中应严格无菌操作,同时为维持营养液的安全性和稳定性,应使用输液泵匀速输入,输液用具每天更换。

(3)合理的体位:腹胀的患儿头肩部抬高30°~40°,减轻由于腹胀使膈肌上移而造成的呼吸困难,同时头偏向一侧,防止窒息或吸入性肺炎。

(4)严密观察病情:除一般的意识、面色、生命体征等的观察外,还需严密监测腹围。每天定时、定尺监测最大腹围和过脐腹围,如果腹围增加1.5cm以上应报告医生。同时还需密切观察患儿有无呕吐、腹部体征、皮肤弹性、前囟凹陷程度及尿量改变等,注意有无脱水的表现;及时清理呼吸道;严密观察大便的量、颜色及性质。

(5)异常体温的护理:新生儿尤其早产儿因其体温中枢发育不成熟,皮肤散热迅速,产热能力差,常呈低体温,故应注意保暖。体重小于2000g的早产儿,应在暖箱内保暖,以保持体温恒定,防止硬肿症的发生,患儿体温维持在36.3℃~37.3℃;每日的治疗与护理尽量集中在箱内进行,避免反复操作而增加散热;体重大于2000g的早产儿可在箱外保暖,保持室温在22℃~24℃,相对湿度在55%~65%。

(6)对患儿尽量避免使用肛温表,避免过度的人工排便,以免造成肠穿孔。

(7)尿布包扎时应宽松,不要加大腹压。

3.NEC恢复期的护理:

待患儿腹胀消失、无呕吐、大便隐血试验阴性,临床一般情况好转,严格按医嘱喂养,不可增奶过快,特别是早产儿、极低出生体重儿的喂养,要特别注意配方奶的渗透压,否则易复发,甚至病情恶化。严密观察病情,发现呕吐、大便及腹部异常及时报告医生处理。待患儿出院时一定要告知家属合理喂养的重要性,避免因喂养不当再次引起复发。

第十七节　新生儿低血糖

一、概述

新生儿低血糖是指血糖低于正常新生儿的最低血糖值。新生儿出生后血糖供应从胎盘转变为自身储存的能量来源,出生后1~2小时内,随着血糖水平的下降,新生儿自身的葡萄糖生成过程被启动,所有健康出生的新生儿会动员肝脏储存的葡萄糖,分解糖原和启动糖异生,以维持正常的血糖水平,但部分新生儿由于不能进行适当调节,可出现持续或进行性血糖降低。糖是脑细胞的主要能量来源,低血糖使脑组织失去基本能量来源,无法进行代谢和生理活动,严重者导致神经系统后遗症,健康足月儿低血糖的发生率为1%~5%,早产儿和小于胎龄儿低血糖的发生率为15%~25%,因此维持合适的血糖浓度是十分必要的,应严密监测血糖、早诊断、早干预,可有效地预防低血糖发生和降低后遗症。

二、诊断、临床表现

1.诊断

目前新生儿低血糖的界限值存有争议,尚无国际公认的新生儿低血糖诊断标准,但多主张不论胎龄和日龄,全血血糖<2.2mmol/L(40mg/dl),血浆糖<2.2~2.5mmol/L(<40~45mg/dl)作为诊断标准,而低于2.6 mmol/L(47mg/dl)为临床需要处理的界限值。

正常的血糖水平是3.3~6mmol/L(60~108mg/dL)。

2.临床表现

低血糖的新生儿可以没有症状,或出现四肢抖动,惊厥,昏迷,呼吸暂停,青紫发作,激惹,嗜睡或木僵,肌张力降低或软弱,原来吃奶很好的新生儿出现吃奶减少、拒乳、低体温等。新生儿低血糖的症状是非特异性的,在合并其他一些疾病时也可能出现,如新生儿脑病和败血症。症状性的或持续性的低血糖,预后不良的高危因素的新生儿发生低血糖很可能造成远期神经系统并发症,因此对高危新生儿进行查筛也很重要。

三、治疗

由于目前尚不能确定引起脑损伤的低血糖阈值,因此不管有无症状,低血糖患者均应及时治疗。

1.无症状性低血糖:能进食的患儿可先进食,并密切监测血糖,低血糖不能纠正者可静脉输注葡萄糖,按6~8mg/(kg·min)速率输注,每小时监测血糖1次,并根据血糖测定结果调节输糖速率,稳定24小时后逐渐停用。

2.症状性低血糖:可先给予一次剂量的10%葡萄糖200mg/kg(2ml/kg),按每分钟1.0ml静脉注射,以后改为6~8mg/(kg·min)维持,以防低血糖反跳。每1小时监测血糖1次,并根据血糖值调节糖速率,正常24小时后逐渐减慢输注速率,48~72

小时停用。低血糖持续时间较长者可加用氢化可的松5mg/kg,静脉注射,每12小时1次;或泼尼松1~2mg/(kg·d),口服共3~5天,可诱导糖异生活性增高。极低体重早产儿对糖耐受性差,输糖速率>6~8mg/(kg·min)易致高血糖症。

3.持续性低血糖

(1)先天性高胰岛素血症(CHI):首选二氮嗪(diazoxide),每日5~20mg/kg,分3次口服。如无效可用二线药物生长抑素类如奥曲肽(octreotide),5~25ug/(kg·d),静脉注射。

(2)高血糖素0.02mg/kg,静脉注射;或1~20ug/(kg·h)静脉维持,该药仅作为短期用药。CHI药物治疗无效者则须行外科手术治疗。先天性代谢缺陷患儿应给予特殊饮食疗法。

四、低血糖管理

1.避免可导致低血糖的高危因素(如寒冷损伤等),高危儿定期监测血糖。

2.血糖监测:母亲服用普萘洛尔或降血糖药或分娩过程中静脉输葡萄糖,早产儿,低出生体重儿(LBW),小于胎龄儿(SGA),大于胎龄儿(LGA),糖尿病母亲的孩子(IDM)和生后情况不好的新生儿(如呼吸窘迫、败血症、代谢性酸中毒、喂养不足量或禁食等)应进行血糖监测。

3.持续的或症状性的低血糖及时静脉输注含高浓度葡萄糖的液体进行治疗并做进一步实验室检查。

4.如果健康的足月新生儿没有任何发生低血糖的高危因素,不必进行常规的血糖监测,因为可能干扰常规的护理,妨碍母婴关系及母乳吸养的建立。

5.有两种测血糖的方法:

(1)床边末梢血的血糖测量:该种方法可以在床边快速地得到血糖值。但相关医护人员应当接受正确使用和质控的培训。

(2)实验室的血糖测量:血标本应该在冷藏下尽快送出(或放在含有糖原分解抑制剂的容器中),并立即检测,以减少标本血中的糖原分解。如果标本放置时间超过15分钟后才进行检测,所得的血糖水平会低于实际水平,会导致不必要的干预。

6.预防医源性新生儿高血糖发生。

第十八节 先天性食管闭锁

一、概述

先天性食管闭锁(congenital esophageal atresia,CEA)是新生儿食管最常见的发育畸形,在胚胎 3~4 周发生。国外发病率为 1/2500~1/3000,国内发病率较低,约 1/4000;男女比例为 1.4:1,早产未成熟儿多见,患儿常伴有心血管系统、泌尿系统、骨关节或其他消化道畸形。早期实施诊断手术患儿成活率可达90%,晚期因并发肺炎患儿死亡率较高。

二、病理分型

按食管闭锁的不同形态,临床上可分为五种类型(如下图所示):

Ⅰ型:食管上段及下段均闭锁,食管不通入气管,无食管气管瘘。此型占 4%~8%。

Ⅱ型:食管上段通入气管后壁,形成食管气管瘘,食管下段为盲端。此型少见,约占0.8%。

Ⅲ型:食管上段为盲端,食管下段通入气管后壁,形成食管气管瘘。此型最为常见,占85%~90%。

Ⅳ型:食管上、下段均通入气管后壁,形成两处气管食管瘘,此型亦很少见,约占1%。

Ⅴ型:食管腔无闭锁,但食管前壁与气管后壁相通,形成单纯性食管气管瘘,占2%~5%。

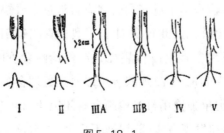

图 5-18-1

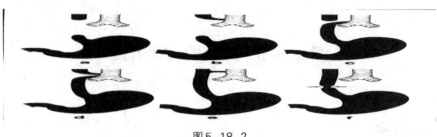

图5-18-2

三、临床表现与诊断

（一）临床表现

1.临床表现（以Ⅲ型为例）：

（1）食管闭锁的典型临床表现为患儿出生后唾液不能下咽，出生后会有大量带黏液的泡沫状唾液，经患儿鼻孔、口腔溢出。

（2）哺乳时，乳汁可直接进入患儿气管，引起患儿明显的呛咳、呕吐及呼吸困难，伴有口唇青紫，易发生吸入性肺炎，肺部可听到湿罗音。严重者可导致窒息。

（3）上腹部膨隆，是由于空气经呼吸道食管瘘口进入肠胃道而引起，腹部叩诊呈鼓音，若腹胀进行性加重会导致膈肌上抬，引起患儿呼吸困难加重。

（4）不能进食者将引起患儿脱水、电解质紊乱，如治疗不及时，患儿可于数日内因严重脱水和营养不良而死亡。

2.辅助检查

（1）产前超声检查。

（2）X线拍片检查。

（3）食管碘油造影检查。

（二）诊断

1.产前诊断：食管闭锁的产前诊断比较困难，仅有少部分可在产前获得诊断。孕期16周至20周超声检查羊水过多同时伴有胃泡过小或缺如应怀疑食管闭锁，但诊断的敏感性和特异性较低，此征象对于Ⅰ型食管闭锁阳性率可在75%～90%。孕期32周B超检查发现食管上段盲袋征是产前诊断食管闭锁较为可靠的征象。先天性食管闭锁患儿在MRI的T2加权上可以看到近端食管扩张，而远端食管消失的现象，敏感性较高，但单独使用MRI诊断食管闭锁假阳性率较高。

推荐意见：产前B超发现盲袋征、胃泡不显示、羊水过多等征象，可在产前诊断部分食管闭锁,建议行胎儿MRI筛查。

2.出生后诊断:患儿出生后表现为唾液过多,饮奶出现呛咳、发绀,胃管不能插入或折返。确诊依靠X线,经导管注入0.5～1ml非离子型造影剂,胸部正侧位片即可发现食管近端盲端。造影显示近侧食管盲端位置较高可行CT食管三维重建,以明确远端食管气管瘘位置。CT检查对于判断瘘管的位置及盲端距离有一定帮助,主要用于食管远近端距离较远或伴有多发畸形的食管闭锁。术前支气管镜检查在国外60%以上的儿童医学中心作为常规检查,能够发现和判断瘘管的位置以及发现特殊类型的瘘管。

四、治疗

手术治疗以矫正畸形,重建消化道通路,并消除患儿食管-气管瘘为原则。先天性食管闭锁应积极做好充分的术前准备,有利于提高患儿的手术耐受力,病情允许的情况下可尽早安排手术。

五、护理

(一)常见护理诊断

1.清理呼吸道无效与分泌物多,不能有效清除有关。

2.有误吸的危险与疾病本身有关。

3.营养失调低于机体需要量　与禁食时间长有关。

4.舒适的改变与伤口创伤、呼吸道分泌物引起患儿呛咳等有关。

5.潜在并发症感染、水电解质紊乱、吻合口狭窄、吻合口瘘、肺炎等。

(二)护理措施

1.术前护理措施:

(1)病情观察及护理:

①持续心电监护,监测患儿SPO_2、心率、呼吸变化,加强巡视。

②保持患儿呼吸道通畅:

A.胃管放置于食管盲端内(最低处),采用负压装置(持续负压吸引)防止患儿唾液反流,引起误吸及呛咳。放入患儿食管盲端吸引的胃管应选择质地柔软的硅胶管,持续负压吸引的压力不宜过大(40～60kPa),以免损伤患儿食管黏膜。

B.及时清理呼吸道,对于分泌物较多的患儿,必要时可进行吸痰护理,防止患儿误吸,注意观察患儿有无呕吐、呛咳、呼吸困难、发绀等现象。

C.低流量鼻导管吸氧(0.5～1L/分钟),必要时采用头罩吸氧,可有效提高氧含量,改善患儿缺氧的状况。

D.呼吸困难甚至呼吸衰竭的患儿,应及时进行气管插管,行呼吸机辅助通气。

E.保持病室或保温箱湿度在55%～65%,避免患儿分泌物过度黏稠。

③入住保温箱保暖,箱温(29℃～32℃)以维持患儿体温在(36.3℃～37℃)为宜。

④观察患儿有无脱水及腹胀情况,遵医嘱完善相关化验检查(生化、血气分析)等,积极预防纠正患儿水电解质紊乱,准确记录24小时出入量。

⑤严格控制补液速度,尤其是合并肺炎伴心衰的患儿,补液速度不宜过快,宜采用静脉输液泵控制滴速。

(2)饮食与营养支持:

①入院后患儿应立即禁食水。

②给予静脉营养支持。

(3)体位与活动:

①采取高斜坡卧位,可使膈肌和内脏下降,胸腔容积扩大,利于改善患儿呼吸状况。

②协助患儿翻身、拍背,促进患儿肺扩张。

2.术后护理措施:

(1)病情观察及护理:

1)持续心电监测患儿SPO_2、心率、呼吸变化。

2)加强患儿呼吸道的管理。术后常规使用呼吸机,使用期间应加强气道湿化,待自主呼吸平稳后拔管停呼吸机,改面罩给氧3～5L/分钟,呼吸平稳,SPO_2维持在95%以上后,可改为鼻导管吸氧0.5～1L/分钟。

(2)必要时清理呼吸道。保持病室及保温箱湿度在55%～65%,患儿痰液粘稠者可遵医嘱给予雾化吸入。

(3)保温箱保暖。

(4)禁食期间严格记录患儿24小时出入量。

(5)继续观察患儿有无脱水及腹胀情况,遵医嘱复查相关化验检查(生化、血气分析)等,根据患儿出入量情况合理补液,以预防纠正水电解质紊乱。

(6)对于胃造瘘的患儿,应加强造瘘口护理,观察造瘘口周围皮肤情况。

（7）保持患儿伤口敷料清洁干燥。

（8）保持各引流管道通畅。

3.饮食与营养：

（1）患儿禁食水期间,应予静脉营养支持,保证患儿营养物质的需求及维持水电解质平衡。

（2）拔除胃管后应经口喂养,应严格掌握喂养方法,控制喂养总量,做到逐渐加量。

（3）胃造瘘患儿使用注射器经胃造瘘管注奶,应注意注奶速度不宜过快,以免患儿返流引起呕吐。

4.体位与活动：

（1）取高斜坡卧位,可使膈肌和内脏下降,胸腔容积扩大,有利于改善患儿呼吸状况。

（2）定时翻身拍背,促进肺扩张。

（3）各管道拔除后、病情平稳可停保温箱。

5.管道护理：

（1）胃管：术后1～2天可引出淡咖色黏液,之后胃液逐渐清亮。胃管不宜过早拔除,避免患儿出现腹胀影响呼吸,同时胃管有利于预防胃食管反流,且胃管为术后食道支撑作用,严格观察术后胃管的深度,避免随意调动,通常术后7天造影,如患儿无吻合口瘘可拔出胃管,如有吻合口瘘,应根据病情延长拔管时间。

（2）胸腔闭式引流管,引流液早期多为淡血性,以后逐渐转为淡黄色,一般经床旁拍片提示无吻合口瘘时可拔管（护理措施详见第二十四节小儿常见引流管的维护）。

5.并发症的观察及护理

表5-18-1　并发症的观察及护理

并发症	发生原因	临床表现	预防及处理
肺炎及肺不张	气道分泌物未及时咳出或患儿唾液误吸	呛咳、高热、呼吸困难、呼吸窘迫	患儿取半卧位,减少胃液经食管气管瘘反复入肺的机会,合理应用抗生素,加强患儿手术后的呼吸管理
吻合口漏	吻合口张力过大食管吻合端血循环差	患儿精神差,发热,血象增高,呼吸困难,伤口发红,可见唾液自伤口处流出	预防控制感染,加强患儿营养支持,一旦出现再次手术造瘘
吻合口狭窄	主要与吻合手术及术后伤口感染有关		预防控制患儿感染应根据狭窄程度予食管扩张,通常每周扩张一次,坚持三月甚至更长时间

第十九节　先天性肠闭锁

一、概述

先天性肠闭锁（congenital intestinal atresia）和肠狭窄（in-testinal stenosis）是新生儿比较多见的先天性消化道畸形，是指从十二指肠至直肠间发生的肠道先天性闭塞和/或变窄，也是新生儿期肠梗阻的常见病因。发生率约为1/5000，男女发病率相似。

肠闭锁按 Martin 分类法分为4型：

Ⅰ型为膜状闭锁；

Ⅱ型为盲袋型闭锁，两端肠管有纤维索带连接；

Ⅲa型为盲袋完全分离，肠系膜呈"V"形缺损；

Ⅲb型为 Apple-peel 闭锁；

Ⅳ型为多发性闭锁。

二、临床表现与诊断

（一）临床表现

1.呕吐：

（1）多于患儿第1次喂奶后或生后第1天出现。十二指肠和高位肠闭锁呕吐出现较早，次数频繁；回肠、结肠等低位闭锁则可于生后2～3天出现呕吐。

（2）呕吐呈进行性加重，吐出量较多。高位肠闭锁病例呕吐物为奶块，多含胆汁，喂奶后患儿呕吐加重，低位闭锁呕吐物可呈粪便样并带臭味。

2.腹胀：腹部膨胀的程度与闭锁的位置和患儿就诊时间有关。一般闭锁的位置越高，就诊时间越早，腹胀程度就越轻，反之腹胀程度则越重。

3.排便异常，出生后患儿无正常胎便排出或仅排出少量灰白色或青灰色黏液样粪便。

4.全身情况：生后几小时患儿很快躁动不安，不能入睡，不吃奶或吸吮无力，出现脱水及中毒症状，且常伴有吸入性肺炎，全身情况迅速恶化。

（二）辅助检查

（1）产前B超。

（2）腹部X线检查。

（3）钡剂灌肠。

（三）诊断

根据临床表现和辅助检查判断闭锁分型与位置高低。

（四）鉴别诊断

新生儿生后开始持续性呕吐,吐物为大量黄绿液体。无正常胎粪排出或有进行性腹胀,即应怀疑有肠闭锁的可能。应注意与以下疾病进行鉴别。

1.全结肠型先天性巨结肠。

2.胎便性腹膜炎。

3.胎便性肠梗阻。

4.结肠闭锁。

三、治疗

肠闭锁和肠狭窄一经明确诊断,即应立即手术治疗,不同类型可灵活选用以下手术方式:

1.肠切除吻合术。

2.端侧吻合并造瘘术。

3.择期肠吻合术。

四、护理

（一）常见护理诊断

1.有误吸的危险　与患儿呕吐有关。

2.体液不足　与患儿呕吐、摄入不足有关。

3.体温异常　高热或低体温 与肠穿孔、中毒性休克有关。

4.营养失调　低于机体需要量 与禁食、喂养不当等有关。

5.舒适的改变　与疼痛等有关。

6.潜在并发症　吸入性肺炎、电解质紊乱、吻合口瘘、肠穿孔等。

（二）术前护理措施

1.病情观察及护理：

（1）予持续心电监护。观察患儿生命体征、精神状态、反应,有无发热、体温不升、面色苍白、哭声细小、小便量少等现象。如出现中毒性休克则应按休克护理常规处置。

（2）保持呼吸道通畅,预防误吸。

（3）入培养箱保暖。低体温应预防硬肿症,高热者应予物理降温。

（4）观察呕吐物性质、有无腹胀、有无腹肌紧张等消化道症状和体征,警惕肠坏死的发生。

（5）遵医嘱留置胃管,持续有效胃肠减压,减少胃肠积气、积液,降低肠腔内压力,观察引流液颜色、量、性状并记录。

（6）准确记录出入量,观察脱水程度、有无腹胀、呼吸深快等表现,遵医嘱急查生化、血气分析,合理安排补液速度及补液顺序。

（7）遵医嘱使用抗生素。

2.体位、活动、饮食同肠梗阻。

（三）术后护理措施

同肠梗阻,但本病肠功能恢复较前者慢。行肠造瘘者护理同胃肠道穿孔。

第二十节　肠梗阻

一、概述

肠梗阻（intestinal obstruction）是指任何原因引起的肠道通过障碍,肠内容物在肠道内通过受阻。肠梗阻在小儿时期比较多见,为常见急腹症。

二、临床表现与诊断

（一）临床表现

1.腹痛:机械性肠梗阻通常为阵发性绞痛,麻痹性肠梗阻通常为持续性胀痛。

2.呕吐:多为食物和胃液,低位性肠梗阻呕吐物为粪汁样。

3.腹胀：一般出现较晚。

4.肛门停止排便和排气。

（二）辅助检查

X线检查、钡餐检查气腹造影、腹部B超。

（三）诊断

1.急性完全性肠梗阻：突然腹部剧痛，呕吐、腹胀，不能排气排便；腹部可见张力性肠型，影像检查见到小肠积气膨胀、结肠空瘪，呈肠管外压闭完全性小肠梗阻。无论是否粘连所致，手术探查指征均已明确。

2.不完全性肠梗阻：有腹腔内广泛粘连的可能。肠管绞窄机会小，手术危险性大，非手术减压可能解除梗阻。因此必须明确粘连的诊断。此外，还有一组有粘连史的非急腹症患儿，多数因为腹部手术后常有腹痛，查无实据，家长与患儿的心理负担对患儿的健康生长不利。

三、治疗

（一）非手术疗法

1.禁食禁饮，胃肠减压。患儿诊断明确后，立即进行胃肠减压，以减轻腹胀。

2.根据肠梗阻的部位，梗阻的时间长短，以及化验检查的结果来进行水与电解质的补充。

3.中药和物理治疗。

（二）手术治疗

1.粘连松解术。

2.肠襻间短路吻合术。

3.肠造瘘术。

4.肠切除、肠吻合术。

四、护理

（一）常见护理诊断

1.体液不足与呕吐、禁食有关。

2.舒适度的改变与疼痛、腹胀等有关。

3.营养失调低于机体需要量与禁食、胃肠减压有关。

4.潜在并发症 肠坏死、伤口感染、消化道出血等。

(二)术前护理措施

1.病情观察及护理:

(1)观察患儿腹部体征的变化,明确肠梗阻的原因。

(2)观察生命体征、神志、尿量及四肢末梢循环及有无脱水表现,合理补液,以纠正水电解质紊乱和酸碱失衡。保证输液通畅,记录24小时出入量。

(3)解痉、止痛:单纯性肠梗阻可应用阿托品类解痉药缓解疼痛,禁用止痛药,以免掩盖患儿病情而延误诊断。

(4)积极控制感染,遵医嘱应用抗生素,以减少毒素吸收。

(5)观察呕吐物性质、颜色及量,以判断梗阻部位。

(6)安置胃肠减压,注意观察引流物的颜色、性状及量。

(7)指导患儿床上活动,以促进肠功能恢复。

2.饮食与营养:

(1)肠梗阻者应禁食,待梗阻缓解后12小时方可进少量流质饮食,但忌甜食和牛奶,以免引起肠胀气,48小时后可试进半流质饮食。

(2)长期不能进食者需静脉补充营养。

3.体位与活动:取半卧位,以利于患儿呼吸。鼓励保守治疗患儿多活动。

4.术前特殊准备:应根据患儿病情及腹胀程度遵医嘱灌肠治疗。

(三)术后护理措施

1.病情观察及护理:

(1)持续心电监护,监测SPO_2、心率、呼吸变化,1~2小时巡视记录1次至病情平稳。

(2)严密观察患儿伤口有无出血、渗液,保持伤口敷料清洁干燥。

(3)观察患儿腹部体征,观察有无腹痛、腹胀及肠蠕动恢复情况及排便、排气情况等。

(4)观察电解质、酸碱平衡指标变化,尿量及四肢末梢循环,记录24小时出入量,合理补液。

(5)小儿腹腔容量相对较小,且腹壁薄弱,术后应常规行腹带包扎,以防伤口裂开,应注意腹带的松紧度,以免影响小儿的呼吸。

2.饮食与营养:术后禁食,待患儿肛门排气、肠蠕动恢复,拔除胃管后进食流质饮食,逐步过渡到半流质饮食、普食。饮食量应由少到多,忌暴饮暴食。忌食生冷、油炸及刺激性食物。

3.体位和活动：

(1)麻醉清醒、生命体征平稳后予半卧位,以利于患儿呼吸。

(2)病情允许者可早期下床活动,促进肠功能恢复,防止肠粘连,重症患儿也要在床上多做翻身运动,待病情稳定后,及早下床活动。

4.管道护理：胃管待肠功能恢复后拔出,引流管视引流情况决定拔出时间,通常术后2～3天拔出,部分患儿术中留置尿管,术后循环稳定后应尽早拔出。

第二十一节　先天性直肠肛门闭锁

一、概述

1.先天性直肠肛门闭锁(congenital malformations of thanus)是消化道畸形最常见的疾病,占新生儿1/1500～1/5000患儿男多于女,常并存其他畸形,约占41.6%。有些闭锁常见有肠管,肠管与膀胱、尿道或与阴道相通。

2.病理分型

根据直肠末端与肛提肌(特别是耻骨直肠肌)的关系,将直肠肛门闭锁分为高位、中间位和低位三型。

(1)高位畸形：直肠盲端终止于肛提肌之上。

(2)中间位畸形：直肠盲端位于耻骨直肠肌之中,被该肌所包围。

(3)低位畸形：直肠盲端穿过耻骨直肠肌。

二、临床表现与诊断

(一)临床表现

1.出生后24小时无胎便排出或仅有少量胎便从尿道口或阴道口挤出,合并瘘管或瘘管较大的患儿可见细条样大便排出。

2.会阴部肛门缺如。

3.患儿早期既有恶心、呕吐,呕吐物初含胆汁,后为类便样物。2～3天后患儿腹部膨隆,出现低位性肠梗阻症状。

（二）辅助检查

x线倒立位侧位片。

（三）诊断

根据临床表现和辅助检查即可诊断。

三、治疗

1.低位肛门闭锁,出生后即行肛门成形术。

2.中、高位肛门闭锁,出生后先行结肠造瘘,3～6个月后再行肛门成形和封瘘术。

四、护理

（一）常见护理诊断

1.有误吸的危险与呕吐有关。

2.体液不足与呕吐,摄入不足有关。

3.舒适度的改变与疼痛、手术等有关。

4.排便异常术后不能有效控制排便。

5.潜在并发症:感染、肛门口狭窄、肠管脱出等。

（二）术前护理措施

1.病情观察及护理:

（1）观察患儿生命体征及精神状态和反应,患儿有无发热、体温不升、面色苍白、哭声细小、小便量少等现象。

（2）保持患儿呼吸道通畅,防误吸。予低流量鼻导管吸氧(0.5～1L/分),或培养箱内开放吸氧(5～6L/分)。

（3）入培养箱保暖,低体温患儿应预防硬肿症,高热者应予物理降温。

（4）观察会阴部及肛门局部情况,观察有无瘘口,询问、观察患儿出生后有无排便,有瘘口患儿应保持会阴部清洁干燥。

（5）观察患儿腹胀程度及呕吐次数、性质、量及呕吐方式。

（6）遵医嘱留置胃管,持续胃肠减压,观察引流液颜色、量、性状并记录。

（7）准确记录出入量,观察患儿有无脱水及脱水程度,观察患儿有无腹胀、呼吸深快等表现,遵医嘱急查生化、血气分析,合理安排补液速度及补液顺序。

2.饮食与营养:入院后应立即禁食,禁饮。

3.体位与活动:患儿呈低斜坡侧卧位休息。

(三)术后护理措施

1.病情观察及护理:

(1)肛门成形术:患儿术后肛门内应填塞凡士林纱布压迫止血,多于术后24小时内自行脱落,保持肛门部清洁、干燥,便后及时用生理盐水棉球清洗肛周后外涂液体敷料保护,以免伤口被尿液粪便污染。

(2)术后带肛门支撑管者,防止支撑管滑脱或推进肛门口内,并观察排便情况。

(3)其余术后护理同肠梗阻术后护理。

2.饮食与营养:

(1)肛门成形术患儿通常术后6小时遵医嘱人工喂养。

(2)肠造瘘术后肠蠕动恢复遵医嘱人工喂养。

3.体位与活动:

(1)肛门成形术后患儿应取侧卧位或俯卧位,以充分暴露肛门。

(2)肠造瘘术的患儿多取瘘口侧卧位。

(3)加强患儿翻身,促进肠蠕动。

(4)管道拔出、病情平稳后可将患儿抱出培养箱活动。

4.管道护理(同第二十四节小儿常见引流管的维护)。

(四)并发症的观察及护理

1.伤口感染:大便刺激、污染伤口所致,患儿表现为高热、肛周脓肿,有黄色脓性分泌物。

2.造瘘口坏死:观察造瘘口血运循环,有无出现肠黏膜颜色发暗、发紫、发黑等,如有异常应立即通知医生。

3.肠管脱出:一旦发生,立即用生理盐水无菌纱布包裹脱出肠管,适当按压固定,急诊手术缝合固定回纳。

4.造瘘口狭窄:多与术后造口水肿,炎性反应未得到有效控制有关。于手术2周后开始,用扩张器扩张造瘘口,每周2次,每次5~10分钟,持续3个月。每次操作时指套应涂液状石蜡,沿肠腔方向逐渐深入,动作亦轻柔,忌用暴力,以免损伤造瘘口或肠管。

5.肛门狭窄:多见于手术疤痕,术后未有效扩肛有关,发生后应及时扩肛。

第二十二节 新生儿胃肠道穿孔

一、概述

胃肠道穿孔(gastroenteral perforation)是新生儿期常见的外科急腹症。本病起病急骤、变化快、病死率高,有逐年上升的趋势。新生儿消化道穿孔多见于早产儿、低体重儿,起因多为窒息、吸入性肺炎、新生儿硬肿症、NEC等。

二、临床表现与诊断

(一)临床表现

1.患儿出生后2周内发病,哭声微弱、脸色暗黄、精神欠佳、拒乳、呕吐、便血。

2.进行性和持续性腹胀,患儿呼吸急促、紫绀甚至出现呼吸暂停。

3.有明显的水电解质紊乱及中毒性休克、DIC症状。

4.查体患儿明显腹胀,腹壁皮肤发亮、红肿,肝浊音界消失,肠鸣音减弱或消失,腹肌紧张不明显。

(二)辅助检查

腹部x线片。

(三)诊断

根据临床表现和辅助检查进行诊断。

三、治疗

新生儿胃肠道穿孔一旦确诊即积极完善术前准备,及早实施手术,因病因而选择不同的手术方式:

(1)肠造口术。

(2)胃肠穿孔修补术。

(3)肠切除肠吻合术。

四、护理

(一)常见护理诊断

1.有误吸的风险与呕吐有关。

2.清理呼吸道无效与疾病因素,无能力排出黏痰有关。

3.组织灌注不足与循环衰竭、呕吐、摄入不足等有关。

4.体温异常高热或低体温与肠穿孔导致腹腔炎症循环衰竭有关。

5.营养失调低于机体需要量与术后禁食时间长,消化吸收不良有关。

6.排便异常与术后肠功能紊乱、排便方式的改变有关。

7.舒适的改变与腹膜炎性刺激导致疼痛等有关。

8.潜在并发症:感染、吻合口瘘、伤口裂开、麻痹性肠梗阻等。

(二)术前护理措施

1.入院后即刻禁食、禁水,建立静脉通路,补充营养。

2.取头高脚低斜坡侧卧位。

3.给心电监护,监测患儿血氧饱和度、心率、呼吸变化。

4.保持患儿呼吸道通畅,低流量鼻导管吸氧0.5～1L/分钟,必要时采用头罩给氧,对有呼吸困难甚至呼吸衰竭者,应及时进行气管插管,呼吸机辅助呼吸。

5.测量患儿体温,观察有无硬肿症及高热,入新生儿暖箱保暖。

6.遵医嘱持续胃肠减压,抽吸胃内容物,以便将胃液及时引流到体外,防止胃内容物漏向腹腔,减轻腹胀,改善呼吸,减少毒素吸收。密切观察患儿胃液的色、质、量。

7.遵医嘱留置尿管,保持尿量>1ml/(kg·h)。

8.观察有无循环衰竭的表现:如反应差、哭声小、肢体冰凉等。

9.观察腹部体征及排便情况,观察有无呕吐、腹胀、腹肌紧张、便血等消化道症状和体征,腹胀患儿禁忌灌肠。观察并记录呕吐物及大便的量、色、质。

10.记出入量,观察脱水状况,有无腹胀呼吸深快等表现,遵医嘱急查生化、血气分析,合理安排补液速度及顺序,有休克征象者应加快补液速度,予静脉输入5%碳酸氢钠,纠正酸中毒。

11.遵医嘱使用抗菌素控制感染,配血,完善急诊备术。

(三)术后护理措施

1.术后常规应用机械通气辅助呼吸至患儿生命体征平稳,血气指标基本正常为止,脱机后血氧饱和度维持于95%以上,患儿可以脱机自主呼吸,鼻导管吸氧0.5～1L/分钟或培养箱内开放吸氧5～6L/分钟。

2.持续心电监护,监测血氧饱和度、心率、呼吸变化,注意观察患儿意识情况,皮肤黏膜颜色及温度、四肢末梢循环等情况。

3.保持患儿呼吸道通畅,及时清理患儿呼吸道分泌物,保持室内或培养箱湿度在65%左右,痰液黏稠者应遵医嘱雾化吸入。

4.加强保暖,发热者行物理降温。

5.禁食期间严格记录24小时出入量,遵医嘱复查生化、血气分析,合理补液,预防纠正水电解质紊乱。

6.观察患儿腹部体征:观察腹肌张力程度,观察患儿有无呕吐,腹胀,腹胀者必要时可遵医嘱肛管排气或予开塞露肛门注入帮助排便。

7.关注患儿肠蠕动恢复情况,术后由于炎性反应刺激、肠道菌群失调,肛门排便恢复后患儿可能出现腹泻,可在恢复饮食后口服双歧杆菌、乳杆菌、嗜热链球菌三联活菌片,注意观察患儿大便的颜色、性质、量,有腹泻者应及时补液,口服蒙脱石散剂止泻。

8.肠造瘘患儿做好造瘘口护理。

9.通常伤口内置引流条,需每日或隔日换药1次,观察伤口渗出情况,及时通知医生换药,避免渗出液浸湿周围皮肤。腹带加压包扎伤口,红外线灯照射伤口2次/天,每次20分钟,以促进伤口的血液循环和保持伤口干燥。

10.遵医嘱合理使用抗生素。

11.肠蠕动恢复,炎性反应控制后遵医嘱开始进食。

12.体位与活动:

(1)患儿麻醉清醒后,呈半卧或高斜坡侧卧位休息,以利腹腔炎性反应局限。

(2)加强翻身,促进肠蠕动。

13.管道护理同小儿常见引流管的维护。

第二十三节　儿童肠造口及疑难伤口护理

一、儿童肠造口

(一)概述

是指将肠管的一端或两端引出到体表形成一个开口,或者形成一个袢,用于排泄粪便、减轻肠梗阻、保护远端肠管、促进肠道疾病的痊愈等,是抢救重危急腹症的常见手术方式。

(二)与肠造口相关的疾病

1.先天性疾病:先天性巨结肠、肛门闭锁、肠闭锁,胎粪性腹膜炎,肠旋转不良、肠坏死等。

2.获得性疾病:坏死性小肠结肠炎、肠梗阻、肠套叠、创伤。

(三)儿童肠造口的分类

1.根据部位

(1)结肠:横结肠、乙状结肠。

(2)回肠(为主)。

2.根据手术方式:

(1)单腔。

(2)双腔(为主)。

(3)袢式。

3.根据目的:

(1)临时性造口(为主,3～6个月回纳)。

(2)永久性。

(四)常规造口护理流程

1.更换造口袋步骤:STOMA原则

(1)S:准备用物

①环境准备:光线充足,室温24℃～26℃,关闭门窗。

②洗手。

③用物准备齐全:造口袋、造口护肤粉、皮肤保护膜、防漏膏、剪刀、造口测量尺、温水或生理盐水棉球、棉签、垫单、卫生纸、弯盘。

(2)T:移除造口袋

①从上到下移去旧的造口袋。动作轻柔,将夹扣保留洗干净可再次用在新的造口袋上。

②生理盐水或温水洗净造口周围皮肤,不用肥皂水或者婴儿擦拭布。温水起到清洁皮肤的作用且不会伤害造口。待皮肤干燥后再粘贴造口袋。

(3)O:观察造口及周围皮肤

①排泄物与正常的是否一样。

②造口的颜色、黏膜温度或大小是否发生变化。

③造口或者造口周围有无疼痛、或者腹痛。

④造口旁伤口是否如期愈合,或感染、裂开。

⑤造口周围皮肤有无发红、感染或红疹。

⑥是否有其他原因引起的发热。

(4)M:测量造口大小

①随着孩子生长,造口的大小会有所改变,每次更换造口袋时都应该测量造口大小。

②将造口袋修剪到适合造口的大小,保证开口能很好的显示造口且开口应该比造口大1~2mm,避免开口边缘割到造口引起黏膜出血。

(5)A:佩戴新的造口袋

①选择与造口大小相匹配的造口袋。

②具体操作步骤如图5-23-1所示:

清洗造口及周围皮肤→测量造口大小→修剪造口底盘→造口周围撒上造口粉,吸收多余的水分→给造口周围皮肤涂保护膜,待干→造口周围放上防漏膏,抹平→贴好造口袋,封闭造口袋开口处。

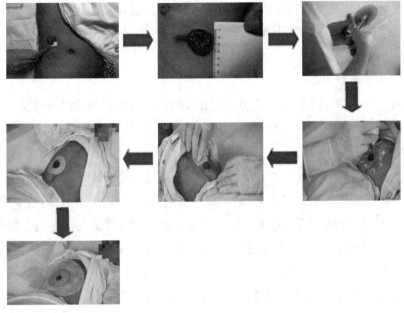

图 5-23-1

(五)造口并发症处理

1.造口周围皮炎护理:

(1)造口旁伤口裂开未感染者用藻酸盐+水胶体敷料保护。

(2)造口旁伤口感染时使用藻酸盐银离子敷料+水胶体敷料。

(3)造口周围皮肤使用造口粉+皮肤保护膜+防漏膏。

(4)固定造口底盘,2~3天更换。

(5)做好家长健康教育,2~3天更换造口袋。

2.造口皮肤黏膜分离

(1)评估分离程度:造口黏膜与皮肤分离的程度,分为完全性分离和部分性分离,因分离深度不同可分为浅表分离和深层分离。

(2)护理:分离深度<0.5厘米者,清理创面后涂抹造口粉;深层分离者清理创面后用藻酸盐敷料撕虚后填充,再涂上防漏膏,粘贴造口袋。

3.造口脱垂:常见原因有患婴剧烈哭吵、营养不良、皮下脂肪缺乏等。严格检查造口黏膜颜色,出现黏膜颜色发黑或发紫,需立即报告医生及时处理,可予以手法复位。

4.造口回缩:预防造口回缩,做到袢式造口支撑棒手术2周后拆除。加强造口旁皮肤护理,可使用皮肤保护膜或水胶体敷料,用防漏膏垫高造口边缘。

5.造口狭窄:以手指扩张开口处;服用软便剂;放置引流管;灌肠。出现梗阻者需要手术矫正。

(六)儿童造口用品选择

小儿造口护理用品包括小儿造口袋、防漏膏、皮肤保护膜、造口护肤粉、水胶体敷料、粘胶剥除剂等。小儿造口袋的款式很多,一件式/两件式造口袋,底盘多为圆形,且为开口袋。

1.小婴儿因其身体体积小,多使用一件式造口袋,便于佩戴。

2.造口袋的选择由造口的大小、类型等决定,比如分离式造口,两造口相近时,可选择底盘稍大的造口袋,将远端造口与近端造口同时覆盖在一个造口袋内。分离造口距离较远时,可以选择底盘小的造口袋,将近端造口粘贴入造口袋,远端造口裸露在外面。

3.肠造口不宜与尿路造口使用同一造口袋,以免感染。尽量不使用成人造口袋,因造口底盘粘胶过粘,底盘过大,容易使患儿产生不适,也容易造成造口周围皮肤炎症糜烂。不能使用自制较硬的简陋器材,也不能因为造口袋容易渗漏就不使用造口袋,以免粪便刺激造口周围皮肤而引起皮炎,或伤害造口。

4.年幼儿好动,使用儿童肠造口腰带,可以帮助婴幼儿固定造口袋,此外还有弹力胶贴帮助固定造口底盘边缘。婴儿往往排出过多的气体,因为他们在哭吵、吸吮时会吞咽气体。选择带过滤片的造口袋,更便于排放气体。

5.年长儿会因为造口的气味和造口袋摩擦产生不适,最好选择密闭性能良好、不容易渗漏的造口袋。

二、儿童疑难伤口处理

(一)概述

指在外界物理性(如外科手术、外力、温度、射线等)、化学性(化学药物、化学试剂、化学毒物等)和生物性(猫狗咬伤、蚊虫咬伤、人咬伤等)致伤因素及机体内在因素(如局部血液供应障碍)等的作用下所导致的身体完整性和正常解剖结构以及组织功能的破坏。

伤口的分类

根据伤口愈合的时间、是否污染、组织颜色、伤口的深度、皮肤完整性等进行分类。

(1)根据伤口愈合时间分类：

①急性伤口：破坏了皮肤及皮下组织的完整性，可以简单、及时的愈合。通常为一期愈合。例如：手术及创伤性伤口、Ⅱ度烧伤伤口。急性伤口常在1～3周内愈合。

②慢性伤口：通过规范处理，经历4周以上时间不能愈合或没有愈合迹象的伤口。儿童最常见的慢性伤口有压力性损伤。

(2)根据伤口是否污染分类：

①清洁伤口：没有污染的无菌手术切口，如腹股沟斜疝手术切口、肝肾手术切口等。

②污染伤口：被细菌污染但尚未发生感染的伤口，急性外伤伤口属于此类，涉及消化系统、呼吸系统、生殖系统或已污染腔隙的手术切口等。

③感染伤口：外观有炎性分泌物，培养出条件致病菌或细菌数量＞10^2，伤口局部红、肿、热、痛。

(3)根据伤口组织的颜色分类：

①红色伤口：处于炎症期或增生期伤口，基底部为健康的红色新鲜肉芽组织，边缘整齐、清洁。

②黄色伤口：处于炎症期，伤口出现坏死残留物如脂肪液化的渗出液、感染产生的黄色分泌物等。伤口基底部为脱落细胞和死亡细菌，有腐肉、渗出液或感染。

③黑色伤口：处于炎症期，伤口缺乏血液供应，覆盖有黑色的焦痂或无血管的坏死组织，渗出液较少或没有。

④粉色伤口：有新生的粉红色上皮组织覆盖，通常见于伤口修复期上皮化阶段。

(4)根据伤口深度分类：

①部分皮层损伤伤口：指表皮和部分真皮损伤的伤口。如皮肤擦伤、水疱、2期压力性损伤、Ⅱ度烫伤或烧伤等。

②全皮层伤口：指从表皮、真皮扩展到皮下组织、筋膜和肌肉损伤的伤口。如Ⅲ度烧伤、3期及4期压力性损伤等。

(5)根据皮肤完整性分类：

①闭合性损伤：皮肤完整无伤口，通常表现为皮下血肿或积液，如挤压伤早期、扭伤、针刺伤感染早期。

②开放性损伤：皮肤完整性和功能受损，皮下组织或支持结构暴露，大部分伤

口属于此类。

(6)根据致伤原因分类 如由物理性、化学性和生物性原因造成的创伤性伤口，压力和/或剪切力引起的压力性损伤等。

(7)伤口的愈合类型分类

①一期愈合：此类伤口愈合一般不遗留瘢痕，可有少量色素，愈合时间一般为5~12天。

②二期愈合：组织缺损由大量肉芽组织填充，最后由上皮细胞覆盖，常遗留有瘢痕，易有瘢痕增生出现。一般愈合时间≥25天。

③三期愈合：即延期愈合。伤口污染严重或感染，不宜缝合时先对伤口进行清洗、清创、抗感染、引流，待伤口组织新鲜红润或感染控制后，再进行手术缝合。

(二)儿童伤口的评估与处理

1.儿童伤口评估的内容：

(1)营养状况：营养不良时伤口感染和延迟愈合的风险会增加。

(2)代谢性疾病：肾功能衰竭可影响全身代谢废物和毒素的排泄、血压的调节、水及电解质的平衡及凝血的功能，导致伤口感染机会增加，伤口愈合速度减慢。

(3)免疫状态：免疫力低下时，白细胞数目减少，蛋白质摄取受损，使伤口愈合延迟。

(4)药物：不同的药物对伤口愈合有直接的影响，根据不同药物对凝血、炎症过程和增生的抑制作用，肉芽和瘢痕的形成尤受影响，伤口的抗撕拉能力会比预期低。化疗药物减少了骨髓中的细胞成分，使炎性细胞和血小板数量减少，相关生长因子不足，使伤口愈合延迟。

(5)神经系统障碍：感知受损者对刺激敏感度降低，无法自卫性地保护伤口；活动受损者血流速度减慢，致伤口愈合减慢。

(6)凝血功能：血友病、血小板减少、接受抗凝剂治疗者因凝血功能障碍伤口出血时间过长而影响伤口的愈合。

(7)伤口床：

①伤口大小；

②伤口部位；

③伤口组织类型：采用组织颜色分类的方法分为红、黄、黑及混合型。

④伤口渗液：A渗液量；B渗液颜色及性状；C气味：伤口有细菌生长或坏死组

织感染时会产生恶臭味,除去密闭性敷料时也会有气味。

2.伤口评估、测量工具:

(1)测量工具:测量工具厘米尺、同心圆尺等。

(2)描绘伤口的工具:透明膜、带有测量格的新型敷料。

(3)各色记号笔:记号笔常和透明膜同时使用。使用时先将透明膜覆盖在伤口上,再用各色记号笔沿伤口边缘画出伤口的大小。

(4)数码照相机直接拍摄伤口照片,直观、还原度高。

3.伤口记录表:伤口评估后要进行认真、客观、准确、及时的记录,医院可制作适用的表格或用文字进行记录,以便对伤口的愈合进行判断,预计费用,以及患者在出院或转院后继续进行有效治疗。

(三)伤口清洗溶液与清洗方法

保持伤口洁净在伤口管理中非常重要,以去除坏死组织碎屑、减少细菌负荷和阻止生物膜形成,提供适合伤口愈合的环境。

1.伤口清洗溶液:

(1)生理盐水是最常用的伤口清洗液,与机体组织等渗,对活体组织无有害影响。经济、实惠、无刺激,是与人体生理性最相符的伤口清洁溶液。

(2)乳酸林格液即平衡液,其电解质浓度、pH、渗透压等与细胞外液非常接近,具有对活体组织无害、无色、无刺激的优点,可用于冲洗伤口床和体腔。与生理盐水相比,平衡液中的各种离子含量与人体内环境相接近,更利于组织的修复,促进伤口愈合,可运用于绝大多数伤口清洁。

(3)灭菌注射用水:伤口需要用含银敷料时,推荐使用灭菌注射用水,它可避免生理盐水中的氯离子对含银敷料中银离子的影响,带入机体深部组织或者体腔。

(4)聚维酮碘(povidone iodine)是碘与聚乙烯吡咯烷酮的络合物,接触伤口或患处后能解聚释放出有效碘发挥杀菌作用。对革兰氏阳性菌和革兰氏阴性菌、真菌及孢子均有效。可用于皮肤和黏膜消毒,刺激性小。

2.伤口清洗的方法:

(1)机械擦洗:是用棉球或纱布配合一定量的清洗液擦洗伤口。

(2)按摩/浸泡:按摩或浸泡较大面积的坏死组织有助于软化和松动坏死组织。

(3)冲洗:是现今最有效的清洗伤口护理方法。

①冲洗压力:有效的冲洗压力为 $8\sim12kg/cm^2$,可使用30ml注射器加头皮针,距

离伤口1英寸(2.5cm)处冲洗伤口。如果伤口容易破损或出血,应使用更低的压力。压力大于15kg/cm²将迫使表面细菌和碎屑进入伤口深部。

②冲洗量:使用足够量的冲洗液是有效清洁的关键。这取决于伤口的大小和状态。

③冲洗温度:加热冲洗液可更加有效地清洁伤口,用于伤口冲洗的溶液应加热至<37℃,或至少应加热至室温。有证据表明使用不经加热的冲洗液,脓毒症的发生率更高。

(四)伤口清创

1.机械清创:通过冲洗、湿-干敷料更换、器械搔刮等方法去除伤口中的腐肉、组织碎片、异物和杂质等,使伤口床洁净。

2.手术清创:指用手术刀、剪、有齿镊等手术器械将坏死组织或失活组织从伤口剪除或切除,一般适用于大范围坏死及感染的伤口,如坏死性筋膜炎等。由外科医生执行,在麻醉监护下使用各种手术器械。

3.保守性锐器清创:指在不引起疼痛和出血的情况下,利用手术器械分次清除坏死组织,促进肉芽生长和伤口愈合的清创技术。

4.自溶清创:指利用封闭性或半封闭性敷料,维持伤口处于湿润的环境,激活伤口自身渗液中的多种酶及酶的活化因子来溶解坏死组织,从而达到清创的目的。适用于慢性伤口、黑色或黄色坏死组织覆盖的非感染伤口。此方法的优点是选择性高、容易操作、不会损害健康的细胞肉芽组织。慎用于有细菌感染或渗液过多的伤口。

5.联合清创是近年来提出的清创新观点,是将多种清创方法联合使用,形成优势互补,从而达到加速清创过程、促进伤口愈合的目的。

(五)儿童伤口敷料的选择与渗液管理

1.敷料的种类与临床应用:

伤口敷料即处理伤口的材料,敷料的应用能为伤口修复、促进愈合提供良好的环境,是伤口治疗最基本的方法之一。

随着湿性愈合理论的产生和对伤口愈合认识的深入及科技的进步,大量的新型敷料应运而生。

(1)传统敷料:

①纱布

优点:取材方便,价格低廉,应用灵活,可覆盖,可填充。

缺点:A吸收性有限,渗出较多时需频繁更换,增加工作量,易损伤新生肉芽组织;B通透性高,易使伤口变干脱水;C容易粘连伤口,更换时易导致机械性损伤;D细菌容易穿透,增加感染机会;E敷料纤维易于脱落,形成异物,易形成感染。

临床应用:A可作为各类伤口的内、外层敷料使用;B可用于深腔、窦道的填塞;C可制作引流条用于伤口引流。

(2)油性纱布:由传统纱布经石蜡油、凡士林等浸润灭菌加工而成。

优点:A维持伤口湿润环境;B不粘连伤口,不损伤肉芽组织和新生上皮;C顺应性好,可根据需要裁剪。

缺点:A需要外敷料固定;B吸收性有限;C不能用于渗液较多的伤口,易造成伤口周围皮肤浸渍。

临床应用:A供皮区;B烧烫伤;C黏膜或皮下组织暴露的伤口;D伤口填塞、止血和引流;E上皮修复期的局部保护。

2.新型敷料:

(1)半透膜敷料:对渗液的控制是靠其对水蒸气的传送。理想半透膜敷料的呼吸速度与正常人体皮肤的呼吸速度相当。

优点:①可渗透皮肤或伤口床的气体和水蒸气;②外界细菌和液体不能透过;③保持伤口的湿润环境;④自溶清创;⑤顺应身体轮廓;⑥透明、易观察伤口;⑦降低表面摩擦。

缺点:①无吸收能力;②可能浸渍伤口周围皮肤;③不可用于感染伤口;④去除时可能损伤周围脆弱皮肤。

临床应用:①主要用于静脉留置针、导管的固定;②用于少量或无渗液的表浅伤口;③可结合水凝胶使用在黑色坏死或黄色腐肉清创阶段用作外敷料;④可用于伤口的拉合;⑤可作为负压伤口治疗封闭伤口敷料。

(2)水胶体敷料:由聚合的基材和粘接在基材上的水胶体混合物构成。具有一定的渗液吸收能力,含有胶体颗粒,如羧甲基纤维素、明胶或果胶,当与渗液接触时可以转变为胶冻样物质保持伤口床的湿度。

优点:①保持伤口的湿润愈合环境,促进自溶清创;②吸收少到中量的渗液;③片状水胶体可直接粘贴,无需外敷料;④作为外敷料可防水、防菌、保湿;⑤去除时不伤肉芽组织;⑥减少皮肤摩擦力。

缺点：①吸收渗液形成的凝胶，易与感染分泌物混淆；②去除时可能损伤周围脆弱皮肤；③易卷边；④吸收性有限，不能用于渗液量较多或感染的伤口。

临床应用：①用于表浅和部分皮层损伤的伤口；②1期和2期压力性损伤；③少到中量渗出的伤口；④黄色腐肉或黑色坏死伤口自溶清创时作为外敷料使用。

（3）水凝胶敷料：主要是以水及非粘连性的多分子聚合物制成，有凝胶状和片状。

优点：①对干燥的伤口主动补水，维持湿性愈合条件，促进自溶清创；②有少量吸收能力，利用伤口渗液中的胶原蛋白降解酶来分解坏死组织；③不粘连伤口，更换敷料时不会造成二次损伤。

缺点：①不能阻止细菌入侵；易浸渍伤口周围皮肤；②需要二层敷料保湿覆盖。

临床应用：①适用于黄色腐肉或黑色坏死的伤口；②少到中量渗出的伤口；③感染伤口不宜使用；④片状水凝胶主要用于伤口愈合后期，或静脉炎的预防和治疗以及一些刺激性较小药物外渗的治疗。

（4）藻酸盐敷料：以天然海藻植物为原料提炼而成，有条状和片状，可以是编织或非编织结构。

优点：①敷料中的钙盐与血液中的钠盐产生离子交换，可起止血作用；②具有较强的渗液吸收能力，与渗液接触时会变成凝胶状，保持伤口的湿润环境；③顺应伤口床轮廓；④可降解、无毒；⑤不粘连伤口。

缺点：①需要二层敷料；②吸收渗液后形成凝胶，易与伤口分泌物混淆，在窦道中使用溶解后取出困难。

临床应用：①适用于中到大量渗液的伤口；②出血伤口；③恶性肿瘤伤口；④腔隙和窦道伤口使用藻酸盐填塞时，需评估其深度，以判断换药时能否取出；⑤不适合用于少量渗液或干性伤口和有焦痂的伤口。

（5）泡沫敷料：通常为多层结构，一般由防粘连伤口接触层、渗液吸收层、防水阻菌的背衬等组成。其质地细腻柔软，孔径均匀，制成各种厚度，对伤口有良好的保护作用。

优点：①可吸收中到大量渗液，保持湿性愈合环境；②部分产品可垂直吸收，减少伤口周围皮肤浸渍；③不粘连伤口；④可整块取出、无残留；⑤隔热保温，缓解外界冲力；⑥可在加压包扎下使用，使过度生长的肉芽变平。

缺点：①不适合干燥的伤口和有焦痂的伤口；②除填塞型的泡沫外，一般外用的泡沫敷料不可用于填塞；③非自粘型的泡沫敷料需要固定；④有粘边的泡沫敷料不适合裁剪。

临床应用:①适用于中到大量渗液的伤口;②压力性损伤的预防及治疗;③供皮区伤口;④肉芽过度生长的伤口等。

(6)亲水纤维敷料:主要成分为羧甲基纤维素钠(CMC),能吸收/锁住渗液,提供伤口湿润愈合环境。

优点:①可吸收自身重量22倍的渗液;②具有渗液吸附和垂直吸收功能,减少伤口周围皮肤浸渍;③吸收渗液后形成的凝胶可紧密地附着于伤口,营造湿性环境,促进自溶清创。

缺点:①需要二层敷料;②不适合干性伤口和有焦痂的伤口。

临床应用:用于中到大量渗出、无明确感染的伤口。

(7)高渗盐敷料:高渗盐敷料由吸收性聚酯纤维和28%氯化钠制成。通过吸收渗液、细菌和坏死组织,促进伤口的清洁。

优点:①抑菌和消除肉芽水肿;②吸收渗液;③顺应伤口轮廓,可整块取出。

缺点:不可用于焦痂伤口及有健康肉芽、肌肉、筋膜或骨骼暴露的伤口,急性伤口使用半小时内患者常感刺痛。

临床应用:适合用于渗液较多的伤口;②黄色腐肉的清创;③组织水肿伤口;④化脓或恶臭的感染伤口慎用。

(8)含银敷料:银是一种常见的重金属,其化学性质不活泼,但当其以离子形式存在于伤口渗液中时,能够破坏各种细菌细胞膜上的蛋白活性成分,阻断酶的复制程序,造成蛋白凝固变性,具有很强的抗菌和杀菌作用。

优点:①抗菌谱广,不易形成耐药;②持续释放银离子,持久抗菌;③和不同材质的载体敷料结合成新型复合敷料,可同时具备载体敷料的特点。

缺点:①长期使用的安全性和有效性尚缺乏循证依据,有待研究验证;②磁共振检查时需移除银敷料;③婴幼儿、银过敏者不宜使用。

临床应用:适用于各种感染性伤口,如压力性损伤、静脉性溃疡、糖尿病足等。

(9)含碳敷料:主要是采用活性炭材料制成。活性炭的孔隙结构具有较强的吸附作用,能够吸附伤口渗液和异味。

优点:①吸附异味;②加有海绵或者亲水性纤维的碳敷料可增加吸收渗液的能力。

缺点:①活性炭吸收渗液后会失去活性;②有些产品结构疏松,纤维易于脱落。

临床应用:肿瘤伤口、感染有恶臭的伤口。

（10）生物活性敷料：自身具有活性或能促进活性物质释放，从而促进伤口愈合。如生长因子类敷料、胶原敷料、壳聚糖敷料等。

第二十四节　小儿常见引流管的维护

一、胸腔闭式引流管护理

胸腔闭式引流是将引流管一端放入胸腔内，而另一端接入比其位置更低的水封瓶，以便排出气体或收集胸腔内的液体，使得肺组织重新张开而恢复功能。作为一种治疗手段广泛地应用于血胸、气胸、脓胸的引流及开胸术后，对于疾病的治疗起着十分重要的作用。

（一）护理诊断

1.疼痛　与胸腔穿刺有关

2.清理呼吸道无效　与痰液黏稠、无力咳嗽有关

3潜在的并发症　感染、开放性气胸、皮下气肿

（二）观察要点

1.严密观察生命体征的变化。

2.观察引流管是否通畅，引流液的量、颜色、性质及水柱波动范围。

3.观察引流管处伤口的情况。

4.拔管后观察：有无胸闷、呼吸困难、切口漏气、渗液、出血、皮下气肿等症状。

（三）护理措施

1.保持管道的密闭和无菌：使用前注意引流装置是否密封，胸壁伤口引流管周围，用油纱布包盖严密，更换引流瓶时，必须先双重夹闭引流管，以防空气进入胸膜腔，严格执行无菌操作规程，防止感染。

2.体位：胸腔闭式引流术后常置病人于半卧位，以利呼吸和引流。鼓励病人进行有效咳嗽和深呼吸运动，利于积液排出，恢复胸膜腔负压，使肺扩张。

3.维持引流通畅：闭式引流主要靠重力引流，水封瓶液面应低于引流管胸腔出口平面60cm。任何情况下引流瓶不应高于病人胸腔，以免引流液逆流入胸膜腔造成感染。定时挤压引流管，30~60分钟1次，以免管口被血凝块堵塞。挤压方法

为:用止血钳夹住排液管下端,两手同时挤压引流管然后打开止血钳,使引流液流出。检查引流管是否通畅最简单的方法是观察引流管是否继续排出气体和液体,以及长玻璃管中的水柱是否随呼吸上下波动,必要时请病人深呼吸或咳嗽时观察。水柱波动的大小反应残腔的大小与胸腔内负压的大小。正常水柱上下波动4~6(cmH₂O)。如水柱无波动,病人出现胸闷气促,气管向健侧偏移等肺受压的症状,应疑为引流管被血块堵塞,需设法挤捏或使用负压间断抽吸引流瓶短玻璃管,促使其通畅,并通知医生。

4.妥善固定:运送病人时双钳夹管,下床活动时,引流瓶位置应低于膝关节,保持密封。

5.观察记录:观察引流液的量、颜色、性状、水柱波动范围,并准确记录。手术后一般情况下引流量应小于80ml/24小时,开始时为血性,以后颜色为浅红色,不易凝血。若引流量多,颜色为鲜红色或红色,性质较黏稠,易凝血,则疑为胸腔内有活动性出血。每日更换水封瓶。做好标记,记录引流量。如是一次性引流瓶无需每日更换。

6.脱管处理:若引流管从胸腔滑脱,立即用手捏闭伤口处皮肤,消毒后用凡士林纱布封闭伤口,协助医生做进一步处理。如引流管连接处脱落或引流瓶损坏,立即双钳夹闭胸壁导管,按无菌操作更换整个装置。

7.拔管指征:48~72小时后,引流量明显减少且颜色变淡,24小时引流液小于50ml,脓液小于10ml,X线胸片示肺膨胀良好、无漏气,病人无呼吸困难即可拔管。方法:嘱病人先深吸一口气后屏气即可拔管,迅速用凡士林纱布覆盖,宽胶布密封,胸带包扎一天。

8.拔管后观察:病人有无胸闷、呼吸困难、切口漏气、渗液、出血、皮下气肿等症状。

二、腹腔引流管护理

腹腔引流是将腹腔内渗出液、脓液等引流出体外,以减少毒素的吸收,防止感染扩散和腹腔脓肿形成,保证缝合部位的良好愈合,减少炎症的发生,同时可以观察有无术后并发症出现。腹腔引流管在腹腔外科手术中极为重要,医生根据手术需要,在腹腔内脏器吻合处或脏器切除后在脏器窝内放置的硅胶橡皮引流管,目的是将渗出液引出体外,减少毒素吸收。腹腔引流管有效引出渗出液,及时发现病情的变化。对腹腔引流管进行有效护理极为重要。

（一）护理诊断

1.疼痛与腹部手术有关

2.活动受限与腹部置管及手术有关

3.潜在的并发症：感染、出血、慢性窦道形成等

（二）观察要点

1.妥善固定，在近腹端使用记号笔进行标记。

2.引流管标识清晰，注明引流管名称、留置日期、时间、外露长度，将标识固定在引流管末端2～3cm处（约两指宽）。

3.保持引流管通畅，防止扭曲、受压、折叠，避免导管脱出。

4.每2小时挤压引流管一次，挤压时一手在引流管穿出腹部皮肤10～15cm处反折，另一手呈半拳状握住近腹端引流管，即食指、中指、无名指、小指指腹及大鱼际用力，快速挤压引流管数次，然后双手同时松开，反复操作即可。

5.观察引流液的颜色、性质、量，手术后6小时内重点观察，若每小时引流血性液体＞200ml，提示活动性出血，立即告知医师处置。

6.预防感染：

（1）更换引流袋时严格无菌操作。

（2）保持引流管周围皮肤清洁干燥，如有渗血渗液及时通知医师。

（3）引流袋低于腹壁戳孔，防止引流液返流导致逆行感染。

（4）引流袋每周至少更换1次，引流液每班统计液量，禁止随意打开引流袋下端开关，破坏引流密闭环境。

（三）妥善固定

1.方法：手术缝线、胶布"S"形固定于腹壁皮肤；引流袋固定于病服上，避免翻身、活动时牵拉脱出。

2.意义：有效预防腹腔内感染，一旦腹腔引流管脱出，消化液漏入腹腔或手术中积血积液存留于腹腔中，引发感染性腹膜炎导致腹腔内感染。

（四）护理措施

1.保持引流管通畅：按时巡视病房，观察引流液的颜色、性质、量，强调每次观察时都需挤捏引流管，防止术后凝血块、脱落的组织碎屑堵塞引流管。

2.确保引流管固定有效：妥善固定，床上翻身活动时避免牵拉、折叠；平躺时固定高度不超过腋中线；离床活动时，固定于衣服下角，不超过引流口处；搬动病人

时,应先夹闭引流管,防止逆行感染。家属24小时陪护,防止患者因术后麻醉未完全清醒或睡梦中将引流管当异物无意识的拔出体外,必要时使用约束带。

3.加强护理观察:根据引流管在腹腔的位置或作用不同,在引流管上做清楚标识,更清楚的了解引流液的颜色、性质、量与可能出现的并发症的关系。如:腹腔引流液出现金黄色或黑绿色提示胆漏;腹腔引流液出现稀薄的肠内容物或粪便类的臭味或渗出物提示肠漏;放置胰周的引流管出现透明、清亮或大米汤样液体提示胰漏;术后48小时内观察出血情况,出血的标准是:出血>200ml/小时,如引流液为血液且速度快或多,并观察脉搏细速提示有出血现象。观察出现以上现象均立即报告医生,给予相应处置,必要时做好二次手术准备。

4.定时更换引流袋:腹腔引流袋更换频繁增加细菌污染的机会,以每周更换1次为宜。更换前应先夹闭引流管,倾倒引流液。更换时要求严格执行无菌操作原则。引流袋更换原则:检查引流袋有效期、有无漏气,将引流袋接头处保护帽取下,检查引流袋接头处是否通畅(因出厂质量问题出现过接头处里面是死心的情况),连接无菌引流袋,更换完毕再次挤捏引流管,使引流液能够顺利通过接头处流入引流袋表示引流管有效。

(五)拔管指征

一般腹腔引流管放置2~3日,以无引流液,病人各项体征正常,腹部B超检查,无积液即可拔管。腹腔引流管如2~3日不能拔除,则每2~3日转动皮管一次,以免长期固定压迫造成继发性损伤。长期带管可用凡士林油纱或氯化锌涂抹,以保护引流管周围皮肤。

拔管后护理:拔管24小时内应指导患者健侧卧位,注意观察敷料是否清洁、干燥,观察局部有无渗出、出血、血肿等,发现异常及时报告医生进行处置。

(六)并发症

1.感染:可因引流管选用不当、留置时间过久或在引流管护理时无菌操作不严所致。

2.出血:多发生于术后、换药、换管和并发感染时。

3.慢性窦道形成:由于引流不畅、反复感染、异物刺激、坏死组织或留有死腔、引流物放置时间过长而形成。

4.损伤:由于引流位置较深,解剖关系不清,临床经验不足而损伤周围组织和脏器,如损伤肠管、肝脏、膀胱等。

5.引流管滑脱、阻塞和拔管困难:因术中引流管固定不牢,多在病人活动时脱出,一般需再次插管,否则可造成严重后果;管腔内有脓块、血凝块、异物等可引起引流管阻塞;若固定缝线过紧,留管时间较长,可引起拔管困难。

6.引流管压迫肠管会引起肠梗阻、肠坏死、肠穿孔等严重并发症。

三、脑室引流管的护理

(一)概述

脑室引流是指在头颅额部钻孔或锥孔,将硅胶引流管置于脑室额角,脑脊液或血液经引流管流出以缓解颅内压增高的应急性手术。

(二)观察及护理要点

1.严密观察病人的意识状态、瞳孔、生命体征的变化。如有异常及时通知医生。

2.观察引流液性状:正常脑脊液无色透明,术后1~2日可略带血性,以后转为橙黄色,如大量鲜血,或血性脑脊液逐渐加深为脑室出血;如脑脊液浑浊呈毛玻璃状或有絮状物提示有颅内感染,可放低引流袋保持引流通畅。

3.做好导管标识,注明引流管名称、留置日期。

4.妥善固定引流管,避免引流管牵拉、滑脱、扭曲、受压,保持引流通畅。搬动患者时要先夹闭引流管,待安稳后再打开引流管,意识障碍患者适当约束。

5.引流管固定于床头,适当限制病人头部的活动范围,以患者左或右侧卧位时不紧绷为宜,引流管的最高处距侧脑室的距离为10~15cm。

6.双侧脑室引流时,遵医嘱开放引流管。

(三)预防感染

1.头部敷料保持清洁干燥,进行各项操作时严格无菌操作。

2.定时倾倒引流液,倾倒引流液时避免抬高引流袋,防止脑脊液倒流,按要求更换引流袋。

(四)并发症

常见并发症是脑疝、颅内出血。

1.调节引流袋的高度,使颅内压逐渐下降到正常水平;更换引流袋和调节引流袋高度时,应避免大幅度升降。

2.妥善固定引流管位置,预防脱落,对躁动者应加强头部及引流系统的固定及保护;做好颅内压监测。

（五）控制引流速度

1.观察脑室引流液量：正常脑脊液每小时分泌20ml，每天400～500ml，若引流过快过多，易出现低颅压性头痛、恶心、呕吐，此时抬高或暂时夹闭引流管，并及时通知医生。

2.切忌引流过快过多。

（六）拔管护理

1.一般术后3～4天，脑水肿期将过，颅内压已逐渐降低，应及早拔除引流管，最长不超过7天。

2.拔管前一天，可试行夹闭引流管，以便了解脑脊液循环是否通畅，颅内压是否升高。

3.拔管后观察生命体征和意识的变化，如出现头痛、呕吐等颅内压升高症状，应及时通知医生。

四、胆管引流的护理

（一）概述

胆管引流是临床应用于胆道术后放置导管引流胆汁以观察术后肝胆功能的恢复情况。肝胆科手术后放置引流管具有非常重要的意义，做好健康教育，加强护理及观察，它对于保证手术效果，防止胆管狭窄、梗阻等并发症的发生尤为重要，可大大减少并发症的发生，甚至避免再次手术，术后各种引流管的护理是肝胆外科病人能否顺利康复出院的重要因素。

（二）观察及护理要点

1.引流管长短要适宜，过长易扭结，有碍胆汁排出，增加胆道或胆肠吻合口压力，容易发生胆瘘；过短则限制病人翻身活动，致引流管脱出，造成胆瘘。

2.每天应严密观察和记录胆汁量、性质、颜色等。如胆汁引流量明显减少，要注意泥沙结石堵塞引流管，可用生理盐水冲洗，但压力不可太大，以防吻合口瘘。发现堵塞时应报告医生，在医生指导下可轻轻挤压腹外引流管，或进行少量低压冲洗。

3.术后1～2天，胆汁引流量70～150ml，以后逐渐增加，可达500ml，呈墨绿色、黄绿色为正常，肝功能差者，胆汁量多而色淡，有结石及胆管炎者，胆汁开始往往有浑浊，沉淀转多以后逐渐清亮，沉淀减少，胆道少量出血时，胆汁内混有凝血块，引流袋底有红色沉淀，大出血时引流液为鲜红色血液，常伴腹痛，引流管溢出血液、胆汁较多时应报告医生紧急处理。

4.保持胆管引流通畅,用别针固定,防止牵拉脱落。引流管不能扭曲、受压,平卧时引流袋低于腋中线,下床活动时引流袋应低于切口以下。

5.严格无菌操作,每周更换引流袋,更换时常规消毒接口。

6.注意观察及保护引流管周围皮肤,如有胆汁侵蚀可用氧化锌软膏保护。

7.注意观察病人有无腹胀、黄疸、食欲情况及大便颜色,以了解胆管通畅情况,及时与医师联系。

8.注意观察病人生命体征及腹部体征的变化,如有寒战、高热、腹痛、反射性腹肌紧张,提示有感染或胆汁渗漏可能,应及时报告医师。

(三)拔管护理

胆道引流管拔除后,局部伤口以凡士林纱布覆盖,1~2日会自行封闭,观察伤口渗出情况、体温变化、皮肤巩膜黄染及有无呕吐、腹泻等情况。

参考文献

[1]马晓璐,李如意译.ACoRN危重新生儿的急诊监护[M].杭州:浙江大学出版社,2009.2

[2]魏克伦,陈桂霞译.新生儿药物学[M].厦门:厦门大学出版社,2010.10

[3]张玉侠.实用新生儿护理学[M].北京:人民卫生出版社,2015.12

[4]于海红,黄玲.儿科护理学(第三版)[M].北京:科学出版社,2016.3

[5]曹云,周文浩译.新生儿重症监护手册(第五版)[M].上海:上海科技出版社,2018.9

[6]王卫平,孙锟,常立文.儿科学(第九版)[M].北京:人民卫生出版社,2018.7

[7]郑显兰.儿科危重症护理学[M].北京:人民卫生出版社,2019.4

[8]邵肖梅,叶鸿瑁,丘小汕.实用新生儿学(第五版)[M].北京:人民卫生出版社,2019.4

[9]

[10]祝益民,儿科危重症监护与护理(第二版)[M].北京:人民卫生出版社,2017,6,222-223

[11]郑和娟,薛辛东.益生菌预防新生儿坏死性小肠结肠炎应用进展[J].中国实用儿科杂志,2015,30:112-115.

[12]Shi L，Zhou PH，Xi JL，et a1. Recombinant human trefoil factor 3 amelio-rates bowel injury: its anti-inflammatory effect on experimental necrotizing enteroco-litis [J]. Int J Pept，2014，2014: 634135.

[13]左倩倩，茅双根.新生儿坏死性小肠结肠炎发病机制的研究进展[J].2016，18:483-486.

[14] Srinivasan PS，Brandler MD，D'Souza A. Necrotizing enterocolitis [J]. Clin. Perinatol，2008，35，251-272.

[15] Hair AB，Peluso AM，Hawthorne KM，et al. Beyond necrotizing enteroco-litis prevention: improving outcomes with an exclusive human milk-based diet [J]. Breastfeed Med，2016，11，70-74.

[16] 崔焱，儿科护理学[M]. 北京:人民卫生出版社,2011:1-337.

[17] COGGINS SA，WYNN JL，WEITKAMP JH. Infectious causes of necro-tizing enterocolitis [J]. Clin. Perinatol，2015，42: 133-154.

[18] 张金哲.小儿外科学[M]. 北京:人民卫生出版社,2013.12

[19] 丁炎明.造口护理学[M]. 北京:人民卫生出版社,2017.11

[20] 丁炎明.伤口护理学[M]. 北京:人民卫生出版社,207.7

[21] 王三令,胡爱玲,伤口造口失禁专科护理[M]. 北京:人民卫生出版社,2018.06

[22] 施诚仁,蔡威等,新生儿外科学(第二版)[M]. 北京:世界图书出版公司,2019.08

第六章 儿童常用急救药物

第一节 儿童用药的特点

小儿药物治疗与成人有明显不同。为了使药物充分发挥治疗作用并避免或减弱不良反应,必须对所使用的药物进行全面了解,掌握药物的性能、作用机制、毒副作用以及精确的剂量计算和适当的用药方法;同时还应考虑患儿的个体特点,如年龄的大小、身体的强弱、疾病的轻重、肝肾等脏器功能的特点、既往用药经过、对药物的耐受以及有无过敏史等,做到合理用药,以获得理想的治疗效果。

一、小儿用药特点

(一)年龄不同,药物在组织内分布及对药物反应不同

不同药物进入体内后,在组织内的分布因患儿的不同年龄阶段而异。如,幼儿应用巴比妥类、吗啡时,其脑浓度明显高于年长儿。患儿对药物的敏感性也与年龄有关,某些药物在一定年龄阶段可出现的明显作用,在其他年龄却不显著。如新生儿应用吗啡可有明显的呼吸中枢抑制作用;未成熟儿对麻黄素能使血压升高的作用反应迟钝等。

(二)肝肾功能不足,增加了药物的毒副作用

小儿时期肝脏解毒的功能尚未发育成熟,尤其新生儿、早产儿,肝脏酶系统发育欠佳,延长了药物的半衰期,加大了药物的血浓度及毒性作用。如应用氯霉素,儿童半衰期约4小时,而出生后1周内的新生儿因葡萄糖醛酸转移酶不足,半衰期可延长达26小时,故剂量较大时可引起新生儿"灰婴综合征"。同时,新生儿,特别是未成熟儿的肾脏排泄功能不成熟,药物及其分解产物不能及时从体内排出而使毒副作用明显。

（三）乳儿可受母亲用药的影响

乳母用药后，乳汁中可以含有浓度较低的药物，一般对乳儿的影响不大，但有些药物在乳汁中含量较大，可以影响到乳儿。如苯巴比妥、地西泮、水杨酸盐、阿托品等须慎用；而放射性药物、抗癌药、抗甲状腺激素药物，在乳汁中浓度较高，哺乳期应禁用。

二、药物的选用

临床医师和药师应了解儿童不同发育时期的解剖生理特点、药物的特殊反应，严格掌握用药指征，在明确诊断的情况下，应慎重合理选择，不可滥用。药物种类不宜过多，可用可不用的药物尽量不用。在联合应用几种药物时，应注意避免由于药物在体内的相互作用产生不良反应或药效抵消等问题。临床常见病关于药物的选择列举如下。

（一）抗感染药物：儿童易患感染性疾病，且多为急性感染，病情变化快，故抗感染药物较常应用。应根据不同病种、病情轻重、年龄大小等选择用药。如临床已肯定诊断为病毒性感染（如麻疹、风疹、流感等），可选用抗病毒药物或某些中草药制剂，而不用抗菌药。认为应用抗菌药可预防继发细菌感染的看法并无根据。滥用抗菌药，可因各种不良反应给患儿造成不良后果。如氨基糖苷类药物对儿童有明显耳毒性、肾毒性，其中新霉素和卡那霉素对听神经的毒性最大；四环素类药物可导致儿童牙齿黄染及牙釉质发育不良，不可用于8岁以下小儿；喹诺酮类药物对骨骼发育可能产生不良影响，应避免用于18岁以下未成年人；新生儿应用氯霉素可能出现灰婴综合征等。因此，儿童用抗菌药必须慎重考虑适应症和不良反应。开始时根据患儿临床症状、体征及有关的实验室检查结果进行经验用药，待细菌培养和药敏试验结果出来后，有针对性地选用。通常以应用一种抗菌药为宜，但如感染严重亦可联合用药。

（二）退热药物：一般选用对乙酰氨基酚和布洛芬，疗效确切，相对安全。特别是布洛芬解热镇痛效果强，不良反应小，但上述药物剂量不宜过大。

（三）镇静、抗惊厥药物：小儿有高热、过度兴奋、烦躁不安、频繁呕吐、惊厥等情况下，可给予镇静药，使其得到休息，以利于病情恢复。常用的药物有苯巴比妥、水合氯醛、地西泮（安定）等可镇静、抗惊厥。在使用镇静药前，必须重视原发病的诊断，否则用药后症状被掩盖，容易引起误诊。

（四）镇咳、祛痰、止喘药物：咳嗽有清除呼吸道分泌物的作用。小儿呼吸道较窄发炎时黏膜肿胀,渗出物较多,容易引起呼吸道梗阻而出现呼吸困难。因此在呼吸道感染(尤其是肺炎)时,应多用祛痰药,口服或雾化吸入,如氨溴索口服液,少用镇咳药,尤其要慎用作用较强的镇咳药(如可特因)。一般对于咳嗽严重、引起小儿精神紧张或影响休息时才用镇咳药。小儿哮喘,提倡局部吸入 β_2 受体激动药,必要时也可用茶碱类,但新生儿、小婴儿慎用。

（五）泻药和止泻药：婴儿便秘应先调整饮食,如膳食中加蔬菜、水果等,偶尔可用栓剂,如甘油栓,开塞露,肥皂条等。仅在十分必要时才用缓泻药。婴儿腹泻时应予饮食疗法,控制感染及液体疗法等,或辅以双歧杆菌或乳酸杆菌制剂,以调节肠道的微生态环境,不宜首选止泻药,因为用药后腹泻虽可减轻,但肠道毒素吸收增加,可使全身中毒症状加重。儿童腹泻口服补液治疗是有效的,同时早期恢复进食,应用益生菌能缩短腹泻病程。

（六）糖皮质激素：糖皮质激素类药物在儿科应用较为广泛。可局部(如治疗湿疹等)或全身、短期或长期使用。短疗程口服、多用于哮喘发作、严重感染(与抗生素合用)及过敏性疾病。重症病例需大量静脉给药。中疗程(几周或数月),多用于白血病、肾病综合征及免疫性疾病。长期(数年)用药儿科少用。此类药物亦应避免滥用、因用药后可使机体免疫力、反应性降低,往往会掩盖原发病的性质,虽然自觉症状好转但病情却在发展,因而延误了诊断和治疗。较长时间用药,对水、盐、蛋白质、脂肪代谢均有不良影响,还会抑制骨骼增长,影响体格发育,并可引起骨质疏松、肌肉萎缩和皮质醇增多症即库欣综合征,患儿的肾上腺皮质可发生萎缩。

应特别指出,患水痘的儿童禁用肾上腺皮质激素,因为用药后可使病情急剧恶化,甚至死亡。若在激素治疗过程中发生水痘,应视情况减量或停药。

（七）其他药物：儿童对影响水盐代谢、酸碱平衡的药物较敏感,在应用利尿药后较易发生低钠血症或低钾血症。早产儿、新生儿应用维生素 K_3、磺胺类等,可发生高胆红素血症,甚至引起胆红素脑病,故上述药物应慎用。

三、给药方法

应根据患儿年龄、病种、病情轻重选用合适的剂型及给药途径和用药次数,以保证药效和尽量减少对患儿的不良影响,给药种类及次数不宜过多。

（一）口服法

是最常用的给药方法。能口服者尽量口服,以减少注射给患儿带来的不良刺激。婴幼儿及不会吞咽药片的小儿,最好用水剂(糖浆剂)、冲剂,或临时将药片压碎加糖水溶化后再喂。给小婴儿喂药时应将小儿抱起,使之成半卧位,用小勺慢慢将药液从嘴角灌入,使药达舌根部后即可咽下。对较大小儿应首先鼓励自己吃药,必要时须强制喂药,但动作要迅速,防止小儿将药吐出或呛咳。可用拇指及食指紧按两颊,使上下颌分开,将匙留在上下牙之间,直到将药咽下为宜。有味的药物不可和食物放在一起喂,以免引起拒食,造成喂养上的困难。不应将药发给患儿让其自己掌握,以免发生误服或不服等情况。

（二）注射法

比口服法有效,但对小儿刺激大。重症、急症或有呕吐者多用此法。注射法可造成一定的局部损伤,静脉注射还较易出现反应,故应尽量减少不必要的注射用药。静脉滴注可使药物迅速达到有效血浓度,是住院患儿常用的给药途径,使用时应根据年龄大小、药物半衰期、病情严重程度控制滴速和给药间隔。

（三）灌肠法

因药物不易吸收,小婴儿又难以保留药液,故一般较少应用。用此法时先予等渗盐水清洗灌肠,或在小儿一次自然排便后给药。药物应加水稀释到10～30ml,用灌肠器轻轻灌入后用手紧压肛门,以防溢出。

（四）其他

只能口服的药物(如中药),在昏迷患儿可用胃管鼻饲法灌入。舌下含服、吸入等给药方法只用于能合作的较大患儿。用外用药时应注意避免患儿用手抓摸药物,避免药物误入眼内或口内引起意外。

四、药量计算方法

小儿用药剂量比成人更须准确,可按以下方法计算:

（一）按体重计算

是最常用、最基本的计算方法,较适于临床应用。计算公式为:小儿用量＝体重(kg)×每日(或每次)每千克体重所需药量,须连续应用的药物,如抗生素、维生素等多按每日剂量计算,再分2～3次服;而临时对症药物如苯巴比妥钠等,多按每次每千克体重计算。小儿体重应以实际测得值为准。年长儿按体重计算如已超过成人量则以成人量为限。用此法计算时应同时考虑年龄因素,年龄小,剂量相对稍大,常以高限数值计算。这是因为药物代谢与体表面积有关,年龄小,体表面积相对大,则用药量相对多。

(二)按体表面积计算

按体表面积比按体重、年龄更为准确,故近年来多主张用等平方米体表面积给药,小儿体表面积可按体重折算,也可按体重、身高计算。

<3.0kg小儿体表面积(m^2)=体重(kg)×0.035+0.1

>3.0kg小儿体表面积(m^2)=[体重(kg)−30]×0.02+1.05

(三)按年龄计算

有些药物剂量不需十分精确,为了应用方便可按年龄计算,如一般止咳药水可按每次每岁1ml计算,每次最多10ml。

(四)按成人剂量折算

公式如下:小儿用量=成人剂量×小儿体重(kg)/50,此法仅用于未提供小儿剂量的药物,所得剂量一般都偏小,故少用,仅于必要时作参考。无论用何种方法计算所得的剂量都有其局限性,在具体应用时还须结合患儿的具体情况综合考虑。

1.生理特点:如新生儿、早产儿肝肾功能较差,一般用药剂量要小,基本只给半量。一般小儿对苯巴比妥类药耐受性较强,可适当增大药量。值得注意的是,有许多药物仅适合年长儿或成年人应用,不能应用于所有年龄组的患儿。因此,医师在开处方之前一定要认真斟酌。

2.疾病种类与病情:重症剂量要大,如磺胺类药物治疗一般感染应用50～100mg/(kg·d)即可,但治疗球菌性脑膜炎(流行性脑脊髓膜炎)则需50～200mg/(kg·d)。再如青霉素治疗一般感染用3万～5万U/(kg·d)即可,而治疗化脓性脑膜炎时剂量甚至需大几十倍。当肝肾功能受损时,应用某些药物的剂量应减小。

3.用药目的:同一药物因用药目的不同而剂量不同。如苯巴比妥用于抗惊厥剂量要大,用于镇静则剂量较小。阿托品用于抢救某些感染性休克时比一般治疗剂量要大几倍甚至几十倍。

4.用药途径:同一药物,保留灌肠用药量较口服为大,静脉注射法比口服量要小。

第二节　常用抗生素的应用

一、一般原则

1.危、急重症感染患儿虽在48小时内未能得到任何微生物检验资料,仍应给予抗生素治疗,静脉足量输入,按半衰期长短、间隔适当时间分次静滴,以维持血内有效浓度。

2.开始治疗时由于无化验资料,应通过病史、体检及简单实验室检查,迅速判断其感染的部位,估计可能的病原菌,选用两种有效的抗生素治疗,待细菌培养及药敏结果报告后再作调整。

二、常用抗生素的种类与适应证

(一)β-内酰胺类抗生素

包括青霉素族与头孢菌素族,它们均具有β-内酰胺环核心分子结构,它阻碍细菌繁殖期细胞壁的合成而起杀菌作用,当它们支链上的分子结构改变时,其抗菌谱、抗菌活性和对细菌产生的β-内酰胺酶的稳定性也有改变。

1.青霉素G钠:

(1)适应症:适用于链球菌、肺炎球菌、脑膜炎双球菌所致的败血症、肺炎、脑膜炎等重症感染;对G^+杆菌如破伤风、白喉杆菌亦有效,但金葡菌对其耐药,临床疗效差。

(2)剂量与用法:5万~10万 U/(kg·d)分4次肌注。10万~40万U/(kg·d)分4次按病情在30分钟内快速静脉滴入。敏感细菌所致化脓性脑膜炎,可用1万U鞘内注射。

(3)副作用与注意事项:

①过敏反应:皮疹、血清样反应,重者有过敏性休克。故必须先作皮内试验,阳性者禁用。

②青霉素剂量大,静脉推注可出现青霉素脑病(表现有神志障碍、抽搐)、溶血反应(表现有腰痛、血红蛋白尿);静脉慢滴,则有效血浓度不够,且青霉素在输液瓶

内易分解,致敏物质大大增加,故临床上多用0.9%氯化钠溶液30ml溶解后,在30分钟内快速静脉滴注。

③不宜与酸性溶液或5%、10%葡萄糖溶液等混合应用,以免影响其活性。

④肾功能不全时,用量要减少25%。

2.苯唑西林(新青霉素Ⅱ):

是半合成青霉素,能抗β-内酰胺酶,故对大多数金葡菌有效,对溶血性链球菌远不及青霉素G。

(1)剂量与用法:严重金葡菌感染性疾病用0.1~0.2g/(kg·d)分4次静脉滴入,在体内肝、肾、肺、胸腔积液和关节腔液中均可达有效治疗浓度,但血脑屏障透入较少。

(2)副作用与注意事项:

①副作用同青霉素G。

②注意事项:该药在体内大部分在肝脏内完成代谢,故肾衰时不必调整减少用量。

3.氨苄西林:

是一种半合成青霉素,能杀灭β-内酰胺酶阴性的G⁻杆菌,如流感杆菌,多数大肠埃希菌、变形杆菌、沙门菌属、志贺痢疾杆菌等。但多数肠道内杆菌、假单胞菌,铜绿假单胞菌对本药抗药;本药对G⁺菌不如青霉素G。

(1)剂量与用法:静脉滴注100~200mg/(kg·d)分2~4次给药。

(2)副作用与注意事项:

①副作用:同青霉素G。

②注意事项:疑有败血症的患儿不单独用此药,因抗菌谱较窄,单独使用易产生耐药,故多与其他杀菌类抗生素合用。

4.头孢菌素族:

是一族半合成β-内酰胺类抗生素,抗菌核心结构为7-氨基头孢烷酸,与青霉素的基本结构相似。其特点为抗菌谱广,抗菌作用强,能抗青霉素酶和其他β-内酰胺酶,过敏反应和毒性低,故它们在临床治疗中占有很重要的地位。目前头孢菌素族可分为三代,分述如下:

(1)头孢唑啉(先锋霉素Ⅴ):它为半合成第一代头孢菌素,其药效特点对G⁺菌如金葡菌、表皮葡萄球菌、链球菌、肺炎球菌等均有较强的杀菌力,对G⁻的大肠埃希菌、奇异变形杆菌、铜绿假单胞菌、沙门菌等抗菌力弱。用于敏感菌引起的呼吸道感染、败血症、尿路感染、皮肤软组织感染等。

①剂量与用法:40~80mg/(kg·d)分2~4次静脉注射或静脉滴注。

②注意事项:青霉素过敏者慎用,用前先做皮内试验,阳性者禁用。偶见皮疹、发热、关节肌肉疼痛等过敏反应,少数患儿有消化道症状与一过性血清谷丙转氨酶升高,停药后可恢复。

(2)头孢拉啶(先锋霉素Ⅵ):为第一代半合成头孢菌素,抗菌谱基本与头孢唑啉相似,但本药对大肠埃希菌、部分变形杆菌有效,用于泌尿系统感染、呼吸道感染、败血症等。

①剂量与用法:50~100mg/(kg·d)分2~4次静脉注射或静脉滴注,最大剂量不超过200mg/(kg·d)。

②副作用与注意事项:副作用与先锋霉素Ⅴ相似,但本药在血内蛋白结合率仅为6%,80%~90%以原形自肾脏排出,故肾功能不全者慎用。

(3)头孢呋辛(头孢呋肟、西力欣):本品为半合成第二代头孢菌素,对G⁺球菌的抗菌作用略低于第一代头孢菌素,但对G⁻杆菌如流感杆菌、大肠埃希菌、奇异变形杆菌等均敏感,比第一代要强。本品耐G⁻菌β-内酰胺酶的能力较强,故对耐第一代头孢菌素的G⁻菌可有效。铜绿假单胞菌、弯曲杆菌、厌氧菌对本品不敏感。本药用于敏感菌感染的呼吸道感染、败血症、皮肤软组织严重感染,尤其是泌尿道及胆道感染。

①剂量与用法:50~100mg/(kg·d)分2~3次静脉注射或静脉滴注。

②副作用与注意事项:与第一代头孢菌素相似,偶见血胆红素和转氨酶升高,故肝、肾功能不全者慎用。

(4)头孢哌酮(先锋铋):本品为第三代头孢菌素,具有广谱和高效的抗G⁻菌的效能,包括铜绿假单胞菌,对抗G⁺菌作用则不如头孢菌素第一代和第二代。用于敏感细菌所致的全身各种严重感染,在未获任何化验检查报告前,常与其他抗G⁺菌的半合成青霉素合用,协同抗严重感染。

①剂量与用法:50~200mg/(kg·d)分2次静脉注射或静脉滴注。

②副作用与注意事项:对青霉素过敏者禁用本药;可引起血清转氨酶升高、维生素K缺乏;用药期间应注意出、凝血时间监测,肝功能不全者禁用;静脉注射宜缓慢。

(5)头孢噻肟(头孢氨噻肟、凯福隆):本品为第三代头孢菌素,有耐β-内酰酶的特点,对G⁻菌如痢疾杆菌、伤寒沙门菌、大肠埃希菌、克雷伯肺炎杆菌等均有明显抗菌作用,用于敏感细菌引起的胆道、腹膜、泌尿道等感染以及败血症、心内膜炎、脑膜炎等。

①剂量与用法:50~100mg/(kg·d)分2~3次静脉注射或静脉滴注。危重者可增至200mg/(kg·d)。

②副作用与注意事项:与先锋铋相同。因本药大半自肾脏排出,如与强利尿剂合用,可致肾损害,肾功能不全者慎用。

(6)头孢他啶(头孢羧甲噻肟、复达欣):本药为半合成第三代头孢菌素,具有更广的抗菌谱和更强的对β-内酰胺酶的稳定性,而且具有肾毒性低、血浆半衰期长等特点。对大部分G⁺菌的作用与第一代头孢菌素相似或较弱,对G⁻菌抗菌作用强于头孢哌酮和头孢噻肟两药,比半合成新型青霉素—羧苯青霉素、哌拉西林钠的抗菌作用更强,仅有葡萄球菌、弯曲杆菌、厌氧菌对本品耐药。临床上用于各器官系统感染、败血症、感染性休克。

①剂量与用法:30~100g/(kg·d)分2~3次静脉注射或静脉滴注。

②副作用与注意事项:与头孢噻肟相同。

(7)头孢曲松(头孢三嗪、菌必治):本品为半合成第三代头孢菌素,对G⁺菌有中度杀菌作用,对G⁻菌杀菌作用同头孢他啶,尤对铜绿假单胞菌、淋病奈瑟菌、肺炎双球菌特别强,多数脆弱拟杆菌耐药。静脉注射后血浓度半衰期为8~9小时,血内杀菌浓度可维持24小时,60%以原形自肾脏排出,40%由肝经粪排出。临床上适用于敏感细菌所致的各系统严重感染。

①剂量与用法:20~80mg/(kg·d)一次性静脉注射或静脉滴注。肌肉注射因局部疼痛故不用。

②副作用与注意事项:与头孢他啶等药相似。

(二)亚胺培南西司他啶(泰能)

1.药理与适应证:本品为一非典型β-内酰胺类抗生素,对多种细菌产生的β-内酰胺酶有高度稳定性,故对绝大多数G⁺菌如金葡菌、肺炎球菌等,G⁻菌如铜绿假单胞菌、致病性大肠埃希菌和厌氧菌如脆弱拟杆菌等均有很强的杀菌作用。该药静脉滴注后半衰期约1小时,70%自肾脏经尿排出,肾功能减退时可延长至4小时。体内分布广,唯不易透过血脑屏障,限制了在中枢神经系统感染的应用性。在培养资料未报告前,临床上用于败血症、肺、肝、胆、腹腔、尿路、骨关节各部位的极严重感染;某些腹腔、胸腔、盆腔大手术,为强有力地控制术后继发细菌感染,多用本药

3~5天后,再酌情调整药物。

2.剂量与用法:静脉注射或静脉滴注,30~80mg/(kg·d),分3~4次给予。

3.副作用与注意事项:对本品过敏者禁用(用药前先作皮内试验)必须用0.9%氯化钠溶液稀释,不能用注射用水或葡萄糖溶液稀释,肾功能不全者慎用,用时应减量和延长给药间隔时间,每天2次。

(三)氨基糖苷类

氨基糖苷类抗生素是通过微生物产生或半合成制成的糖苷类抗生素,可直接作用于细菌核糖体,抑制细菌蛋白质合成达到杀菌作用。氨基糖苷类抗生素主要抗G⁻菌作用强,对G⁺菌的抗菌活性差,细菌对本类药易产生耐药性,故多与有关药物协同应用。此类抗生素有一定毒性,尤其对第八对脑神经的损害,甚至是不可逆转的,目前临床上除链霉素外,庆大霉素与卡那霉素等可被其他抗生素代替,六岁以下患儿不使用,六岁以上患儿慎用。

链霉素:

1.药理与适应证:主要用于严重的结核菌感染,如血行播散性肺结核、结核性脑膜炎。肌内注射后1.5小时血药浓度达峰值,且持续时间较久,半衰期为3小时,95%自肾脏以原形排出。

2.剂量与用法:15~30mg/(kg·d)分2次肌内注射,新生儿10~20mg/(kg·d)分2次肌肉注射,常规与异烟肼、利福平协用,以免产生耐药。

3.副作用与注意事项:本药可引起上唇或四肢麻木,对听神经有损害,可致前庭功能障碍与耳鸣,此时应立即停药。偶可引起过敏性休克与过敏性紫癜,一旦出现应停药并及时救治。

(四)酰胺醇类

氯霉素:

1.药理与适应证:本品为一广谱抗生素。对多数G⁻菌作用比对G⁺菌强,对厌氧菌亦有较好的抗菌作用。静脉给药后,血药浓度很快达峰值,半衰期为2~3.5小时,新生儿半衰期为24小时,体内分布良好,可进入各体腔液,以通过血脑屏障为一特点,90%自肝内代谢。临床上用于伤寒杆菌、沙门菌、大肠埃希菌、流感嗜血杆菌、百日咳杆菌、脑炎双球菌等细菌所致的各种严重感染性获病。

2.剂量与用法:30~50mg/(kg·d)分2次静脉滴注。肌肉注射因局部疼痛故不用。

3.副作用与注意事项:对早产儿及新生儿有引起灰婴综合征可能,应慎用。能抑制血细胞的生成,引起再生障碍性贫血和溶血性贫血,用药期间应定期检查血象及网织红细胞,肝功能不全者慎用。

(五)大环内酯类

乳酸阿奇霉素:

1.药理与适应证:本品为大环内酯类第三代抗生素,通过阻碍细菌转肽过程而抑制细菌蛋白质合成。抗菌强,毒性比一、二代红霉素相对要低。对G^+菌如金葡菌、各类链球菌、白喉棒状杆菌和G^-菌如流感嗜血杆菌、副流感杆菌、百日咳杆菌、志贺菌属均有较强的抑菌作用,对厌氧菌如脆弱类杆菌、产气夹膜杆菌亦有抑制作用,其他微生物如肺炎支原体、军团菌、沙眼衣原体等感染,本品则列为首选药。变形杆菌和铜绿假胞菌多为耐药菌株。静脉滴注后迅速广泛分布于各种体液中,唯透过血脑屏障差,各体液中浓度均比血浓度明显增高,半衰期为2天,时间长,大部分药物3天内以原形自尿中排出,少部分以原形自胆汁中排出。临床上用于上述敏感细菌所致的呼吸道感染、皮肤软组织化脓、泌尿生殖系严重感染患儿,支原体、衣原体感染则列为首选抗生素使用。

2.剂量与用法:10mg/(kg·d)一次静脉滴注,连续3天,可酌情改为口服给药,7天为一疗程。若并有厌氧菌感染,应合用强有力抗厌氧菌药物。本药应用注射用水充分溶解、配制成每毫升含0.1g溶液,然后再加入到250~500ml 0.9%氯化钠溶液或5%葡萄糖溶液中,浓度为1 mg/ml静脉均匀点滴。

3.副作用与注意事项:①有胃肠道反应:恶心、呕吐、腹泻、食欲下降;②偶有过敏性皮疹、瘙痒、气喘;③神经系统有头痛、嗜睡;④引起血清转氨酶增高、胆红素及碱性磷酸酶升高,血小板及血细胞下降,故肝功能不全者慎用;⑤)对任何大环内酯类药物过敏者禁用,上述副作用明显时应立即停药;⑥本品静脉滴注时间不少于60分钟,药液浓度不高于2mg/ml;⑦阿奇霉素与氨茶碱、地戈辛同用时,应适当减少后者用药剂量。

(六)其他抗生素

1.去甲万古霉素:

(1)药理与适应证:本药属多肽类抗生素,为万古霉素的去甲基化合物,可与细菌细胞壁前体的D-丙氨酸部分结合,致细菌溶解而杀菌。它对G^+菌有较强的抗菌作用,如金葡菌、表皮葡萄球菌、溶血性和草绿色链球菌、厌氧链球菌、产气荚膜杆菌、肺炎球菌、炭疽杆菌、白喉杆菌均敏感。临床上主要用于耐青霉素类和头孢菌素类 G^+ 菌引起的各系统严重感染:败血症、心内膜炎、假膜性肠炎等。静脉滴注时大多数组织中均可达有效治疗浓度,且可维持6小时,24小时内50%自尿排出。

(2)剂量与用法:16～24mg/(kg·d)分2～3次静脉滴注。

(3)副作用与注意事项:

①肾功能减退者慎用。

②长期用药有肾毒性,应监测血内浓度与小便常规,如血内峰度＞25～40ug/ml或小便中有尿蛋白应及时停药。

2.磷霉素:

(1)药理与适应证:本品为一广谱抗生素,抗菌谱与庆大霉素相似,它通过与细菌细胞壁合成酶结合,阻碍细胞壁的合成而杀菌。对金葡菌、脑膜炎双球菌、大肠埃希菌、伤寒杆菌等 G^+ 菌和 G^- 菌均有抗菌活性,对耐药的铜绿假单胞菌、变形杆菌、痢疾杆菌也有效。体内分布广,也易进入脑脊液中,毒性低,可用于肝、肾功能损害的重症感染患儿。常用于敏感细菌引起的呼吸道、泌尿道、神经系统、皮肤软组织等各种感染,也用于败血症、细菌性痢疾。静脉给药后,不与血浆蛋白结合,90%自尿排出。半衰期为1.5～2小时,肾功能不全时,可延长至6～12小时,此时,给药剂量应偏小,给药间隔可延长。

(2)剂量与用法:100～300mg(kg·d)分2～4次静脉滴注。

(3)副作用与注意事项:偶有食欲减退、恶心、腹泻等消化道症状。与β-内酰胺类氯霉素类有协同作用,可联合应用。

第三节 强心药物的应用

心功能不全或心力衰竭是一种临床综合征,是因各种病因引起心脏不能将静脉回心的血流充分排出,虽经加快搏动和收缩等调节代偿,心输出量仍不能满足身体代谢需要,并引起一系列血流动力学、内分泌系统异常之后而有显著临床症状和体征,此时常用的急救药物分述如下。

一、地戈辛

1.药理作用:加强心肌收缩力、减慢心率和利尿三大作用。吸收和排泄迅速,静脉注射5分钟生效,1.5小时达到高峰,半衰期为1.5天,很少发生积蓄中毒,是治疗收缩型心力衰竭的常用药。

2.剂量与用法:新生儿0.02~0.03mg/kg,2岁以下婴幼儿0.04~0.06mg/kg,2岁以上0.03~0.04mg/kg。用适量的葡萄糖液稀释后静脉注射。先给上述饱和量的1/2,余量分两次用完,每6~8小时一次,然后用饱和量的1/4,每天静脉注射一次,4~5天不能停止注射时,改用地戈辛口服维持。

3.副作用与注意事项:

(1)过量可有恶心、呕吐、心动过缓,停药1~2天可消失。或用5%~10%葡萄糖5~10ml稀释静脉缓注,可避免出现副作用。

(2)患儿有心肌炎、低血钾、酸中毒时,机体对本药敏感,易出现心律失常,如二联律、传导阻滞、室上性或室性心动过速,故此种情况用药时应用心电监护仪密切监测;可用放射免疫法测定地戈辛血浓度,婴幼儿<3ng/ml,儿童<2ng/ml是安全范围。

(3)一旦出现严重心律失常,治疗可参照心律失常治疗有关部分,停药并加用10%氯化钾静脉滴注。

(4)肌注血浓度不稳定,局部易有炎性反应,故不采用。

二、毛花苷丙

1.药理作用:同地戈辛。为洋地黄中提炼的速效强心苷,静脉注射5~30分钟起效,作用维持3~4天,排泄快,是治疗收缩型心力衰竭的首选药。

2.剂量与用法:参照第四节"抗心律失常药物的应用"。

3.副作用与注意事项:同地戈辛。

三、多巴胺

1.药理作用:有兴奋心脏β_1受体、血管α受体及多巴胺受体作用,增强心肌收缩力,提高心排血量,对血管效应因剂量而异,用10~15ug/(kg·min)静脉注射既强心又扩张血管,降低外周阻力。临床上常与另一拟交感神经兴奋药多巴酚酊胺合用,治疗心力衰竭合并肺水肿有明显疗效。

2.剂量与用法:剂量为 $10 \sim 15ug/(kg \cdot min)$ 静脉注射(用微量输液泵),与多巴酚丁胺同用时,剂量减半。多巴酚丁胺为 $2.5 \sim 5ug/(kg \cdot min)$,可增加心肌收缩力、扩张肾血管利尿、降低外周血管阻力,对心率与心肌耗氧量影响不大。

3.副作用与注意事项:

(1)溶液配制剂量和每分钟入量均应准确无误,过大量使血管收缩强烈,有头疼、心悸、胸闷、呕吐等不良反应;

(2)甲亢、高血压病与嗜铬细胞瘤患儿禁用。

四、米力农(二联吡啶酮)

1.药理与适应证:该药可通过抑制磷酸二酯酶同工酶Ⅳ的活性,使心肌细胞内环磷酸腺苷酶(cAMP)量增加 Ca^{2+} 内流加速,大大加强心肌收缩。而血管平滑肌细胞内 cAMP 增加又促进 Ca^{2+} 外流而外周血管扩张,减轻了心脏前后负荷。临床上常用在应用洋地黄效果不显著时加用本药,对急、慢性心衰有良效。

2.剂量与用法:口服 $1mg/(kg \cdot d)$ 分 $3 \sim 4$ 次服。静脉注射首次量为 $25ug/kg$,10分钟后以 $0.25 \sim 0.5ug/(kg \cdot min)$ 静脉滴注维持 $24 \sim 48$ 小时。

3.副作用与注意事项:

(1)有头痛、胸痛、低血钾、肌无力等少见的副作用:过量可致低血压、诱发室性心律失常,需停药和对症处理。

(2)肝肾功能不全和已有室性心律失常者忌用。

五、巯甲丙脯酸

1.药理与适应证:本药为血管紧张素转换酶抑制剂,使血管紧张素Ⅱ生成减少,小动脉扩张,心脏后负荷降低;使醛固酮生成减少,水钠潴留减少,前负荷亦减少;扩张肾小动脉作用突出而利尿。与地戈辛、毛花苷丙同用可使血浓度增加10%左右,故广泛用于顽固性心衰。

2.剂量与用法:口服剂量开始 $1mg/(kg \cdot d)$ 分两次服,可逐渐增加至 $2 \sim 3mg/(kg \cdot d)$ 分两次饭后服。

3.副作用与注意事项:

(1)可增高血钾、胃肠道反应和粒细胞减少。

(2)对肾功能严重减退者应减量使用,对低血压者忌用。

六、普萘洛尔

1.药理与适应证:本药为β受体阻滞剂。可减慢心率,延长舒张期充盈时间,增加左心室舒张末期充盈量,可提高心搏量。只适用于舒张性心力衰竭,如肥厚型心肌病、缩窄性心包炎并心衰患儿。

2.剂量与用法:1~4mg/(kg·d)分3次服,据心率监测逐渐减至1~2mg/(kg·d)分3次服,持续6~8周。

3.副作用与注意事项:

(1)可引起支气管痉挛,哮喘患儿忌用。

(2)重度房室传导阻滞、低血压患儿忌用。

(3)服用后恶心、头晕和心动过缓等副作用症状明显时需停用。

第四节 抗休克药物的应用

休克一旦发生,抢救应分秒必争,除心源性休克外,抗休克药物必须在纠酸扩容基础上应用为宜。常用的抗休克药物总结如下:

一、多巴胺

1.药理与副作用:详见强心药物类有关部分。

2.剂量与用法:该药对血管效应因剂量大小而异,大剂量>20ug/(kg·min),可使肺血管收缩、外周阻力增加、肾脏血流量减少,故宜选用中等10~15ug/(kg·min)用微量输液泵均匀准确静脉注入。对心源性休克则不必输液扩容,以间羟胺(阿拉明)与本药合用,相辅相成,效果更好,前者剂量为0.02~0.2mg/kg。

二、多巴酚丁胺

1.药理作用:主要作用于心脏$β_1$受体,有较强的正性肌力作用,可提高心排血量及降低肺毛细血管阻力,提高血压效果好。

2.剂量与用法:常用剂量2.5~10ug/(kg·min)静脉均匀准确注入,与多巴胺合用(两药剂量各减半)尤适用休克伴心衰、肺水肿患儿。

三、酚妥拉明(苄胺唑啉)

1.药理作用:本药为短效快速α受体阻断剂,能扩张肺血管与周围动脉血管,改善微循环障碍,亦有正性肌力作用,与多巴酚丁胺合用,对心源性休克并ARDS者效果较佳。

2.剂量与用法:剂量为0.1~0.2mg/(kg·次),最大不超过10mg/次,静脉缓注,不少于10分钟,15分钟后可重复一次。或用10%葡萄糖稀释,按10ug/(kg·min)静脉持续滴注。临床上为防止快而强的扩血管所致血压下降,多与间羟胺配伍,间羟胺剂量为本药的半量。

3.副作用与注意事项:

(1)除心源性休克外的其他休克,如感染性休克、失血性休克等,必须在扩容输液基础上再应用本药静注。

(2)剂量较大、注入速度快可导致心动过速,但持续时间短,一般在20分钟左右。

四、山莨菪碱(654-2)

1.药理作用:系抗胆碱能药物,可解除平滑肌与血管痉挛,改善休克微循环障碍和呼吸中枢兴奋作用,尤适用于休克并ARDS及中枢性呼吸衰竭患儿。

2.剂量与用法:静脉注射0.5~2mg/(kg·次)。每15分钟重复一次,待面色转红、肢体转温、血压上升可减量或延长注射时间直至休克纠正。

3.副作用与注意事项:有时可有口干、面红、烦躁、瞳孔扩大和心动过速,应适当减量,延长注射时间。

五、间羟胺

1.药理:为α受体兴奋剂,缩血管作用缓和而持久,对肾血管作用较弱,有正性肌力作用而列为抗休克时的升压药,临床上一般情况不单独应用,常与酚妥拉明配伍应用,治疗休克。

2.剂量与用法:与酚妥拉明配伍时为0.05~0.1mg/(kg·次)静脉缓注,视其血压上升情况酌情加减。单独静滴剂量为0.1~0.2mg/(kg·次)用10%葡萄糖100ml稀释。与多巴胺联用时剂量为2~8ug(kg·min),用微量输液泵静脉缓注。

3.副作用:

(1)有时有头痛、心悸、心律失常。

(2)有甲亢和器质性心脏病者忌用。

六、纳洛酮

1.药理:在各种休克过程中,因机体应激反应,垂体或肾上腺髓质释放大量内啡肽引起血压降低和意识障碍,此药有拮抗内啡肽的作用而逆转低血压。近年来,纳洛酮已成为抗休克的重要药物。

2.剂量与用法:每次0.01～0.02mg/kg肌肉或静脉注射,必要时可重复。

3.副作用与注意事项:个别出现轻度恶心、呕吐、烦躁、心动过速症状,故安全性大。

第五节 抗心律失常药物的应用

近年来,小儿心律失常有增多趋势,除见于各种心脏病外,心脏手术后亦常见,严重心律失常是指引起心排血量减少、心衰等严重血流动力学障碍,导致严重后果甚至死亡,故需用抗心律失常药急救,现分述如下。

一、利多卡因

1.适应证:该药为室性心动过速、室颤与频发多源性室性期前收缩治疗的首选药。

2.剂量与用法:每次1mg/kg静脉注射,15秒钟后起效,5分钟达高峰,维持10～30分钟。如无效,5～10分钟重复静脉注射一次,但总剂量不超过5mg/kg。如有效,复律后以20～30ug/(kg·min)静脉维持7天,气管内注药亦为每次1mg/kg。

3.副作用与注意事项:

(1)本药剂量过大可导致窦性停搏、传导阻滞、心肌收缩抑制、低血压、中枢神经兴奋甚至惊厥,故患儿有心源性休克、完全性房室传导阻滞、严重肝功能障碍者忌用。

(2)药物配制均为2%的利多卡因6ml用5%葡萄糖液稀释至100ml备用,滴速为20～30ug/(kg·min),不宜过大。

(3)气管插管内给药后要用生理盐水1~3ml冲洗。

二、普罗帕

1.适应证:对室上性或室性心动过速期前收缩、预激综合征并快速心律失常疗效好,副作用少,复发率低,可作为治疗小儿各类快速型异位心律的首选药。

2.剂量与用法:每次1~2mg/kg加入10%葡萄糖10~20ml中静脉缓注,不少于5分钟,最好在心电监护下进行。不见效每10分钟重复给药一次,直至有效,但总量不超过8mg/kg。有效后立即改片剂口服,维持疗效每次5mg/kg,6~8小时用一次。

3.副作用与注意事项:

(1)本药可抑制心肌传导系统,使P-R间期、QRS时间延长,故在传导阻滞患儿不用。在口服维持用药心率明显减慢至80次/分停药观察。

(2)本药有负性肌力作用,使左室收缩力减弱,心输出量减少,故有心衰、心源性休克时忌用。

(3)与地戈辛类药物合用时,使地戈辛血药浓度增高,故地戈辛剂量应减少1/3。

三、胺碘酮

1.适应证:适用于心房纤颤、心房扑动和室上性与室性快速型异位心律的治疗,尤其用于普罗帕酮治疗无效或疗效不好的患儿。由于本药有增强心肌收缩力及选择性冠状动脉扩张作用,故可用于伴有充血性心力衰竭的快速型异位心律失常。

2.剂量与用法:每次1mg/kg用5%葡萄糖稀释后缓慢静脉推注,静脉滴注量为5~10mg/kg用5%葡萄糖100~250ml稀释,于30分钟内滴完,有效后可改口服维持,每次2mg/kg,每天3次,每周服5天停2天。

3.副作用与注意事项:

(1)有心动过缓、口服恶心、呕吐和甲状腺功能紊乱等副作用,症状明显者停药。

(2)患儿有房室传导阻滞、心动过缓、肝功能损害、碘过敏者禁用。总之,该药副作用较大,且作用持久,已不列为第一线抗快速心律失常药。

四、三磷酸腺苷

1.适应证:对室上性心动过速有效,但对心房内折返性心动过速无效,对房室折返性心动过速逆转型禁用,因易导致室颤。该药适应症窄,是中止小儿室上性心动过速的一线药物。因本药半衰期短,故复发率亦高。

2.剂量与用法:首剂 0.1mg/kg 在 5 秒钟内快速静脉推入,如无效,3 分钟后可重复第二次,每次按 0.05 ~ 0.1mg/kg 递增,直至最大量 0.25 ~ 0.3mg/kg 为止。注射部位应在上肢或颈静脉接近心脏的血管,否则易失效。如加大剂量注射,副作用也增多,注射后若出现严重心动过缓,用氨茶碱解救,剂量为 5 ~ 6mg/kg 推注 5 分钟以上,禁用阿托品。

3.副作用与注意事项:

(1)有面部潮红、激发哮喘、窦性停搏、房室传导阻滞、血压下降的副作用。

(2)剂量不宜过大,推注 3 次无效应改药,对有哮喘的患儿应列为禁用。

五、毛花苷丙

1.适应证:治疗阵发性室上性心动过速、非洋地黄所致的房扑与房颤,但不能用于房室折返性心动过速逆转型,阵发性室上性心动过速并心衰者应为首选。

2.剂量与用法:静脉注射饱和量:2 岁 0.03 ~ 0.04mg/kg,>2 岁 0.02 ~ 0.03mg/kg。先用半量静脉注射,6 ~ 8 小时后余量分两次静注,在 12 ~ 24 小时内完成饱和量,症状控制后改用地戈辛口服维持。疗效不满意时,可加用普萘洛尔口服,可获满意疗效,90% 阵发性室上性心动过速可控制不复发。

3.副作用与注意事项:

(1)心肌炎与低钾血症患儿易发生洋地黄中毒,恶心、呕吐、二联律,需密切观察。

(2)对高度房室传导阻滞、肥厚型心肌病、预激综合征并房扑、房颤等心动过速则禁用。

六、阿托品

1.适应证:本品能解除迷走神经对心脏传导系统的抑制,加快心率是窦性心动过缓、房室传导阻滞、阿-斯综合征等严重心动过缓性心律失常的常用药。

2.剂量与用法:每次 0.03 ~ 0.05mg/kg 静脉注射,必要时 15 分钟注射一次,症状好转,心率加快则可适当延长时间,巩固疗效。

3.副作用与注意事项:

(1)用量过大可导致口干、面红、烦渴、体温升高,停药后可逐渐消失。

(2)各种心动过速者禁用。

第六节　止血药物的应用

根据止血药的作用机制可分为三大类:促进凝血因子活性的止血药、抗纤维蛋白溶解的止血药、作用于血管壁降低毛细血管通透性的止血药。

一、凝血因子活性的止血药

(一)维生素 K_1

1.药理作用及临床应用:维生素 K 是肝脏合成凝血酶原的成分,可促进肝脏合成凝血因子,促进凝血酶原和纤维蛋白原向血中释放。临床用于各种维生素 K 缺乏症,如新生儿出血症、晚发性维生素 K 缺乏症、某些杀鼠药中毒以及严重肝脏疾患或长期使用抗生素所致体内维生素 K 合成不足患儿。此外,还可用来改善内脏平滑肌痉挛。

2.用法与用量:肌注或静注:小儿 5~10mg/次,每天 1~2 次。新生儿出血:肌注或皮下注射,1mg/次,8 小时后可重复。

3.不良反应及注意事项:

(1)偶有过敏样反应,注射速度宜慢,一般不超过 1mg/min,超过 5 mg/min 可出现面部潮红、胸闷、出汗、血压下降、支气管痉挛,甚至死亡;

(2)注射液应防冻、避光保存,如有油滴析出或分层则不宜使用,但可在遮光条件下加热至 70℃~80℃,振摇使其自然冷却,如澄清度正常方可使用;

(3)新生儿用后可能出现高胆红素血症;

(4)肝功能受损时,维生素 K 的疗效不佳,不可盲目加大剂量,应同时加强护肝治疗;

(5)与维生素 C、维生素 B_{12}、右旋糖酐混合,溶液发生混浊,与苯妥英钠混合 2 小时后可出现颗粒状沉淀。

4.制剂与规格:注射剂:每支 2mg(1ml),10mg(1ml)。

(二)凝血酶

1.药理作用与临床应用:凝血酶直接作用于血液中的纤维蛋白原,使其转变为纤维蛋白,加速血液凝固而止血。主要用于局部出血和消化道出血,亦用于结扎困难的小血管出血、毛细血管及实质脏器出血的止血,对动脉出血无效。此外,还能诱发血小板聚集及继发释放反应等,促进上皮细胞的有丝分裂而加速伤口的愈合,可作为皮肤、组织移植物的黏合、固定剂。

2.用法和用量:

(1)局部止血:用灭菌生理盐水溶解成50～100U/ml药液,喷雾或灌注于创面,或以明胶海绵、纱布等敷于创面,也可直接撒药粉于创面;

(2)消化道出血:用生理盐水溶解成50～100U/ml溶液,口服或灌注,成人每500～2000U/ml,1～6小时1次,且根据出血情况,适当减浓度、剂量和次数;小儿酌减。

3.不良反应与注意事项:

(1)严禁血管内注射、皮下注射或肌注,因易致血栓而出现局部坏死,甚至危及生命;

(2)出现过敏症状应立即停药;

(3)受热或遇酸、碱、重金属盐可使本品活力下降而失去作用;

(4)冷冻干燥的干粉剂稳定性好,应在10℃以下、密闭、干燥、避光处保存;该药制成溶液很快失活,必须现配现用。

4.制剂与规格粉剂:粉剂:每瓶500U、1000U、2000U、4000U、8000U。

(三)巴曲酶(立止血)

1.药理作用与临床应用:本品是一类凝血酶制剂,其活性与凝血酶相似,能促进血管破损部位的血小板聚集并释放多种凝血因子及血小板因子3(PF3),使纤维蛋白原降解为纤维蛋白I单体,再交联聚合成难溶性纤维蛋白,利于血栓形成和止血。临床可用于新生儿出血、消化道出血、肺出血、肾出血、肝病出血、癌肿出血以及手术前出血。

2.用法和用量:可口服、静脉注射、肌肉注射、皮下注射。静脉注射后一般5～10分钟起效,效果可持续24小时,而肌肉或皮下注射则在用药后20分钟起效,药效持续48小时。剂量:<1岁0.2kU/次,1～3岁0.3kU/次,>3岁0.5kU/次,一般1～2次/天,必要时可根据病情增加用药次数,但每天总量不超过8kU,用药不超过3天。局部出血或渗血可用棉球蘸药,压住伤口止血。

3.不良反应和注意事项:

(1)有血栓或栓塞史者禁用;

(2)大血管出血必须外科抢救;

（3）血中缺乏纤维蛋白原,无从产生纤维蛋白凝块,应先补充纤维蛋白再用该药;缺乏纤维蛋白稳定因子Ⅷ时,纤维蛋白凝块无法形成,先输入新鲜血再用该药;严重血小板减少时,应先输入浓缩血小板后再用本品;

（4）纤维蛋白分解过多时,纤维蛋白的聚合作用被延缓,可将抗纤溶药物与本药合用;

（5）治疗新生儿出血应与维生素K_1合用;

（6）除紧急情况外,妊娠初3个月孕妇禁用本药;DIC导致的出血时禁用。

4.制剂和规格:粉针剂:每支1kU,约相当于50mg巴曲酶,附溶剂1支。

（四）纤维蛋白原

1.药理作用与临床应用:是血液凝固所必需的物质。主要用于先天性纤维蛋白原缺乏症、后天获得性低纤维蛋白血症以及严重肝病合成不足者。

2.用法与用量:静滴:0.03~0.15g/kg,用灭菌注射用水溶解成15mg/ml浓度的溶液缓慢滴注,滴速以20~40滴/分为宜。

3.不良反应与注意事项:

（1）可出现过敏反应;

（2）反复输入本品可产生抗纤维蛋白抗体;

（3）溶解过程中切忌高温加热,在56℃时可发生热凝固;

（4）引起肝炎的危险性高在25%~30%;

（5）不能与右旋糖混用,能引起凝固沉淀;

（6）溶解后容易发生分解,其分解产物能阻碍凝血,应在临用前溶解,2小时内用完。

4.制剂与规格:粉针剂:每瓶1g或1.5g。

二、抗纤溶蛋白溶解的止血药

（一）氨甲苯酸

1.药理作用与临床应用:能竞争性抑制纤溶酶原的激活因子,从而抑制纤维蛋白和纤维蛋白原的降解而止血。适用于纤维蛋白溶解过程亢进所致出血。如各种手术时的异常出血、肺结核咯血、链激酶、尿激酶过量引起的出血等。一般对慢性渗血效果较好,对癌症出血和创伤出血无效。

2.用法与用量:口服:5岁以上小儿0.125~0.25g/次,1天3次;静注或静滴:新生儿0.02~0.03g/次,5岁以上0.1g/次,以5%葡萄糖溶液或0.9%氯化钠溶液稀释后缓慢静注或静滴。

3.不良反应与注意事项:

(1)偶有头昏、头痛、腹痛不适;

(2)用量过大可促进血栓形成,对有血栓倾向者禁用或慎用,肾功能不全者慎用;

(3)对创口大量出血无效。

4.制剂与规格:片剂:每片0.125g、0.25g。注射剂:0.05g(5ml)、0.1g(10ml)。

(二)氨甲环酸

1.药理作用与临床应用:同氨甲苯酸。

2.用法与用量:口服:5~10mg/(kg·次),3~4次/天。静注、静滴:5~10mg/(kg·次),1~2次/天,用5%~10%葡萄糖稀释后输注。

3.不良反应与注意事项:

(1)血友病患儿发生血尿时慎用,以免导致继发性肾盂、输尿管血凝块堵塞;

(2)不宜与苯唑西林合用;

(3)在弥散性血管内凝血的继发纤溶性出血时,应在肝素化基础上应用,不可单用。

(4)余同氨甲苯酸。

4.制剂与规格:片剂:每片0.25g,注射剂:每支0.1g(2ml)、0.5g(5ml)

(三)抑肽酶

1.药理作用与临床应用:是从牛腮腺、胰或肺等动物脏器中提取的,具有广谱蛋白酶抑制作用。适用于纤溶活性增强引起的出血、急性胰腺炎等。

2.用法与用量:静注或静滴:500~1000U/(kg·次),4次/天;急性胰腺炎:发病后第1~2天静注8万~12万U/天,缓慢注射不超过2ml/min,以后视病情2万~4万U/天,分4次静滴。

3.不良反应与注意事项:静注过快偶可引起恶心、呕吐。少数人可发生过敏反应,出现红斑、荨麻疹、支气管痉挛等。

4.制剂与规格:注射剂:每支1万U(5ml)

三、作用于血管壁降低毛细血管通透性的止血药

(一)酚磺乙胺(止血敏)

1.药理作用和临床应用:能促进血小板循环量增加,增强其聚集性和黏附性,

促进血小板释放凝血活性物质,从而降低血管通透性,加速血块形成而达到止血效果。主要用于预防和治疗外科手术出血过多、血小板减少性紫癜、过敏性紫癜与血管通透性有关的出血。

2.用法与用量:口服:10～15mg/(kg·次),3次/天;肌注:5～10mg(kg·次)静滴:5岁以上10mg/(kg·次),加入5%葡萄糖液或0.9%生理盐水中滴注,1～2次/天。

3.不良反应与注意事项:

(1)偶有皮疹、恶心、头痛,也有静注引起休克的报道;

(2)有血栓形成史者慎用;

(3)高分子的血浆扩容剂可在使用本品之后用,应避免在前使用;

(4)勿与氨基己酸混合注射,以免引起毒性反应。

4.制剂与规格:片剂:0.25g;注射剂:每支0.25g(2ml),0.5g(5ml),1.0g(5ml)

(二)卡巴克络

1.药理作用和临床应用:是肾上腺素的氧化衍生物,无拟肾上腺素作用。可增强毛细血管的回缩作用而产生止血效果。用于毛细血管通透性增强所致的出血,如特发性紫癜、鼻出血、视网膜出血等。

2.用法与用量:5岁以下:1.25～2.5mg/次;5岁以上:2.5～5mg/次,2～3次/天。

3.不良反应与注意事项:因本品含有水杨酸,个别患儿长期口服或肌注可出现水杨酸反应;有癫痫病史、精神病史者慎用;肌注时局部较疼痛,应避免。

4.制剂与规格:片剂:每片25mg;注射剂:每支5mg(1ml),10mg(2ml)

(三)垂体后叶素

1.药理作用与临床应用:含等量的缩宫素和加压素,加压素直接收缩血管本身而止血。主要用于肺出血、食管及胃底静脉曲张破裂出血。妇产科用于产后宫缩无力所致出血。

2.用法与用量:肌注:4～8U/次。静注48U/次,加5%葡萄糖液20ml缓注。

3.不良反应与注意事项:用药后出现面色苍白、出汗、心悸、胸闷、腹痛、过敏性休克等,应立即停药;高血压、冠心病、心力衰竭、肺心病患者禁用。

4.制剂与规格:注射剂:每支5U(1ml),10U(ml)

第七节 脱水降颅内压药物的应用

一、甘露醇

1.药理作用与临床应用:是一种渗透利尿剂。20%进入血液后能迅速提高血浆胶体渗透压,使组织内水分进入血管,减轻组织水肿。临床上用于各种原因引起的脑水肿、颅高压及脑疝。

2.用法与用量:小儿:0.25～1.0g(kg·次),必要时4～6小时一次,降颅压时必须在30～60分钟内滴完。当病情好转后,可逐步减少用药次数至停药,以防发生反跳。新生儿:利尿时首剂:0.5～10g(kg·次),维持:0.25～0.5g(kg·次)天,降颅压时0.25g/(kg·次)4～6小时一次,20～30分钟内滴完。

3.不良反应与注意事项:

(1)最常见的不良反应是水电解质平衡紊乱,多次使用时应注意补充电解质;

(2)注射过快可致一过性头痛、眩晕、视物模糊、注射部位疼痛或血栓性静脉炎,该药外渗可致局部肿胀甚至坏死;

(3)过敏时可引起皮疹、寒战、高热甚至休克;

(4)快速或大剂量静注时可导致肾小管上皮细胞损伤,甚至诱发急性肾衰竭,称之为甘露醇肾病或渗透性肾病;

(5)快速大剂量静注后可致血容量急剧增强,导致急性心力衰竭、稀释性低钾血症;不适当过度利尿又可导致血容量减少;

(6)充血性心力衰竭急性肺水肿、进行性肾衰竭无尿且伴高血容量者、严重脱水、无尿者、活动性颅内出血者禁用;

(7)治疗中应监测血压、尿量、心功能、肾功能、电解质等;

(8)遇冷结晶,可用热水温浴或振荡溶解后使用,不宜加入血液中使用。

4.制剂与规格:注射剂:每瓶10g(50ml),20g(250ml)。

二、甘油果糖注射液

1.药理作用与临床应用:与甘露醇相似,但该药进入脑组织及脑脊液较缓慢,消除也慢,故降压作用起效慢而持久,较少发生反跳现象。

2.用法与用量:静脉滴注:5～10mg/(kg·次)1～2次/天。根据病情轻重可适当增减。临床常与甘露醇联合间隔使用,以提高疗效。

3.不良反应与注意事项:

(1)本品不良反应少,偶可出现溶血现象;

(2)充血性心力衰竭、急性肾功能不全或无尿、糖尿病、尿崩患者慎用或禁用;

(3)对有遗传性果糖不耐症者禁用;

(4)本品内含0.9%氯化钠,用量较大时需注意盐的摄入量;

(5)果糖可在体内代谢提供能量。

4.制剂与规格:注射剂:每瓶250ml、500ml。其中含有甘油10%、果糖5%、氯化钠0.9%。另外,尚有甘油氯化钠注射液:每瓶250ml、500ml。其中含有甘油10%、氯化钠0.9%。

三、尿素

1.药理作用与临床应用:也是一种渗透性利尿剂,与甘露醇相似,但维持时间较短。主要用于颅内高压。

2.用法与用量:静滴:0.5～1.0g/(kg·次)用10%葡萄糖液溶解后配制成33%浓度的溶液静注或快速滴入,必要时4~6小时重复使用。

3.不良反应与注意事项:

(1)尿素溶液性质不稳定,可分解出氨,使血氨升高;

(2)可引起一过性血尿、蛋白尿,心电图及凝血酶原时间改变,严重时可影响药物的应用;

(3)该药易透过血脑屏障而出现反跳现象,应与其他脱水药交替使用。

四、高渗葡萄糖液

1.药理作用与临床应用:输注高葡萄糖液后,血液中的渗透压迅速上升,使组织中过多的水分转移到血管中,从而产生脱水效果。但葡萄糖在体内部分被代谢,故作用较弱而不持久,易出现反跳现象。

2.用法与用量静推:50%葡萄糖液20～60ml/次

3.制剂与规格:注射液:10g(20ml)

五、呋塞米

1.药理作用与临床应用:主要抑制髓袢升支髓质部对氯、钠离子的再吸收,是一种强效利尿剂。临床用于各种肾性、心源性水肿、肝硬化腹水等严重水钠潴留者;亦可用于脑水脚、肺水脚、急性心力衰竭以及急性药物或毒物中毒时在大量输液后促进毒物排泄等。

2.用法与用量:口服:1mg/(kg·次),2~3次/天。肌注或静注、静滴:0.5~1mg(kg·次),1~2次/天。根据病情增加剂量,最大剂量可达6mg/(kg·d)。

3.不良反应与注意事项:

(1)体液与电解质紊乱,如低氯性碱中毒、低钠血症和低钾血症等,长期应用要注意补钾;

(2)快速或静脉注射可出现一过性耳聋,不宜与氨基糖苷类合用;

(3)长期应用可引起消化性溃疡及胃肠道出血;

(4)肝功能不全者用药后易诱发肝性脑病,严重肝功能不全时应慎用;

(5)与甘露醇合用可提高降颅压效果;

(6)长期应用(7~10天)后利尿作用可消失,故需长期应用者,宜采用间歇疗法:给药1~3天,停药2~4天,既可减少不良反应,又可提高利尿效果。

4.制剂与规格:片剂:每片20g,注射剂:每支20mg(2ml)。

第八节　抗凝血药物应用

抗凝血药根据其作用机制可分为两大类:作用抗凝血过程的药物和促血栓溶解的制剂,作用抗凝血过程的药物。

一、抗凝血过程的药物

(一)肝素

1.药理作用与临床应用:通过激活抗凝血酶Ⅲ与凝血酶的亲和力加强,形成不可逆的复合物,抑制了纤维蛋白原转变为纤维蛋白,并能阻止血小板的凝聚,从而具有抗凝血功能。临床主要用于防治血栓形成和栓塞及各种原因引起的弥散性血内凝血和体外抗凝血。但对蛇咬伤所致DIC无效。

2.用法与用量:

(1)大剂量疗法:150U/kg/次,3～4次/天,用0.9%氯化钠溶液或林格液溶解后静滴(亦可用5%葡萄糖注射液稀释,但可降低抗癌效果)亦可皮下注射(此多为肝素钙);

(2)中剂量疗法:100U/kg,用法同上;

(3)小剂量疗法:50U/kg/次,1～2次/天,皮下注射;

(4)超微剂量:1U/(k·h),根据病情6～8小时一次,皮下注射,主要用于DIC前状态,该剂量对凝血功能正常的患儿没有明显影响。

3.不良反应与注意事项:

(1)静注可出现可逆性血小板减少,偶可发生过敏反应,出现皮疹、发热、鼻炎等,严重者可出现心前区紧迫感、呼吸困难,甚至心停搏;

(2)长期用药可发生暂时性秃头症、骨质疏松和自发性骨折;

(3)用药过量可发生自发性出血,如黏膜出血、消化道出血、伤口出血等,因此在用药前和用药期间应测定凝血时间(CT)和部分凝血活酶时间(PT)。当CTD30分钟或PTD＞100秒均表示用药过量,应立即停药,严重出血应用硫酸鱼精蛋白中和(1mg鱼精蛋白可中和100/u肝素);

(4)本品口服生物利用度极低,不宜口服,皮内注射吸收不规则,药效不稳定,肌肉注射发生局部血肿的危险率高,经静注或深部肌肉或皮下脂肪组织内注射为宜;

(5)对肝素钠过敏、出血倾向、血小板减少症、消化性溃疡、严重高血压、细菌性心内膜炎、活动性结核、外伤及术后均禁用,肝、肾功能不良以及孕产妇慎用;

(6)避免与双嘧达莫合用。

4.制剂与规格:注射剂:1000U(2ml)、12500U(2ml)。

(二)双香豆素类

1.药理作用与临床应用:能竞争性拮抗维生素K,阻断维生素K环氧化物转变为氢醌形式,使凝血因子γ-羧化作用发生障碍,导致产生无凝血活性的Ⅱ、Ⅶ、Ⅸ、Ⅹ因子的前体,从而抑制血液凝固。临床主要用于血栓栓塞性疾病的治疗。

2.用法与用量:

华法林钠:口服,第一天0.1～0.4mg/kg,维持量0.05～0.15mg/(kg·d);

新抗凝:口服,第一天0.3～0.6mg/kg,维持0.04～0.2mg/(kg·d);

新双香豆素:口服,第一天12~18mg/kg,第二天6~12mg/kg,维持量6~12mg/(kg·d)。

3.不良反应与注意事项:

(1)口服过量易引起出血,如皮肤黏膜、消化道、泌尿道等部位的出血,最常见的是无症状性血尿、鼻出血、牙龈出血等;

(2)由于本类药物的血浆蛋白结合率高,被蛋白结合的药物稍有释放,药理作用即可成倍地加强,而发生出血倾向,且有许多药物可以加强或减弱它们的作用,因此在合并用药时必须特别注意配伍情况(具体见药物的相互作用);

(3)出血倾向、血液恶病质、胃肠道溃疡、亚急性细菌性心内膜炎、孕妇、肾功能不全、重症高血压等忌用;

(4)剂量应个体化,用药开始及维持量调整阶段宜每天复查凝血酶原时间,以后可逐渐延长复查间隔,治疗稳定后可每4周复查1次,使其维持在正常对照值的1.5~2.5倍。

4.药物的相互作用:

(1)增强香豆素类作用的药物:

①与血浆蛋白亲和力较香豆素类强,而使香豆素从血浆蛋白结合的部位置换出来,血中游离的香豆素浓度升高,作用增强。如保泰松、水合氯醛、长效磺胺等。

②增强香豆素与受体亲和力,如右旋甲状腺素。

③抑制肝微粒体酶,减少香豆素类的代谢。如氯霉素、西咪替丁、单胺氧化酶抑制剂及某些损害肝脏的药物。

④抑制凝血酶原及其他凝血因子生物合成的药物,如肝素、阿司匹林、水杨酸盐、胰高血糖素、对乙酰氨基酚。

⑤减少维生素K吸收,妨碍凝血酶合成的药物,如考来烯胺、广谱抗生素。

(2)减弱香豆素类作用的药物:

①抑制口服抗凝药的吸收,如灰黄霉素。

②强肝微粒体酶的合成,加速香豆素的灭活,如巴比妥类、灰黄霉素等。

③增加凝血酶原及其他凝血因子的合成,如维生素K、雌激素、口服避孕药、肾上腺皮质激素。

二、促血栓溶解的酶制剂

(一)链激酶

1.药物作用与临床应用:能渗透到血栓内部,激活纤溶酶原,使其转变为纤溶酶,而使血栓内部崩解和血栓表面溶解。用于栓塞或血栓形成。

2.用法与用量:急性心肌梗死静脉溶栓治疗:1个月~12岁儿童,2500~4000U/kg,溶解于5%的葡萄糖液中,30分钟以上滴完;然后以每小时500~1000U/kg,持续3日以上直至出现再灌注表现。

3.不良反应与注意事项:

(1)主要不良反应为出血,一般为注射部位出血;

(2)少数患者可有发热、寒战、头痛等不适;

(3)本品是从溶血性链球菌培养液中提取的冻干制品,具有抗原性,易发生过敏反应,在使用前先肌注异丙嗪,静注地塞米松或氢化可的松,在给维持量时,应于静脉滴注液中加入氢化可的松或地塞米松;

(4)人体常受到链球菌感染,多存在链激酶抗体,使用本品时首先必须用足量药物初导剂量将抗体中和;

(5)重症高血压、出血性疾病、链球菌感染、亚急性心内膜炎等禁用;近期患链球菌感染、抗链激酶值大于100万U者不宜使用;慢性溃疡、新近空洞性肺结核、严重肝病伴有出血倾向者、有严重变态反应史及1~2年内用过本品者慎用;

(6)使用本品应注意出血危险,避免肌注或动脉穿刺,以防止血肿;

(7)忌与蛋白沉淀剂、生物碱、消毒灭菌剂等化学药品配伍,并避免使用抗凝剂或血液;

(8)溶解本品时避免剧烈振荡,以免降低效价,其水溶液不稳定,应现配现用;

(9)置-4℃~4℃下避光保存。

4.规格与剂型:粉针剂:每支10万U、15万U、20万U、30万U。

(二)尿激酶

1.药理作用与临床应用:能渗透到血栓内部,直接使纤维蛋白溶解酶原转变为纤维蛋白酶,而使血栓溶解,对新鲜血栓效果好。临床用于急性心肌梗死、肺栓塞、脑血管栓塞、周围动脉或静脉栓塞、视网膜动脉或静脉栓塞等,也可用于眼部炎症、外伤性组织水肿、血肿等。

2.用法与用量:静注、静滴,每次200~400U/kg,1~2次/天,溶于5%葡萄糖液中;肌注:每次80~100U/kg,1次/天,用适量生理盐水溶解。

3.不良反应与注意事项:

(1)主要不良反应是出血,如伤口出血、尿血、鼻出血、消化道出血、注射部位出

血等,可用抗纤溶药中和;

(2)少数患者可有头痛、恶心、呕吐、食欲缺乏等;

(3)严重高血压、肝病及出血倾向禁用,低纤维蛋白原症及出血性体质者忌用;

(4)本品不稳定,溶解后应立即使用,不得用酸性溶液稀释,以免药效下降。

4.规格与剂型:粉针剂:每瓶1万U、5万U、10万U、20万U、25万U、50万U、150万U、250万U。

第九节 镇静止惊药物的应用

惊厥是大脑运动神经元突然大量异常放电,表现为全身骨骼肌不自主的收缩及意识丧失,是急诊症状之一,危害性极大,必须紧急处理,镇静止惊是治疗抢救的首要措施。

一、安定类药物

(一)地西泮

1.剂量与用法:是治疗惊厥的首选药。每次0.25~0.5mg/kg,最大不超过10mg/(kg·次)静脉注射。该药脂溶性高,易入脑,静脉注射后3分钟即起效,疗效维持15~20分钟,必要时20分钟后可重复。气管内给药的作用同样有效。肌注因起效比口服还慢,故不采用。

2.副作用与注意事项:该药最大的副作用是呼吸抑制、血压下降,故静注时一旦抽搐停止,余量不再继续注入,首次剂量给足,勿多次少量和频繁换其他止惊药。

(二)氯硝基安定(氯硝西泮)

1.剂量与用法:该药在小儿癫痫大发作持续状态可首选,静脉注射时,血浆蛋白结合少,故脑内渗入更快,作用比地西泮强5倍,且药效持久,可维持6~8小时。每次剂量0.03~0.06mg/kg,用0.9%生理盐水稀释后静脉缓注或静脉滴注,必要时20分钟可重复。每天剂量0.1mg/kg

2.副作用与注意事项:同地西泮。

(三)咪唑安定

1.剂量与用法:该药为水溶性,故可肌注、静脉滴注、直肠给药。静脉缓注

0.5～15 分钟起效,直肠给药 3 分钟亦可止惊,对难于建立静脉通路的惊厥患儿为首选。剂量静脉注射 0.05～0.2mg/(kg·次),肌注 0.2mg/(kg·次),止惊后为控制反复,可给予 0.05～0.3mg/(kg·次)维持静滴。

2.副作用与注意事项:该药亦能抑制呼吸,止惊作用又大于地西泮 5～10 倍,故给药时密切观察呼吸情况,必要时立即停药或用纳洛酮对抗。

二、苯巴比妥钠(鲁米那钠)

1.剂量与用法:10mg/(kg·次)静脉缓注或在输液管侧管内加入,速度 25mg/min,一般在 15 分钟内止惊,如无效 30 分钟可重复一次。肌注 20~40 分钟脑组织内可达有效浓度,故肌注不能很快止惊,但该药半衰期 84~108 小时,排泄慢,作用久为共同特点,临床上多先用安定类药止惊后,再用本药肌注,巩固疗效。

2.副作用与注意事项:多次应用本药后可出现头晕、困倦等副作用;呼吸中枢受抑制和肝肾功能不全者慎用。

三、水合氯醛

1.剂量与用法:每次剂量为 50mg/kg,配制成 5% 的溶液保留灌肠或鼻饲。该药脂溶性高、口服、直肠给药较易吸收,较易进入中枢,一般 10～20 分钟生效,可持续 6～8 小时,为常用的抗惊厥药。

2.副作用与注意事项:刺激性强,10% 的水合氯醛溶液必须先用等量 0.9% 氯化钠溶液稀释后应用,以免刺激胃肠黏膜引起不适。原有消化性溃疡或胃肠炎患儿慎用或禁用。

四、副醛

1.剂量与用法:5% 副醛溶液每次 0.1ml,如深部肌注,保留灌肠每次 0.3ml/kg,本药作用强,起效快,很少发生呼吸抑制。

2.副作用与注意事项:本药自肺部排出,导致患儿刺激性咳嗽,对肺炎与颅高压患儿禁用。经观察,惊厥难以控制时,可选用上述 2 种甚至 3 种止惊药组合交替应用,可协同加强止惊或巩固疗效,但再次使用该药时,剂量比首次量要少 1/3,以免协同止惊后出现明显呼吸抑制现象。亦可选用快速起效的异戊巴比妥或硫喷妥钠,使患儿处于麻醉状态而止惊,同时针对病因治疗亦十分必要。

五、异戊巴比妥（阿米妥）

本品作用与苯巴比妥相似，但脂溶性高于苯巴比妥14倍，故生效快，作用强，但持续时间短，主要在肝脏代谢，经肾排出。

1.剂量与用法：每次5~7mg/kg，将药物溶于5%葡萄糖溶液中静脉缓注，每次不得短于5分钟，如惊厥停止，余量不必继续注入。

2.副作用与注意事项：本品不宜用0.9%氯化钠溶液稀释或与其他药物混合使用，宜现配现用；肝功能严重减退者慎用。

六、硫喷妥钠

本品属于快速巴比妥类药，作用强，上述药物不能控制时可选用。本药使患儿处于基麻醉状态。

1.剂量与用法：每次10~20mg/kg，将本药0.25g粉针剂用注射用水10ml配制成2.5%的溶液（0.4~0.8ml相当于10~20 mg）按0.5mg/（kg．min）肌注或静脉注射，边注射边观察。

2.副作用与注意事项：按上述速度缓注，以免出现呼吸抑制。注射时不要搬动患儿头颈部，以免发生喉痉挛，一旦发生，立即畅通气道，肌注阿托品。

第十节　激素类药物应用

一、生理作用

正常人糖皮质激素的分泌有昼夜节律性，凌晨血中浓度开始上升，醒后起床达高峰，至睡后的最初阶段降至最低水平，受促肾上腺皮质激素（ACTH）调节。糖皮质激素几乎对全身细胞都有作用，通过进入细胞影响细胞酶的合成和活动，影响细胞膜的通透性、运转机制与结构，还间接通过稳定胰岛素和胰高血糖素而发挥作用，其他许多激素在有皮质醇的条件下才发挥作用。

1.糖代谢：抑制外周组织对葡萄糖的摄取和利用，增加糖原异生，使血糖升高，糖耐量降低。

2.蛋白质代谢:使许多组织的蛋白质分解代谢加强出现负氮平衡,长期大量应用时抑制蛋白质合成。

3.脂肪代谢:使四肢脂肪分解增加而腰部、面部、肩部及背部脂肪合成增加,饥饿时促进脂肪分解引起血脂和血胆固醇过高。

4.盐代谢:引起水钠潴留并促进排钾以维持细胞外液,也可能作用于肾小管影响钠、钾和水的吸收。

5.其他:参与机体应激反应,刺激红细胞和中性粒细胞及血小板增生;促进淋巴细胞组织崩解;促进嗜酸性粒细胞聚集于肝脏和脾脏而破坏;加强小动脉平滑肌对去甲肾上腺素等加压药物的敏感度;刺激胃酸及胃蛋白酶的分泌;通过反馈作用于下丘脑-垂体,调节 ACTH、ADH 的合成与释放;作用于精神神经系统以维持正常精神神经状态。

二、药理作用

糖皮质激素由于生物半衰期不同可分为短效、中效和长效激素。短效激素有氢化可的松、可的松等,因潴钠副作用明显,故用于替代疗法或大剂量短程疗法;中效激素有泼尼松、甲泼尼龙等,适用于长期疗法,但需注意低血钾和溃疡出血等不良反应;长效激素有地塞米松、倍他米松等,易产生库欣综合征,适用于短期治疗。

1.抑制炎症反应:对各种炎症的各阶段均有非特异性抑制作用。炎症早期可伴毛细血管张力增加和通透性降低,伴血浆渗出,伴白细胞浸润和吞噬现象显著减轻;炎症后期则能抑制成纤维细胞增生和胶原合成,防止肉芽组织和粘连瘢痕形成。其作用是稳定和延长细胞膜的静止时相、抑制吞噬细胞功能、稳定溶酶体膜防止溶酶体释放、抑制磷脂酶 A_2 的活化而减少炎症介质产生、抑制肉芽组织中纤维 DNA 的合成等。

2.抗内毒素作用:缓和机体对各种内毒素的反应,减轻细胞损伤,缓解毒血症症状,发挥保护机体的作用。

3.抗过敏作用:抑制过敏介质的释放如组胺、5-羟色胺、过敏性慢反应物质,对各种淋巴细胞均有抑制作用,可使胸腺、淋巴结和脾脏的重量减轻,体积缩小和淋巴细胞减少。

4.抗休克作用:大剂量糖皮质激素能抑制溶酶体蛋白酶-心肌抑制因子(MDF_1)系统而稳定溶酶体膜,防止酸性蛋白水解酶的释放及 MDF_1 的形成。阻断休克形成的恶性循环,降低血管对某些缩血管活性物质的敏感性以改善微循环,保持毛细血管壁的通透性,防止血小板聚集和微血栓形成,纠正休克时代谢紊乱和阻碍内毒素和补体结合。

5.退热作用:抑制体温中枢对致热原的反应,稳定溶酶体酶,减少内源性致热的释放,使发热时体温降低。

三、短效糖皮质激素

（一）氢化可的松

1.制剂规格:氢化可的松注射液（无菌稀乙醇液）10mg/2ml、25mg/5ml、50mg/10ml、100mg/20ml;醋酸氢化可的松注射液（无菌混悬液）:125mg/5ml;注射用琥珀酸钠氢化可的松:135mg/（相当于氢化可的松100mg）。醋酸氢化可的松片:20mg。醋酸氢化可的松软膏:1%。醋酸氢化可的松眼膏:0.5%。醋酸氢化可的松滴眼液:5mg/3ml。皮炎膜（氢化可的松0.25g,成膜材料50g,丙酮44.75g,氟利昂100.0g）。

2.应用:各种急性严重细菌感染、严重的过敏性疾病胶原性疾病（红斑狼疮、结节性动脉周围炎等）、风湿病、肾病综合征、严重的支气管哮喘、血小板减少性紫癜、粒细胞减少症、急性淋巴性白血病、各种肾上腺皮质功能不足症、剥脱性皮炎、天疱疮、神经性皮炎、湿疹等。

3.用法用量:氢化可的松注射液:100~200mg,用0.9%氯化钠溶液或5%葡萄糖500ml稀释,加维生素C 0.5~10g,混匀后静滴;醋酸氢化可的松注射液用于关节炎、腱鞘炎、急慢性扭伤、肌腱损伤,摇匀后,关节腔内注射1~2ml,鞘内注射1ml;注射用琥珀酸钠氢化可的松:135mg以0.9%氯化钠溶液新鲜配制成5%溶液,静滴或肌注;醋酸氢化可的松片:20~40mg,口服,1天1~2次:醋酸氢化可的松软膏局部用于过敏性皮炎、脂溢性皮炎、痒症;醋酸氢化可的松眼膏:滴眼液局部用于虹膜睫状体炎、角膜炎、巩膜炎、结膜炎,1天2~3次;皮炎膜用于神经性皮炎,将皮损处清洗并干燥后,喷射于皮损表面,每天或隔天1次。

4.用药注意点:

(1)本品毒副作用严重,应用时严格掌握适应证。除必须外,一般勿长期使用;

(2)对于结缔组织疾病、肾病综合征、顽固性支气管哮喘、中心视网膜炎、各种恶性淋巴瘤、淋巴细胞性白血病等,宜采用一般剂量长期疗法,一旦疗效产生逐渐减至最小维持量,持续数月后停药;

(3)本品虽有较大的抗炎抑制作用,但无直接对抗病原体作用,且降低了机体防御功能,反可致潜在的感染病灶活动和扩散,故一般感染勿用。用于严重感染和休克时,在使用抗生素的基础上,宜采用大剂量突击疗法,一般不超过3天。如氢化可的松,首剂可静滴200～300mg。日剂量可达1.0g以上。同时须合用足量有效的抗菌药物。对病毒性感染,因目前尚无确切有效的抗病毒药,应慎用或不用;

(4)胃、十二指肠溃疡、癔症精神病、癫痫患儿避免应用本药;

(5)对于慢性或继发性肾上腺皮质功能不全,宜采用每天补以生理需要量的替代疗法;

(6)对于须长期给药者,应每周给予1～2次促皮质激素(每次12.5mg),以刺激肾上腺皮质的功能。因本药能升高血糖,增加蛋白质的分解代谢,增强钠离子的再吸收和钾、钙、磷的排泄,应用时注意血钾、血钙的检测,必要时须补钾、补钙和增加蛋白饮食,以防止药物性低血钾、骨质疏松、骨折、骨坏死的发生。高血压、心力衰竭、糖尿病、活动性结核患儿避免使用本药。外科手术前后禁用本药以免影响创口愈合;

(7)本药可影响胎儿发育,并致胎,故妊娠早期禁用;

(8)本品的醇溶液(如氢化可的松)应避免大剂量静脉滴注。

(二)可的松

1.制剂规格:注射液(混悬液):125mg/5ml。片剂:5mg、10mg、25mg。眼膏:0.5%、1%。

2.应用:同氢化可的松。因疗效差、副作用大,现主要用于肾上腺皮质功能减退的替代疗法。

3.用法用量:口服12.5～25mg,25～100mg/d,肌注:20～300mg/d。

4.用药注意点:同氢化可的松。

四、中效糖皮质激素

(一)泼尼松

1.制剂规格:醋酸泼尼松片:5mg。醋酸泼尼松眼膏:0.5%。

2.应用:同氢化可的松。

3.用法用量:口服。

(1)补充替代疗法5～15mg/d,早晨起床后服2/3,下午服1/3。

(2)抗炎 5～60mg/d,病情控制后,改用隔天一次疗法。醋酸泼尼松眼膏用法同氢化可的松。

4.用药注意点:同氢化可的松。但本品须经肝药酶活化后才发挥疗效,故肝功能不良患儿,不宜应用本药。

(二)甲泼尼龙

1.制剂规格:片剂:2mg、4mg。甲泼尼龙混悬液:20mg/lml、40mg/lml。甲泼尼龙琥珀酸钠注射液:53mg(相当于甲泼尼龙40mg)。

2.应用:同氢化可的松。

3.用法用量:口服:开始 16～24mg/d,分 2 次,维持量 4～8mg/d。甲泼尼龙混悬液作用持久,可供肌肉、关节腔内注射。甲泼尼龙琥珀酸钠注射可供肌注,可溶解于葡萄糖液中静滴,但因较短(约30分钟),治疗严重休克时须4小时后重复给药。

4.用药注意点:同氢化可的松。

五、长效糖皮质激素

(一)地塞米松

1.制剂规格:醋酸地塞米松片:0.75mg。醋酸地塞米松注液:2.5mg/0.5ml、5 mg/lml、25mg/5ml。醋酸地塞米松软膏:0.05%。醋酸地塞米松磷酸钠注射液:1mg/1ml、2mg/1ml、5mg/1ml。醋酸地塞米松磷酸钠滴眼液:1.25mg/5ml。

2.应用:同氢化可的松。

3.用法用量:口服 0.75～6mg/d,分 2～4 次服用,维持量 0.5～0.75mg/d,肌注(醋酸地塞米松注射液:8～16mg/次,间隔2～3周1次。静滴(醋酸地塞米松磷酸钠注射液):2～20mg或遵医嘱。

4.用药注意点:同氢化可的松。

(二)倍他米松

1.制剂规格:片剂:0.5mg;醋酸酯注射液:1.5mg/ml。

2.应用:同氢化可的松。

3.用法用量:口服 开始 0.5～2mg/d,分 2 次服,维持量:0.5～1mg/d,肌注(倍他米松醋酸酯注射液):6～12mg。

4.用药注意点:同氢化可的松。

第十一节　其他药物应用

一、猪肺磷脂注射液(固尔苏)

1.制剂与规格:猪肺磷脂注射液:1.5ml:120mg;3ml:240 mg。

2.应用:治疗和预防早产婴儿的呼吸窘迫综合征(RDS)。

3.用法与用量:气管内给药。抢救治疗时推荐剂量为一次100~200mg/kg(1.25~2.5ml/kg)。如果婴儿还需要辅助通气和补充氧气,则可以每隔12小时再追加100mg/kg(最大总剂量300~400 mg/kg)。建议一经诊断为RDS,尽快开始治疗。预防:出生后(15分钟内)尽早使用一次给药100~200mg/kg。第一次给药后6~12小时可以再给至100mg/kg,如果发生了RDS需要机械通气,间隔12小时给药(最大总剂量300~400mg/kg)。

4.注意事项:

(1)本品只能在医院内,由对早产婴儿的护理和复苏训练有素、经验丰富的医生使用。院内应有适当的通气和RDS婴儿的监护设备;

(2)婴儿如果在长时间破膜(超过3周)后分娩,可能对外源性表面活性物质反应不佳;

(3)预防:建议给<28周的新生儿做常规预防使用。而妊娠在28~32周之间,至少有以下三项危险因素的RDS高危新生儿应该选择性的预防:出生前未使用肾上腺皮质激素预防或用量不足、出生时窒息、出生时需要插管、母亲糖尿病、多胎、家族易感性、剖宫产;

(4)应保证婴儿的一般状态稳定。纠正酸中毒、低血压、贫血、低血糖和低体温;

(5)使用表面活性物质可以减轻RDS的严重程度,或降低其发病率,但是早产婴儿可能因发育不全而有其他合并症,因此不可能完全排除与早产有关的病死率和发病率。

(6)给药后肺顺应性(几分钟到1小时)很快好转,应及时检查血气,调整呼吸机参数(压力、潮气量、氧浓度),以免通气过度或血氧浓度过高。

5.不良反应:肺出血罕见,但有时是早产儿致命的并发症,发育越不成熟的早产儿发病率越高。无任何证据表明使用本品能增加该事件的危险性。没有其他的不良反应报道。

6.贮藏:避光,保存于2℃~8℃。首次抽吸后残余药液不要再次使用。复温后的药瓶不要重新放回冰箱。

参考文献

[1]中国国家处方集编委会.中国国家处方集(化学药品与生物制品卷.儿童版)[M].北京:人民军医出版社,2013:66.

[2]祝益民.儿童危重症监护与护理[M].北京:人民卫生出版社,2004:306-325.

第七章　儿童重症监护设备与管理

儿童重症监护室的发展为重症儿童的救治提供了保障。监护室仪器设备数量较多,精密先进,操作繁杂、价格昂贵,若是在日常维护和使用仪器中操作人员未严格按照相关要求或标准进行,不仅会使仪器运行过程中出现监测数据不准确情况,还可能会导致仪器损坏。ICU病房患者多是危急重症,若是延误患者最佳的治疗时机,会直接威胁到患者生命安全。医院等级评审标准中要求加强医学装备安全有效管理,有临床使用安全控制与风险管理的相关制度和流程。因此,IC仪器设备如何科学有效地使用及管理应该引起重视。

第一节　设备分类

ICU设备主要分为:必配设备和其他设备。

1.必配设备:完善的电、气、负压吸引等接口,输液泵、微量血糖仪、血气机、心电图机、床旁心电监护仪、心肺复苏抢救车、复苏呼吸气囊、呼吸机、除颤仪等。三级医院必须配置血液净化装置、血流动力学与氧代谢监测设备。

2.NICU必配特殊设备:辐射抢救台、婴儿暖箱、蓝光治疗设备。

3.其他设备:超净化台、输液加温设备、胸部震荡排痰装置、床旁B超机、便携式x线拍片机、视频脑电图机、体外膜肺等。

第二节　管理要求

1.设立专(兼)职护士负责仪器管理:

选择有高度责任心、较高年资的护士专(兼)职管理,负责仪器的领用,登记和保养工作,并由护士长督促监管。专(兼)管护士要有丰富的院感及临床知识,掌握各种监护仪器的性能、操作规范等,能判断并排除常见故障,并且负责全科护士仪器设备的培训工作;根据医院管理医疗设备的标准化流程,按科室特点细化内部医疗设备规范化管理内容。

2.建立健全仪器管理制度:

(1)设备仪器的档案化管理:建立仪器档案,资料收集全面,内容明确,既有静态管理资料,又有动态管理资料。记录仪器的名称、购进日期、生产厂家、价格、附件、保修时间及维修记录。领取仪器后应入账,做到账、物相符。新仪器进入科室,应详细阅读使用说明书,对科内人员进行定期培训,掌握操作程序。做到定数量、定人管理、定点放置、定期检查、定期保养维修。

(2)建立贵重仪器登记册:对呼吸机、血液净化机等贵重设备进行造册,贵重但使用频率不高、长期处于空闲状态的体外膜肺氧合机,设备长时间的空置会导致其性能下降,尝试分散或集中管理、统一调配,实施有偿借用的管理方法,使贵重设备在满足临床实际需求的情况下提高了医院在医疗设备管理方面的效益水平。

(3)仪器的使用登记:设立仪器使用登记簿,准确记录仪器的使用时数及仪器运转状态,记录仪器使用过程中出现的故障及维修情况。对于有使用时数限制的部件按时更换。维修后重新使用要标识清楚,及时地掌握并确认设备仪器的真实状态。

(4)仪器的外借登记:监护仪、治疗仪器一般不外借,如需外借,归还时须由护士长或专(兼)管人员对仪器及各配件借入和归还时进行检查核对,防止仪器或配件遗失,并注明归还日期及经手人。

(5)仪器设备、种类归类放置:仪器设备应有专门的放置区域或仪器间和设备架(存放推注泵、监护仪的小设备),仪器设备分类标号,绘制固定位置,合理利用空间,有序放置,不得随意移动位置,方便取用。老化退役和问题设备单独放置,及时申请维修和报废,以免因拿错影响治疗效果甚至可能危及生命。每日清扫储放仪器房间,保持房间清洁。

(6)建立临床使用安全事件监测与报告制度,保证设备计(剂)量准确、安全防护、性能指标合格方可使用。

第三节 培训制度

1.确定培训内容、方法、时间：包括法律规范学习、新产品培训、阶段性培训、新上岗人员，可以与专科培训、分层次培训相结合进行定期培训，使操作人员熟练掌握设备使用方法，不断趋于规范、标准及制度化，避免由于人为原因导致设备出现异常。

2.新引进仪器设备投入使用前，操作人员必须经过培训学习，考核合格后，方可正式上岗操作、使用。

3.贵重仪器设备专人管理，因工作需要移交他人管理时，应由原操作人员负责教会使用并移交操作规程，定期考核，不合格者不得继续操作仪器。

4.建立各种仪器设备使用规范、操作手册，依规范行事，专（兼）职护士应定期对医护人员、进修人员进行各种仪器的操作培训；专（兼）职护士对仪器说明书进行整理，使操作人员熟悉仪器的操作规程，严禁违章操作。

第四节 仪器的使用及养护

一、常用仪器设备的消毒

监护病房的仪器种类多，结构复杂，使用频率高，为防止因仪器的消毒不彻底造成院内交叉感染，应根据不同的仪器，不同的部件做好彻底的消毒处理。除特殊患者使用仪器需特殊处理外，一般患者所用仪器可用化学消毒法、紫外线消毒法等。仪器设备消毒按照使用说明书及相关国家规范和指南严格操作。

（一）暖箱的消毒规范：

1.使用中的暖箱每天进行表面清洁：用灭菌注射用水擦拭暖箱，由内向外擦拭，每天一次；也可使用一次性医用消毒湿巾进行暖箱消毒，如被奶渍、血渍、葡萄糖液等污染时，需立即擦净。

2.水槽：备用中的暖箱水槽不加水，保持清洁、干燥；使用中的暖箱需每天更换水槽内的水;更换之前先放水,待全部放干净清洗后,注入灭菌注射用水至水槽刻度。暖箱水槽需定期抽查做细菌学监测。

3.出暖箱后或每周进行终末消毒。终末消毒具体步骤如下:

(1)需终末消毒的暖箱定点放置于污染区,彻底清洁床垫、箱体。

(2)隔离室患者使用过的暖箱需在隔离室先擦拭暖箱表面,然后再推出隔离室进行终末消毒。

(3)终末消毒时应将暖箱所有可拆卸的部分全部拆卸至最小单元。

(4)先将暖箱水槽内的水放干净,并反复清洗;感染患儿使用过的暖箱水槽应先清洗干净,再用2000mg/L含氯消毒液浸泡30分钟后,用灭菌注射谁冲洗干净,晾干备用。

(5)暖箱其他部件用500mg/L含氯消毒液擦拭,10分钟后用灭菌注射用水擦拭干净。

(6)橡胶圈、袖套用2000mg/L含氯消毒液浸泡30分钟后,用灭菌注射用水冲洗干净,晾干备用。

(7)每台暖箱终末消毒后均需在暖箱上标明消毒日期,并悬挂"已消毒"标识牌,每天清洗消毒的暖箱均应有记录,登记在册。

(8)备用暖箱定点放置,需要使用时,先查看消毒日期,如在消毒期内,按备用暖箱消毒后使用,如过消毒期,需按终末消毒后方可再次使用。

(9)暖箱定期做微生物细菌学监测,并有记录,保留监测化验单,并存档。

(10)接触暖箱内患儿前后,必须用流动水清洗双手至肘部或用快速消毒液消毒双手才可接触患儿。

(11)转运暖箱每周消毒一次,消毒方法同暖箱的终末消毒步骤。每转运一例患者后更换暖箱内用物,并消毒暖箱。

(12)远红外辐射床的消毒方法同暖箱。

(二)光疗仪消毒及管理

1.使用中的光疗仪每天用500mg/L的含氯消毒液擦拭外表,如被奶渍、血渍、葡萄糖液等污染时,需立即擦拭。

2.每次使用后进行终末消毒,彻底清洁光疗仪。感染患儿用2000mg/L的含氯消毒液擦拭光疗仪。

3.灯管:每次使用后用75%酒精擦拭灯管,并检查灯管的亮度,准确记录灯管的使用时长,并记录在册。

4.接触光疗箱内患儿前后,必须清洗双手至肘部或用快速消毒液消毒双手。

5.做好光疗仪的使用维修记录,保证光疗仪处于功能状态。

(三)呼吸机消毒及管理

1.呼吸机表面清洁和消毒:保持呼吸机表面清洁,发现被血液、体液污染及时用2000mg/L含氯消毒液擦拭消毒;使用中的呼吸机滤网每天冲洗晾干备用。

2.呼吸机管道消毒:有条件的医院推荐使用一次性呼吸机管路,如无条件呼吸机管路消毒按照有关规定执行。

3.呼吸盒的消毒:Servo呼吸机的呼吸盒撤机后使用75%酒精浸泡消毒1小时,晾干备用。遇感染患者使用过的呼吸机呼吸盒送供应室进行高温高压灭菌处理。Stephany呼吸机及Dragger呼吸机的呼吸盒使用后均用包布包好送供应室高温高压蒸汽灭菌。

4.呼吸机通路消毒:

(1)对怀疑有感染的患者在呼吸回路上加用一次性过滤器,每48小时更换一次。

(2)对确诊有感染的患者应及时联系工程师取出呼吸通路进行高温高压灭菌处理。呼吸机放置一周后再使用,不得立即给其他患者使用。

(3)定期对所有的呼吸机通路进行高温高压灭菌。

5.监测登记制度:对所有的呼吸机进行编号,对使用呼吸机的患儿情况进行详细记录,一旦发现感染,及时溯源。定期随机抽查呼吸机表面、呼吸盒、管道滤网的细菌培养。

6.CPAP的管道、湿化罐均为一次性,不能重复使用,表面的消毒同呼吸机。

7.做好呼吸机和CPAP的使用维修记录,保证处于备用状态。

(四)监护仪消毒及管理

(1)使用中的监护仪每日用500mg/L的含氯消毒液擦拭消毒,并擦拭消毒电缆线。

(2)将所有的电缆用固定带固定在监护仪上,避免缠绕打结。

(3)监护仪应专人专用,电缆用于患者之前或者放进暖箱之前用75%酒精擦拭消毒。每2~4小时更换部位,防止压疮发生。

(4)袖带数量备用充足,型号齐全,使用前后用75%酒精擦拭消毒。

(5)电极片定期更换,并注意皮肤的清洁消毒。长期使用易脱落,影响准确性及监测质量,应及时更换。

(6)做好监护仪的使用维修记录,保证监护仪处于备用状态。

(五)输液泵消毒及管理

1.使用中的输液泵每日用500mg/L的含氯消毒液擦拭消毒,并将电源线擦拭消毒。

2.将电源线用固定带固定在输液泵上,避免缠绕打结。

3.输液泵应专人专用,输液泵放进暖箱之前应使用75%酒精擦拭消毒。

4.定期请工程师上门调试输液泵的速度,保证输液泵速度的准确性。

5.做好输液泵的使用维修记录,保证输液泵处于备用状态。

(六)吸引器消毒及管理

1.每日用2000mg/L的含氯消毒液擦拭吸引架和开关,引流管应每天更换。

2.吸引器应专人专用,引流管应妥善固定,防止脱落在地板上。

3.吸痰时洗净双手、戴口罩、戴无菌手套,使用一次性吸痰管,吸痰完毕后用无菌生理盐水将引流管冲洗干净。

4.备用吸引器每周消毒一次,连接好一次性引流管,并注明消毒日期。

5.做好吸引器的使用维修记录,保证吸引器处于功能完好状态。

二、仪器的日常保养

(一)医疗设备保养工作

医疗设备的保养工作包括日常保养、常规性检查保养及预防性保养。设备的日常保养可由使用科室人员自行完成,保养内容包括清洁设备表面、检查清点配件、检测一般功能等;常规性检查保养需由维修人员完成,保养内容包括检查设备各项功能是否正常、接地是否良好等;预防性保养需由维修人员完成,保养内容包括清除机内外灰尘、消耗及定期更换易损零配件,评估医疗设备的安全性、医疗环境等检测工作,保证设备满足使用安全性的要求等;另外,所有设备的维修和保养都必须保留记录报告。加强仪器的日常保养维护,可以防止仪器的丢失和损坏,减少机器故障,延长仪器的使用寿命。建立独立的设备间,将仪器放置在安全、干燥、通风、无尘的地方备用,仪器使用后及时清洁消毒归档。

(二)设备间环境要求:

1.室内通风,温、湿度适宜,避免强光直射。

2.避免强电磁场干扰。

3.避免化学试剂腐蚀。

4.仪器的日常保养应注意：

(1)保持仪器清洁。

(2)仪器蓄电池定期充电,长期不用者应取出存放。

(3)避免剧烈振动。

第五节 仪器运转状况的定期监测

一、日常监测

1.仪器运转状况的定期监测

专(兼)管护士应定期对常用仪器进行全面检测,保证仪器在使用中处于最佳工作状态,并将检测的数据及时记录。需要使用该仪器时,先查看各项检测数据是否符合要求,对提示有误差的仪器,使用时作相应的调节以纠正误差。监测过程中,如发现故障,必须及时查找原因,进行处理,必要时用其他仪器替换,及时通知专(兼)管护士报送设备科维修。

监测目的是保证仪器在使用中长期处于最佳工作状态。应定期对常用仪器进行监测,并记录检查结果。检测过程中如发现异常应由专(兼)管护士及时送修。

2.医疗设施设备计量年检

每年由专业权威机构对设备进行年检。降低患者、医务人员和其他人员使用医疗器械的风险,保障患者安全。

3.建立基于风险管理的医疗设备验收、安装、使用、培训、计量 维护、修理、评估、退役全过程,全寿命质量控制体系,管理流程应具体化、标准化,把握好设备采购的质量控制、设备临床应用的质量控制和设备性能质量的持续保证三大关,全面保证患者安全。另外,引入先进电子信息技术,对设备实施建档、组卷、编码,信息系统录入全程管理,提升设备管理工作质量及效率。

二、设备故障应急预案

1.为避免断氧、突发停电事件的发生,特别注意电源、气源的安全设置,每个床单位配置2套电源,2套供氧系统,同时病房中配备氧气钢瓶及呼吸机连接接口,保证断氧情况下的供氧。

2.呼吸机使用过程中突遇断电应急预案

(1)使用呼吸机过程中,如果突然断电时,护士应立即携带简易呼吸器到患者床前,同时通知值班医生,观察患者面色、呼吸、意识及呼吸机工作情况。

(2)立即与有关部门联系:医务处(科)、基建科、医院总值班等,迅速采取各种措施,尽快恢复通电。

(3)停电期间,本病区医生、护士不得离开患者,以便随时处理紧急情况。

(4)护士应遵医嘱给予患者药物治疗。

(5)遵医嘱根据患者情况调整呼吸机参数。来电后,重新将呼吸机与患者呼吸道连接。

(6)护士将停电经过及患者生命体征准确记录于护理记录单中。

3.其他医疗设备应急预案

(1)发现设备使用中出现异常情况,应及时通知设备维修组/仪器设备公司,并根据情况关机或切断电源,保证人员的安全,控制设备的损坏程度。

(2)设备维修组/仪器设备公司在接到医疗设备故障报告后,设备维修组应及时携带工具到达故障所在科室;与仪器设备公司工程师协商,请其尽快赶到科室维修仪器。

(3)维修人员到达现场后,应立即协助临床医务人员做好患者安全的相关补救措施,并尽快对设备进行故障的初步分析检查,了解故障发生的原因、性质、范围、严重程度。

①对立即可修复的,维修组工程师现场修复使用。

②对不能立即修复的设备,应将故障设备拖离工作区域,调用相应的备用机或其他替代方法,不宜搬动的设备,维修人员应挂上"暂停使用"的禁用标识。

①备用机可首先考虑向最近的科室借用,其次可从设备供应科调用;若无法借用、调用到,应立即上报科主任、护士长协调。

②须带回维修组或设备公司修理的设备,维修人员须填写"仪器设备维修交接

单"。C.故障修复后,维修人员应及时做好记录,并做好故障原因分析,总结经验,防止重复出现类似事故。

参考文献:

[1]中国医师协会新生儿专业委员会。中国新生儿病房分级建设与管理指南(建议案).中国实用儿科临床杂志,2013.2.28

[2]周玉梅,周青山,品管圈在国内ICU感染控制中的应用现状研究[J].中国消毒学杂志,2017,34(8):778-781.

[3]王业辉,139例呼吸机不良事件分析[J].中国卫生标准管理,2018,(10):196-198

[4]李先兰,518例可疑医疗器械不良事件报告分析[A].云南:中国医疗器械信息,2018:148-149

[5]杨飞,钟蕾,刘东红.医疗器械不良事件报表质量评估抽样方案研究与探讨[J].中国医疗设备,2018,33(5):165-169

[6]董放,李志勇,等.医疗器械导致伤害的文献计量学分析与对策研究[J].中国医学装备,2018,15(6):149-153

[7]黄飚,冯定.医院医疗设备档案规范化管理探讨[J].中国医疗器械信息,2020,26(08):180-182.

[8]赵宁玲,王念坚,6S管理在ICU仪器设备管理中的应用[J].实用临床护理学电子杂志,2020,5(6)166-185

[9]曹健,二维码在医院医疗设备管理中的应用[J],医疗装备,2020,33(5),85-86

[10]冯美燕,医疗设备的维修保养及一般管理[J],医疗装备,2020,33(5),76-77

[11]林洋,李天庆,高敏,高海鹏,ISO 9000质量管理体系在医疗设备管理中的应用及其可靠性探讨[J],中国医疗设备,2020,35(4)106-108

[12]窦新华,急救设备质量管理体系的构建[J],医疗装备,2020,33(7),60-61

[13]朱红.新生儿暖箱的保养维护[J].世界最新医学信息文摘,2017,17(43):181-182.

[14]王俊.新生儿诊疗中心常用仪器精细化管理实践[J].医疗卫生装备,2018,39(12):85-89.

第八章 儿童重症监护常用护理技术

第一节 吸氧吸入技术

一、操作目的

纠正各种类型的缺氧(除静脉血分流入动脉血外),增加氧合,改善缺氧状况,提高动脉血氧分压和血氧饱和度,促进组织新陈代谢,维持机体生命活动;对心功能不全、心排血量严重下降、大量出血、严重贫血及一氧化碳中毒,有一定治疗作用。

二、实施要点

1.评估患儿病情,呼吸频率及形态,血氧饱和度情况,缺氧程度,鼻腔黏膜及鼻腔是否通畅,呼吸道是否通畅等。

2.用物准备:医嘱单、吸氧卡、治疗车、吸氧管、氧气流量表、湿化瓶(内盛灭菌蒸馏水或灭菌注射用水 1/2 ~ 2/3 满)、治疗碗、纱布、弯盘、棉签、1/4敷贴、胶布、鼻导管(单侧、双侧)/面罩/头罩、测氧仪、必要时备扳手、75%酒精、别针、橡皮筋。

3.操作步骤:

(1)人员准备:服装、鞋帽整洁,特别强调在进行操作前严格按照七步洗手法进行手卫生。

(2)环境、物品准备:环境整洁、舒适、安全,物品准备齐全、摆放有序。

(3)查对患儿床号,姓名,住院号,吸氧方式,流量,浓度,时间。

(4)协助患儿取舒适体位,用湿棉签清洁鼻腔,准备人工皮、敷贴。

(5)将流量表插入氧气气源接头(早产儿使用空氧混合仪),连接吸氧管及鼻导管。

（6）根据医嘱调节流量，检查是否通畅，有无漏气。

（7）不同吸氧方式吸氧实施要点：

①鼻导管吸氧：先在脸颊处贴好人工皮，再将鼻导管轻轻插入鼻孔（置入患儿鼻腔0.5~1cm）后，用敷贴将鼻导管用"高举平台法"固定在贴好的人工皮上。

②面罩吸氧：选择合适的面罩，罩住患儿口鼻，再用松紧带在头上加以固定。

③头罩吸氧：选择合适大小的头罩，将患儿头部放置在吸氧头罩内，氧气导管插在吸氧头罩氧气输入口。

④箱式吸氧：开启暖箱的氧浓度监测模式，将吸氧管插在暖箱氧气输入口处，观察患儿血氧饱和度、暖箱内氧浓度，调节氧流量。

（8）观察患儿缺氧纠正情况，整理用物，取舒适体位，手消毒。

（9）在氧气记录卡上记录用氧的日期、时间、流量及签名。

（10）根据病情，停止吸氧时，先撤去吸氧工具再关闭氧气流量开关。

三、注意事项

1.保证吸氧装置正确连接，注意氧气使用时的四防：防火、防震、防油、防热。

2.氧气不使用时及时关闭，避免安全隐患。

3.湿化瓶液体低于水位线时及时添加，每天更换湿化瓶、湿化液及吸氧管。

4.湿化瓶及吸氧管送消毒供应中心消毒，流量表用75%酒精擦拭消毒。

5.使用一次性密闭湿化瓶时注明开启时间。

6.鼻导管吸氧流量0.5~2L/min，面罩吸氧流量1.0~1.5L/min，头罩吸氧流量5~8L/min，箱式吸氧流量低于5L/min。

7.中华医学会制定《早产儿治疗用氧和视网膜病变防治指南》中强调，早产儿用氧需使用空氧混合仪，避免长时间给早产儿吸入高浓度氧气，氧疗应密切监测吸入氧浓度FiO_2、氧分压PaO_2、经皮血氧饱和度SpO_2，原则为以最低的氧浓度维持$PaO_2$50~80mmHg，$SpO_2$90%~95%，减少氧中毒的发生。

8.调整氧浓度时应逐步进行，避免波动过大。

9.若吸氧后缺氧症状无缓解需及时通知医生处理。

10.使用液体敷料、人工皮等保护皮肤，预防皮肤损伤。

11.鼻导管吸氧：适用于轻度低氧血症患儿，此方法简单、廉价，但鼻导管吸氧时间越长，越可能导致鼻腔出现血性分泌物，上呼吸道黏膜干燥、呼吸道分泌物黏稠;双鼻导管吸氧时,鼻中隔也需保护,避免因鼻导管长时间压迫导致破损,可将人工皮裁剪成"工"字形贴于鼻中隔处。鼻导管吸氧时需定期检查患儿鼻腔有无破损、分泌物堵塞等,及时处理,避免影响吸氧效果。

12.面罩吸氧:能获得较大的吸氧浓度,可与雾化吸入同时进行,吸氧使用的氧流量小,对患儿寒冷刺激较头罩供氧小,但面罩位置不易固定,如果紧贴面部,易造成二氧化碳潴留和吸入氧浓度过高。

13.头罩吸氧:具有使用、固定方便的特点,改善缺氧症状较快。一般入院时有缺氧症状患儿首选头罩吸氧,也可适用于撤机时的过渡用氧。但头罩吸氧时因呼出气体也在头罩内,易引起二氧化碳潴留,一般需将氧流量调至>5L/min,当寒冷的气流吹向患儿头面部易引起寒冷反应;且头罩一般质地较硬,易造成皮肤损伤、头罩内细菌污染机会多,故使用头罩吸氧时需权衡利弊。

14.箱式吸氧:适合低浓度吸氧的患儿,可以作为头罩吸氧患者停氧的过渡用氧。寒冷刺激小,没有二氧化碳潴留的危险,但对有呼吸困难的患儿作用小,只适合在暖箱内的患儿。

15.在头罩和箱式吸氧时需定时使用氧浓度检测仪,监测密闭空间内的氧浓度,根据SpO_2、PaO_2、$PaCO_2$等氧疗监护的客观指标,调节吸入氧气浓度。

四、常见并发症及预防

1.严格掌握氧疗指征:氧疗是抢救危重患儿的必要措施,但也要严格掌握氧疗指征。要仔细观察病情变化和血氧饱和度监测情况,只要血氧饱和度在正常范围内,就应避免不必要的吸氧。

2.严格掌握吸氧浓度和时间:氧疗不良反应与吸入氧浓度和持续时间密切相关,要以尽可能低的吸入氧气浓度维持正常的血氧饱和度。新生儿血氧饱和度维持在90%~95%即可,不必超过95%。要在血氧饱和度监测仪设置上限(>95%)报警。要通过仔细的临床观察和必要检查,准确评估病情,及时果断撤离氧疗,避免长时间吸氧。

3.积极治疗原发病:采取综合治疗方法,积极治疗原发病和一些并发症,尽快使病情恢复,缩短氧疗时间。

4.避免气道黏膜干燥:及时补充氧气湿化瓶内的湿化液、使用加温加湿装置,遵医嘱给予超声雾化吸入。

5.防止感染:每日更换吸氧管及湿化瓶内的灭菌注射用水,做好口腔护理,操作时动作轻柔保护鼻黏膜的完整,遵医嘱合理使用抗生素。

第二节　简易呼吸气囊的使用

一、操作目的

维持病人的有效通气量,纠正低氧血症。适用于心肺复苏,各种电解质紊乱所致的呼吸抑制,神经、肌肉疾病所致的呼吸肌麻痹,各种中毒所致的呼吸抑制,气管插管前的预充氧,转运过程中临时给氧,各种大型手术,呼吸机使用前或停用呼吸机时。

二、实施要点

1.用物准备:简易呼吸气囊一套(呼吸气囊,面罩)氧气装置,氧气连接管,吸痰装置(吸痰导管,手套)检查简易呼吸气囊各配件性能并连接(呼吸球体功能良好,面罩完好无漏气,单向阀安装正确,工作正常,进气阀功能完好,压力安全阀是否开启,气囊及储氧袋完好无损无漏气,氧气连接管是否配套)。下图所示:

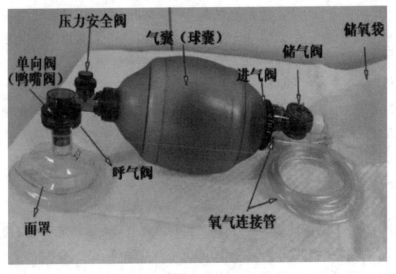

图8-2-1

2.操作步骤:

(1)人员准备:服装、鞋帽整洁,特别强调在进行操作前严格按照七步洗手法进行手卫生。

(2)备齐用物至床旁,评估患儿病情、反应、呼吸、缺氧情况、有无禁忌证及呼吸道是否通畅。

(3)立即通知医生。

(4)洗手,戴口罩。

(5)呼吸气囊连接面罩、储氧袋,连接氧源,调节氧流量5~10L/min,使储氧袋充盈。

(6)将患儿仰卧,头后仰,清除口鼻腔异物。

(7)抢救者位于患儿头部的后方,将头部向后仰,并拖住下颌使其朝上,保持气道通畅。

(8)将面罩自下颌扣向口鼻,不压眼睛,并用拇指和食指紧紧按住,其他手指紧按住下颌。

(9)用另一只手挤压球体,将气体送入肺中,规律挤压呼吸气囊。成人以10~12次/min,即5~6秒送气一次;儿童12~20次/min,即3~5秒一次;新生儿40~60次/min;每次送气时间为1秒,吸呼比(1:1.5~1:2)潮气量按8~10ml/kg计算,有条件时测定$PaCO_2$分压以调节通气量,避免通气过度。

(10)为保证患儿处于正常通气,抢救者应观察患儿胸部起伏情况,嘴唇与面部颜色的变化;经由透明盖,观察单向阀是否运转得当;呼气过程中,观察面罩内是否呈雾气状;密切观察病人对呼吸器的适应性,胸腹听诊呼吸音。

(11)观察患儿的生命体征,血氧饱和度等情况。

(12)若患儿自主呼吸增强,症状改善,脉氧>90%,遵医嘱停止辅助通气。若呼吸无改善,协助医生行气管内插管术。

(13)操作结束安置病人,整理用物,洗手,记录。

三、注意事项

1.选择大小合适的面罩,以便达到最佳使用效果。面罩一定要包住患儿口鼻紧贴皮肤,避免发生漏气,同时避免损伤患儿的皮肤黏膜。

2.保持呼吸道通畅。如果呼吸过程中阻力太大,应清除口腔和咽部的分泌物或异物,并确认气道是否充分开放。密切注意病人自主呼吸情况及生命体征的变化,注意使用潮气量、呼吸频率、吸呼比等。

3.挤压气囊时,压力适中约挤压气囊的1/3~2/3为宜,节律均匀,勿时快时慢,以免造成呼吸中枢紊乱,影响呼吸功能的恢复。

4.接氧气进行氧疗时,安全阀应处于开启状态,为保证呼吸过程中呼吸的氧浓度相对恒定,应先连接氧气并使储氧袋充分充盈,再连接病人。如未接氧气时应将氧气储气袋取下。

5.在使用中应随时注意有无发绀的情况,适当的呼吸频率,鸭嘴阀是否正常工作,接氧气时注意氧气管是否接牢固。

6.发现患儿有自主呼吸时,按患儿的呼吸动作加以辅助,以免影响病人的自主呼吸。

7.密切观察生命体征的变化,如缺氧不缓解,立即准备气管插管呼吸机辅助呼吸。

8.如果操作中单向阀受到呕吐物、血液等污染时,用力挤压球体次数,将积物清除干净,单向阀卸下清洗干净;呼吸气囊使用后,气囊、接头、面罩都要做好消毒处理,避免交叉感染。

9.弹性呼吸囊不宜挤压变形后放置,以免影响弹性。

10.消毒后的部件应完全干燥,检查无损后,将部件依顺序组装备用;做好测试,以保持最佳的备用状态。

11.呼吸气囊通气治疗没有绝对禁忌,但有相对禁忌:未经引流的气胸,严重肺大泡,大量胸腔积液,口腔异物未清除等。

表8-2-1　不同年龄段呼吸气囊参数要求

患儿年龄	挤压频率	面罩型号	呼吸囊球体容积	储气袋容量
新生儿	30次/分	小号	240ml	600ml
<1岁	20次/分	小号	240ml	600ml
1~8岁	20次/分	中号	1600ml	2000ml
>8岁	10~20次/分	大号	1600ml	2000ml

四、常见并发症及预防

1.防止胃胀气和胃内容物反流:避免通气量过大、通气速度过快,使气体进入胃内,导致胀气;检查和调整头部及气道位置,保持正确的体位;观察胃部胀气情况,正压通气>2分钟,需留置胃管;保持气道的通畅,有反流发生时,及时清理。

2.误吸和吸入性肺炎:未清除胃内容物时,通气要慢,避免过高的气道压力;发现有分泌物流出时,应停止挤压呼吸气囊,立即吸净分泌物后再行辅助呼吸;可用白蛋白或低分子右旋糖酐纠正血容量不足;使用利尿剂减轻左心室负荷,防止胶体液渗漏入肺间质。

第三节　T-组合器的使用

一、目的

T-组合复苏器是一种由气流控制和压力限制的机械装置,它能为新生儿提供恒定一致的呼气末正压和吸气峰压,维持功能残气量,打开肺泡的同时又能够防止肺泡过度膨胀,减少气胸的发生,更适合早产儿的复苏。而且T-组合复苏器容易操作,操作者不易疲劳,操作者在复苏的同时可以完成听诊和评估。T-组合复苏器广泛适用于产房、婴儿病房、转运过程以及新生儿重症监护室(NICU)等。

二、实施要点

1.用物准备:T-组合器、氧气装置、模拟肺、吸痰装置、胃管。下图所示:

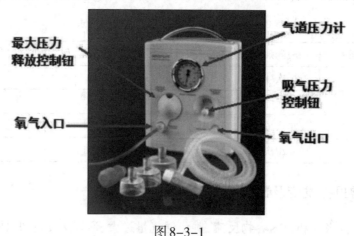

图8-3-1

2.操作步骤：

(1)人员准备：服装、鞋帽整洁，特别强调在进行操作前严格按照七步洗手法进行手卫生。

(2)迅速到达分娩现场后详细询问胎龄、胎监、产前检查情况，出生时羊水、胎盘、脐带情况、Apgar评分、出现气促、呻吟样呼吸时间、有无进行性加重等情况。

(3)迅速查体，快速评估患儿的呼吸和心率，准备复苏。

(4)洗手，戴口罩。

(5)连接气源：氧气入口的导管连接氧气或空氧混合仪；连接T型管管路：将T型管管路连接到气体出口，将模拟肺连接到T型管端(使用前检查模拟肺有无破损)。

(6)调节氧流量5~10L/min足月儿可用空气复苏，早产儿调节氧浓度为21%~30%。

(7)检查复苏设备功能良好，预先检查T-组合器的性能，调节吸气峰压，调节安全压。用拇指堵住PEEP帽，检查最大气道压力(安全压推荐40cmH$_2$O)，通过旋转吸气压力控制按钮调节，移开堵住PEEP帽的手指，观察吸气末正压(推荐5cmH$_2$O)，调节安全压，调节吸气峰压到PEEP帽到所需设定值。

(8)正压通气指征：呼吸暂停或喘息样呼吸，或心率低于100次/min，或有呼吸且心率≥100次/分但有呼吸困难或持续紫绀。

(9)患儿经保暖、摆正体位、擦干羊水、触觉刺激等初步复苏处理。

(10)操作者站在婴儿的头侧，患儿呈鼻吸气位。

(11)根据患儿胎龄体重选择合适面罩，连接面罩，将面罩由下颌扣向口鼻，不压眼睛，左手拇指、食指固定面罩，其余三指轻抬下颌，以保证面罩的密闭性，气道的开放。

(12)通气时使患儿的口微张开，通气频率40~60次/min，压力：20~25cmH$_2$O，吸呼比1:1.5~2，操作者用拇指或食指关闭或打开T形管的开口，控制呼吸频率及吸气时间，使氧气直接进入新生儿气道。

(13)有效正压通气30s后患儿心率>100次/min，血氧饱和度>90%，肌张力改善，进一步进行复苏后的护理和监护。有效正压通气30秒后心率仍<100次/min，进行矫正通气(MRSOPA)，进一步复苏。

(14)操作结束后，关闭氧气表，取下供氧管、T型管路，整理用物，洗手，记录。

三、注意事项

1.选择合适的面罩,面罩的大小刚好罩住口鼻,不能盖住眼睛或超过下颌,动作轻柔,不要用力向下挤压面罩。

2.及时清理呼吸道,保持呼吸道的通畅。

3.不要把手或手指支撑在患儿的眼睛上,以保证面罩的密闭性。

4.不要按压喉部。

5.严格控制呼吸频率及吸气时间。

6.绝大多数早产儿PIP设置20～25cmH$_2$O,如早产儿不能迅速改善心率或未见胸廓起伏,压力应适当调高。

7.密切观察生命体征的变化,如心率、血氧饱和度仍未改善,需插管后使用连接氧气的自动充气式复苏囊或T-组合器加压给氧。通气频率为40～60次/min,快速评估后决定是否进行下一操作步骤。

8.患儿到NICU后立即采血监测血气变化,并予静脉液体治疗等处理,及时拍X线胸片了解肺部情况。主要观察的指标:pH值、氧分压(PaO$_2$)、二氧化碳分压(PaCO$_2$)、BE、Lac以及有无气漏发生。

9.使用结束后,仪器表面用500mg/L的含氯消毒剂擦拭,面罩用75%的酒精擦拭,导管送供应室消毒。

10.消毒后检查设备,保持备用状态。

四、常见并发症及预防

1.腹胀:使用过程中合理设定PEEP的值,避免压力过高、速度过快引起胃肠胀气,正压通气＞2分钟需留置胃管,必要时在转运前进行胃肠减压。

2.防止胃内容物的返流和误吸:保持气道的通畅,有返流发生时,及时清理,发现有分泌物流出时,立即清理后继续辅助呼吸,以免误吸发生。

第四节 CPAP使用技术

一、操作目的

保持气道通畅、增加功能残气量、扩张肺泡、防止肺泡萎陷、防止肺不张、改善氧和,主要用于治疗早产儿NRDS、呼吸暂停及有创呼吸机撤机过程。

二、实施要点

(一)CPAP上机

1.评估:

(1)患儿孕周、体重、头围、血气、呼吸及全身情况。

(2)患儿是否使用过肺表面活性物质,有无气胸、纵隔气肿、严重的酸中毒等禁忌证。

(3)患儿鼻部(鼻翼、鼻梁、鼻中隔)是否有破损。

2.准备用物:医嘱单、CPAP仪、一次性使用无创呼吸机管路(包括CPAP发生器及湿化罐)、500ml灭菌注射用水、网套、合适大小的鼻塞/鼻罩、CPAP帽子、鼻贴、面贴、手套、胶布、管路标识贴、液体敷料、抢救用物等物品。

3.操作步骤:

(1)人员准备:服装、鞋帽整洁,特别强调在进行操作前严格按照七步洗手法进行手卫生。

(2)备齐用物至床旁,核对医嘱及执行单,评估患儿。

(3)根据医嘱选用相应的CPAP机型,连接安装一次性管路及发生器、湿化罐,将湿化罐注水注射器与灭菌注射用水连接,将水加至湿化罐最高水位线。

(4)连接电源、气源,打开主机及湿化器开关,首先进行仪器自检。

(5)用手堵住鼻塞/鼻罩出气孔,根据医嘱调节相应 FiO_2、PEEP及湿化温度参数。

(6)贴鼻贴、面贴(早产儿皮肤娇嫩,贴之前在皮肤上涂抹一层液体敷料保护皮肤),大小适宜覆盖被压迫处,不遮鼻孔眼睛。

（7）佩戴CPAP帽子，正面过前额在眉毛上方，背面包后脑，侧面过耳垂，左右对称，松紧适宜，根据患儿情况适当调整。

（8）佩戴发生器（鼻塞或鼻罩大小适宜），位置合适，松紧适宜，帽前檐搭扣固定送气管及测压管，发生器两侧绳子依次由后向前、由内向外穿于帽子两侧3洞，固定于帽子左右面搭扣上，松紧适宜。

（9）CPAP发生器排气管固定于帽顶，对于鼻塞患儿，应将排气管固定成拱形（或在中间搭扣下垫纱布），减少对鼻中隔的压迫。

（10）安置舒适体位，妥善固定，调整排气管及发生器两管的位置，保证排气管路由上往下行走，两管不过分牵拉发生器，并在排气管路末端套上小药杯收集冷凝水，但要保证排气口通畅；根据患儿病情可适当抬高肩部以帮助开放气管，遵医嘱留置并开放胃管。

（11）调节合适参数，在医师指导下根据患儿SpO_2及呼吸情况调节参数至患儿生命体征平稳，并长按报警键设置报警。

（12）持续观察、评估患儿情况。

（13）用物处理，洗手，记录患儿病情、CPAP仪上各项参数、上机时间、呼吸机管路启用时间、湿化用灭菌注射用水开启时间等。

（二）CPAP撤机

1.核对医嘱并评估患儿是否达撤机指征。

2.用物准备：空氧混合仪、湿化瓶、吸氧导管。

3.操作步骤：

（1）人员准备：服装、鞋帽整洁，特别强调在进行操作前严格按照七步洗手法进行手卫生。

（2）携用物至床旁，进行查对，根据医嘱确定给氧方式。

（3）撤去CPAP帽子、鼻塞、发生器等，先解开帽子两侧搭扣，松绳取下发生器及帽子。

（4）充分吸痰。

（5）遵医嘱给合适的给氧方式，观察评估。

（6）关湿化器，再关电源，记录。

（7）确认患儿病情平稳，不需要CPAP后，弃去湿化罐、管路、发生器等一次性用品，消毒湿巾擦拭CPAP仪，记录撤机及消毒时间。

三、注意事项

1.随时观察患儿进行性呼吸困难、三凹征等有无减轻,血氧饱和度有无改善,及时提醒医生复查血气,若达到插管指征及时配合医生插管。

2.妥善固定,鼻塞/鼻罩定期更换、交替使用,人工皮保护、防止鼻部压伤。

3.更换下来的鼻塞/鼻罩流动水下冲洗后,酒精浸泡30分钟,使用前用灭菌注射用水冲洗并擦干。

4.安置胃管、定时抽吸胃管(或将胃管持续开放),防止空气进入胃内引起的腹胀。

5.做好口腔护理,按需清理口、鼻腔分泌物。

6.床头抬高15°~30°,及时倾倒管路及积水杯内冷凝水。

7.及时发现CPAP报警并处理;及时查看湿化罐,添加灭菌注射用水,避免湿化罐干烧。

8.确保加热底座正常工作,避免冷气体供给患儿,将呼吸机管路尽量放置在暖箱内,减少冷凝水的形成。

9.湿化罐位置需低于患儿。

10.发育支持护理,所有操作集中进行,避免患儿过度哭闹,给予安抚,必要时镇静。

11.肺气肿、气胸、先天畸形如膈疝、食管气管瘘、后鼻孔闭锁、腭裂等患儿禁用CPAP。

12.若患儿无法长时间撤离CPAP,可选择CPAP和双鼻导吸氧交替,8小时为一周期,逐渐缩短CPAP时间,延长双鼻导吸氧时间,直至撤机成功。

13.严密观察鼻部皮肤情况,对皮肤压红处给予赛肤润涂抹按摩。

四、常见并发症及预防

1.避免鼻部皮肤及鼻中隔破损:选择适合外鼻形状的人工皮肤、大小适宜,覆盖被压迫处,不遮鼻孔眼睛;鼻塞鼻罩交替使用;选择大小合适的鼻塞、帽子;妥善固定管路,发生器不牵拉鼻部。

2.避免腹胀:及时抽取胃内气体;SpO_2下降时回抽胃内是否有气体;随时观察腹部情况,若腹部膨隆明显,报告医生查体。

3.预防气压伤、气胸:动态监测患儿病情变化,及时调整压力,尽量保持患儿安静避免过度哭闹。

4.预防呼吸机相关性肺炎:严格手卫生及无菌操作;遵医嘱合理使用抗生素;做好口腔护理,按需清理口、鼻腔分泌物;床头抬高15°~30°,及时倾倒冷凝水;及时查看湿化罐,更换灭菌注射用水,避免湿化罐干烧;确保加热底座正常工作,避免冷气体供给患儿;将呼吸机管路尽量放置在暖箱内、减少冷凝水的形成。

5.预防肺不张:每4小时更换体位前后彻底清理呼吸道;床头抬高15°~30°,防止胃食管反流、误吸。

第五节 气管插管技术

一、操作目的

气管插管术是将特制的气管导管通过口腔或者是鼻腔插入气管内,是气管内麻醉、心肺复苏或呼吸机治疗的必要技术。

二、实施要点

1.物品准备:

(1)安装好电池的喉镜及舌页。

(2)复苏气囊,连接氧气。

(3)不同型号的气管导管。

(4)经口插管必要时需用钢制有韧性的管芯。

(5)剪刀、胶布、手套、听诊器、肩垫或小毛巾、CO_2检测器。

(6)吸氧装置、负压吸引器。

(7)注射器、抢救药物。

(8)有牙齿的患儿需要准备牙垫。

(9)监护仪、呼吸机。

表8-5-1　导管、舌页的选择及准备

体重(kg)或年龄	气管插管内径(mm)	插入深度径口(cm)	舌页型号(号)
<1.0	2.5	6	00
1.0～2.0	3.0	7～8	0
2.0～3.0	3.5	8～9	0或1
3.0～4.0	4.0	9～10	1
1～2岁	4.0～4.5	10	1
>2岁	4+年龄/4	年龄(岁)/2+12	1
4～8岁			2
>8岁			3

2.操作步骤

(1)经口气管插管

①置患儿于辐射台或者暖箱中,肩下垫肩垫或小毛巾呈仰卧位,头置于正中位;抽空胃液,清理呼吸道。

②操作者位于患儿头侧,以左手拇指、食指、中指3指持喉镜,其余两指固定于患儿下颌部,喉镜从口腔右边插入并将舌推向左侧,将喉镜舌页伸进,并从会厌下方通过,垂直提起叶片,挑起会厌,使声门显露。注意:喉镜是垂直提起会厌不是"撬"。如以左手小指按压喉部,更有助于暴露声门。如有黏液,可以吸出。

③手持气管插管从喉镜右侧经声门插入气管,插入深度:A.插管前端2cm左右有一圈黑线,示进入声门深度,可在喉镜直视下将管插入声门至黑圈处止;B.管身有刻度标记插入适宜的深度,固定导管的位置,从导管中轻轻退出管芯。

④确定气管导管的位置,取出喉镜,用手固定插管,连接呼吸囊,进行正压通气。助手用听诊器听诊两侧胸部及两侧腋下,如两侧通气声音相等,两侧胸廓起伏一致,心率回升、面色转红,提示导管位置正确。如在呼吸囊通气时,不见胸廓正常起伏,听诊两侧通气音微弱,心率不见回升,面色不见转红,提示可能插入过浅或误入食管需做喉镜检查,调整深度或者重新插管;如右侧呼吸音强于左侧,提示插入过深,应稍退出,直至两侧呼吸音相同。

⑤整个操作应轻柔、迅速,避免机械损伤,从插入喉镜到完成插管要求在20秒内完成。如操作中患儿出现发绀、心率减慢,应暂停操作,先用复苏气囊面罩加压给氧,至面色转红,心率回升后再行气管插管。

⑥插管完毕,用胶布固定,接呼吸机,即可进行人工辅助通气。

（2）经鼻气管插管

①保暖、体位同经口气管插管。

②选择合适的气管导管,在导管前端涂以1%利多卡因凝胶后,将其从鼻腔插入,如有阻力,可轻轻转动推进,将管前端插入咽部。

③插入喉镜,暴露声门,在喉镜直视下用插管钳夹住导管前端送入声门,插入深度可同经口气管插入深度加1cm。从插入喉镜到插管完毕要求在25秒内完成。

④抽出喉镜,将呼吸气囊接气管导管,加压给氧1～2分钟。

⑤做床旁X线拍片,确定气管插管位置,正确位置为导管前端应在气管分叉以上1～2cm。

⑥固定导管,在患儿的皮肤上喷以皮肤保护剂,用弹力胶布条,在其正中套上缝合线后贴在上唇皮肤上,再将缝合线穿过导管壁(勿使线穿过管腔中央,以免妨碍吸痰管进入),打结,固定,再以另一条胶布绕管一周后两端贴于上唇皮肤固定。必要时可加一条胶布一端绕贴管壁,另一端贴于鼻梁和前额固定。

⑦固定插管后,接呼吸囊、持续呼吸道正压通气装置或呼吸机,即可进行人工辅助通气。

三、注意事项

1.在开始操作前,确定喉镜的光源正常。把带有100%氧浓度的呼吸气囊,面罩放在旁边。必要时,将管芯插入气管导管内。注意要确定管芯尖端不要超过气管导管末端。

2.需要先吸出口咽分泌物,使口咽部标志清晰可见。用呼吸气囊加压给氧(有吸入时除外),改善全身缺氧状况,以提高机体对插管时的耐受力,使$SpO_2>90\%$。

3.气管插管时应两人配合,助手负责递送器械,插管时给氧,并注意观察患儿面色,监测心电及血氧饱和的变化。插管时应迅速、轻柔,以免损伤组织。

4.若声门暴露困难,助手可用手指轻压患儿环状软骨处或减少患儿头后仰程度。若声带紧闭,助手用手掌在患儿胸骨下1/3处按压,使其下陷,促使声带开放。

5.小儿环状软骨处是上呼吸道最狭窄部位,导管进入声门后若阻力较大,不可硬性推进,否则易造成声门下气管损伤;此时应换细一号的导管。

6.导管插入后迅速连接复苏气囊,加压给氧,以改善患儿缺氧状况及确定气管导管位置。

7.插管过程中若患儿缺氧,心率明显减慢,应停止操作并气囊加压给氧,待缺氧改善,心率恢复后再行操作,并争取30秒内完成。

8.如果导管位置正确,应观察到:①心率和皮肤颜色改善,心率迅速增加是插管位置正确和正压通气有效的重要指征;②每次呼吸时胸廓对称扩张,有双肺呼吸音,但胃区无声音;③呼气时,气管导管内有雾气凝结;④若有呼末CO_2检测仪时,可接在导管末端观察。呼气时无波形出现,说明导管不在气管内;也可将CO_2指示器连接于导管末端,插管后人工呼吸1~3次,指示剂变色,表示导管在气管内;不变色表示食道内插管;⑤胸片显示导管末端平第三胸椎为宜。

9.一些药物,如肺表面活性物质、肾上腺素等可通过气管插管进行气管内注入。

10.喉镜的使用、消毒处理流程:①喉镜使用流程:取备用喉镜→左手持喉镜柄、右手拿无菌舌页→安装舌页→查看喉镜灯光亮度→插管;②喉镜消毒流程:使用后的喉镜→75%酒精纱布擦拭、清洁、干燥→分离镜柄与舌页→镜柄放入带盖容器中备用→舌页初步擦拭后送消毒供应中心消毒灭菌。

四、常见并发症及预防

1.防止气管插管堵管、脱管:对烦燥、谵妄者给予充分镇静,必要时使用约束带固定双上肢;口腔护理、更换气管插管的固定胶布时,必须用手固定气管插管,防止脱出;为病人翻身及其他涉及变动病人体位的操作时,必须使呼吸机管道随之相应移动,以免气管插管被牵拉脱出;一旦气管插管脱出,必须马上通知医生重新插入,如医生不在场或不熟悉气管插管技术,病人出现严重缺氧症状时,可用面罩连接呼吸机双手托起病人下颌角进行经面罩呼吸机通气,根据病情选择给氧浓度,增加潮气量,处理得当常可保证足够的氧供。

2.减少缺氧的发生:熟练掌握插管技术,在短时间内完成插管。

3.防止气管穿孔或食管穿孔:操作轻柔,导管塑型的金属导丝不超过导管尖端。

4.预防喉头水肿:选择合适大小的气管插管,拔管前后给予静脉内短程使用类固醇(地塞米松)可以预防。

5.防止气胸:插管位置适宜,避免导管进入一侧主支气管导致过度通气。

6.防止牙龈损伤、上颚沟形成:常见于口插管患儿,在气管插管摆放时尽量保证向下,不要向上翘起。

第六节 呼吸机使用技术

一、操作目的

利用机械装置,改变患儿气道或者胸腔压力产生通气以代替、控制和辅助患儿呼吸运动,抢救各种病因引起的呼吸衰竭。用于危重患儿,改善通气、换气功能,降低呼吸做功。

二、实施要点

(一)有创呼吸机上机

1.评估:

(1)患儿孕周、体重、口腔、血气、呼吸及全身情况。

(2)患儿是否使用过肺表面活性物质。

(3)患儿口腔(嘴唇、牙龈、上下颚)是否有畸形。

2.准备用物:医嘱单、呼吸机、简易呼吸气囊、模拟肺、听诊器、密闭式吸痰管、负压吸引装置、一次性使用有创呼吸机管路(包括湿化罐)、500ml注射用水、网套、面贴、管路标识贴、管路固定支架、带盖的冷凝水收集桶、液体敷料、抢救用物等。

3.操作步骤:

(1)人员准备:服装、鞋帽整洁,特别强调在进行操作前严格按照七步洗手法进行手卫生。

(2)备齐用物至床旁,核对医嘱及执行单,评估患儿。

(3)根据医嘱选用相应的呼吸机机型,连接安装一次性管路、湿化罐、流量传感器、密闭式吸痰管、模拟肺,将湿化罐注水注射器与灭菌注射用水连接,将水加至湿化罐最高水位线。

(4)连接电源、气源、打开主机及湿化器开关,首先进行仪器自检。

(5)请医生调节适宜患儿的呼吸机模式、参数及报警参数,并调节湿化温度为37℃。

(6)医生和责任护士共同核对呼吸机参数,确定呼吸机运行正常。

(7)打开暖箱将呼吸机管路固定妥善,保证流量传感器端口位置朝上。

(8)将呼吸机与患儿的人工气道正确连接,调整好呼吸机管路位置,并使用床头支架固定,保证患儿端管路高于呼吸机端管路,管路不过分牵拉患儿人工气道。

(9)听诊双肺呼吸音,观察双侧胸廓起伏是否致一,评估患儿呼吸改善情况。

(10)持续观察、评估患儿情况。

(11)用物处理,洗手,记录患儿病情、呼吸机上各项参数、上机时间、呼吸机管路启用时间、湿化用灭菌注射用水开启时间等。

4.注意事项:

(1)严格手卫生及无菌操作。

(2)遵医嘱合理使用抗生素。

(3)妥善固定管路,防止管路滑脱,避免过分牵拉患儿人工气道,损伤牙龈。

(4)双人核对气管插管深度(千克体重+5～6cm)。

(5)做好口腔护理,按需(SpO_2下降、气管插管内有痰液涌出、听诊有痰鸣音、呼吸机波形不光滑有小锯齿)清理呼吸道分泌物。

(6)床头抬高15°～30°,及时倾倒管路及集水杯内冷凝水。

(7)及时发现呼吸机报警并处理;及时查看湿化罐,更换灭菌注射用水,避免湿化罐干烧。

(8)确保加热底座正常工作,避免冷气体供给患儿,将呼吸机管路尽量放置在暖箱内、减少冷凝水的形成。

(9)湿化罐位置需低于患儿。

(10)发育支持护理,所有操作集中进行,避免患儿烦躁,给予安抚,必要时镇静。

(11)每4小时更换体位前后彻底吸痰。

(12)一次性呼吸机管路每周更换一次。

(二)有创呼吸机撤机

1.核对医嘱并评估患儿是否达撤机指征。

2.用物准备:医嘱单、CPAP、一次性管路、500ml注射用水、网套、鼻贴、面贴、管路标识贴、空氧混合仪、湿化瓶、吸氧导管等物品。

3.操作步骤:

(1)人员准备:服装、鞋帽整洁,特别强调在进行操作前严格按照七步洗手法进行手卫生。

（2）携用物至床旁，进行查对，根据医嘱确定给氧方式。

（3）拔管前回抽出胃内容物。

（4）清理呼吸道，吸引口鼻腔分泌物。

（5）断开呼吸机管路和气管插管的接口，再吸引气道内分泌物。

（6）遵医嘱配合医生连同吸痰管在负压吸引下拔除气管插管，吸引口咽部分泌物。

（7）打开暖箱取出呼吸机管路。

（8）遵医嘱给予合适的给氧方式，观察评估，需要CPAP辅助通气者详见上一节。

（9）生理盐水棉签进行口腔护理，同时评估口腔黏膜情况，并予雾化一次。

（10）评估患儿头部周围皮肤及呼吸情况。

（11）协助患儿取舒适体位。

（12）确认患儿病情平稳，不需要呼吸机后，弃去湿化罐、管路等一次性用品，消毒湿巾擦拭呼吸机，呼出盒、模拟肺、简易呼吸气囊送消毒供应中心，记录撤机及消毒时间。

4.注意事项

（1）拔管后24小时内应予口饲喂养。

（2）拔管后3天内定时为患儿超声雾化、拍背吸痰、更换体位。

（3）避免应用有呼吸抑制的镇静药。

（4）拔管后加强护理，1～2小时后复查血气。

（5）湿化器最晚开，最早关。

（三）无创呼吸机上机（NHFO/NIPPV）

1.评估：

（1）患儿孕周、体重、头围、鼻部、血气、呼吸及全身情况。

（2）患儿是否使用过肺表面活性物质，有无气胸、纵隔气肿、严重的酸中毒等禁忌证。

（3）患儿鼻部（鼻翼、鼻梁、鼻中隔）是否有破损。

2.准备用物：医嘱单、呼吸机、简易呼吸气囊、模拟肺、听诊器、负压吸引装置、一次性使用有创呼吸机管路（包括湿化罐）、发生器、合适大小的鼻塞/鼻罩、500ml注射用水、网套、鼻贴、面贴、管路标识贴、管路固定支架、带盖的冷凝水收集桶、液体敷料、抢救用物等物品。

3.操作步骤：

(1)人员准备:服装、鞋帽整洁,特别强调在进行操作前严格按照七步洗手法进行手卫生。

(2)备齐用物至床旁,核对医嘱及执行单,评估患儿。

(3)根据医嘱选用相应的呼吸机机型,连接安装一次性管路及发生器、湿化罐、流量传感器、模拟肺,将湿化罐注水注射器与灭菌注射用水连接,将水加至湿化罐最高水位线。

(4)连接电源、气源、打开主机及湿化器开关,首先进行仪器自检。

(5)医生调节适宜患儿的呼吸机模式、参数及报警参数,并调节湿化温度为37℃。

(6)医生和责任护士共同核对呼吸机参数,确定呼吸机运行正常。

(7)打开暖箱取下模拟肺、流量传感器、Y型接口,在主界面关闭流量传感器,将发生器连接于送气端和呼出端。

(8)贴鼻贴、面贴,大小适宜覆盖被压迫处,不遮鼻孔眼睛。

(9)佩戴帽子,正面过前额,背面包后脑,侧面过耳垂,左右对称,松紧适宜,根据患儿情况适当调整。

(10)佩戴发生器位置合适,松紧适宜,帽前檐搭扣固定发生器,帽子两侧绳子穿过鼻塞两侧小洞,固定于帽子左右两侧,松紧适宜。

(11)安置舒适体位,妥善固定,调整发生器位置,保证患儿端管路高于呼吸机端管路,两管不过分牵拉发生器鼻部,根据患儿病情可适当抬高肩部以帮助开放气管,遵医嘱留置并开放胃管。

(12)持续观察、评估患儿情况。

(13)用物处理,洗手,记录患儿病情、呼吸机上各项参数、上机时间、呼吸机管路启用时间、湿化用灭菌注射用水开启时间等。

4.注意事项:

(1)观察患儿进行性呼吸困难有无减轻,脉氧及呼吸困难有无改善,提示医师及时复血气,若达插管指征则需立刻配合医师行气管插管。

(2)妥善固定,鼻塞/鼻罩定期更换、交替使用,人工皮保护、防止鼻部压伤。

(3)更换下来的鼻塞/鼻罩流动水下冲洗后,酒精浸泡30分钟,使用前用灭菌注射用水冲洗并擦干。

(4)安置胃管、将胃管持续开放,防止空气进入胃内引起的腹胀。

(5)做好口腔护理,按需清理口、鼻腔分泌物。

(6)床头抬高15°~30°;及时倾倒管路及集水杯内冷凝水。

(7)及时发现呼吸机报警并处理;及时查看湿化罐,更换灭菌注射用水,避免湿化罐干烧。

(8)确保加热底座正常工作,避免冷气体供给患儿,将呼吸机管路尽量放置在暖箱内,减少冷凝水的形成。

(9)湿化罐位置需低于患儿。

(10)发育支持护理,所有操作集中进行,避免患儿过度哭闹给予安抚,必要时镇静。

(11)肺气肿、气胸、腹部胀气、先天畸形如膈疝、食管气管瘘、后鼻孔闭锁、腭裂等患儿禁用无创呼吸机。

(四)无创呼吸机撤机

1.核对医嘱并评估患儿是否达撤机指征。

2.用物准备:医嘱单、CPAP、一次性管路、500ml注射用水、网套、鼻贴、面贴、管路标识贴、空氧混合仪、湿化瓶、吸氧导管等物品。

3.操作步骤:

(1)人员准备:服装、鞋帽整洁,特别强调在进行操作前严格按照七步洗手法进行手卫生。

(2)携用物至床旁,进行查对,根据医嘱确定给氧方式。

(3)撤去帽子、鼻塞、发生器等(先解开帽子两侧绳子,取下发生器及帽子)。

(4)充分吸痰。

(5)遵医嘱给予合适的给氧方式,观察评估。

(6)关湿化器,再关电源,记录。

(7)若患儿需要CPAP辅助通气,可直接取下无创呼吸机发生器,不必更换帽子,更换CPAP发生器及管路即可。

(8)确认患儿病情平稳,不需要呼吸机后,弃去湿化罐、管路、发生器等一次性用品,消毒湿巾擦拭呼吸机,发生器送供应室消毒,记录撤机及消毒时间。

4.注意事项

(1)撤机后3天内定时为患儿超声雾化、拍背吸痰、更换体位。

(2)避免应用有呼吸抑制的镇静药。

三、呼吸机故障排除

1.气道压下限报警:通气回路脱落。

2.气道压上限报警:呼吸道分泌物增加;通气回路或气管插管扭曲打折;肺的顺应性下降;人机对抗。

3.高分钟通气量报警:病人的自主呼吸增强;报警界限不当。

4.低分钟通气量报警:气道有漏气;机械辅助通气不足;自主呼吸减弱。

5.呼吸机不工作报警:气源、电源连接不当。

四、常见并发症及预防

1.气胸:及时调整呼吸机参数,避免人机对抗。

2.皮下气肿和纵隔积气:及时调整呼吸机参数,避免人机对抗。

3.过度通气:及时监测血气,合理设置参数。双人核对气管插管深度(千克体重+5~6cm),避免插管过深。

4.呼吸机相关性肺炎:严格手卫生及无菌操作;遵医嘱合理使用抗生素;做好口腔护理,按需清理口、鼻腔分泌物及气道分泌物,尽量使用密闭式吸痰管;床头抬高15°~30°,及时倾倒冷凝水;及时查看湿化罐,更换灭菌注射用水,避免湿化罐干烧;确保加热底座正常工作,避免冷气体供给患儿;将呼吸机管路尽量放置在暖箱内,减少冷凝水的形成;每日评估,尽早撤机。

5.肺不张:双人核对气管插管深度(千克体重+5~6cm),避免插管过深;每4小时更换体位前后彻底清理呼吸道;床头抬高15°~30°,防止胃食管反流,误吸;及时查看湿化罐,更换灭菌注射用水,避免湿化罐干烧。

6.支气管肺发育不良:限制液量,严格记录出入量。遵医嘱应用利尿剂及糖皮质激素等治疗。

7.喉损伤:操作时动作轻柔;每日评估,尽早撤机;撤机后3天内定时为患儿做超声雾化。

8.胃肠胀气:上机后听诊双肺呼吸音,观察双侧胸廓起伏是否一致,确保插管位置合适;遵医嘱留置胃管,及时抽取胃内气体,必要时开放胃管。

9.意外脱管:双人核对气管插管深度;及时清理口腔分泌物;胶布被口水打湿时及时重新固定插管。

10.堵管:及时查看湿化罐,更换灭菌注射用水,避免湿化罐干烧;确保加热底座正常工作,避免冷气体供给患儿;按需清理气道分泌物。

第七节　吸痰技术

一、操作目的

吸痰法是指经口、鼻腔、人工气道将呼吸道的分泌物吸出,以保持呼吸道的通畅,促进气体交换,改善肺通气,预防吸入性肺炎、肺不张、窒息等并发症的发生,是一项重要的急救护理技术。

二、实施要点

(一)小儿口、鼻腔吸痰

1.评估患儿病情及意识状态,生命体征,呼吸状况,口、鼻腔皮肤的完整性,分泌物的量及黏稠度。

2.用物准备:医嘱单、速干手消毒液、负压吸引器或中心负压吸引装置、一次性无菌吸痰管、一次性无菌手套、生理盐水、小药杯、治疗巾、无菌纱布、弯盘、听诊器。必要时备压舌板、开口器、舌钳等。

3.操作步骤:

(1)人员准备:服装、鞋帽整洁,特别强调在进行操作前严格按照七步洗手法进行手卫生。

(2)备齐用物至床旁,核对医嘱单及执行单;评估患儿,检查患儿口、鼻腔。

(3)连接吸引装置,检查性能,根据患儿年龄调节负压吸引压力;根据患儿情况选择适宜的吸痰管。

(4)取合适体位,将患儿头转向操作侧。

(5)打开生理盐水安瓿,撕开吸痰管外包装的前端,戴手套,将吸痰管抽出并盘绕在手中,保持无菌,开口端与负压管连接。

(6)在为患儿吸痰前,先用吸痰管插入生理盐水内试吸,检查导管是否通畅、压力是否适宜,润滑管道前端。

(7)阻断负压,将吸痰管插入口腔或鼻腔,有反射性咳嗽出现时,向上提同时打开负压将吸痰管旋转提拉向上,吸净痰液,时间小于15秒。

(8)吸引结束后使用生理盐水冲洗导管,关闭负压吸引,分离一次性吸痰管与负压吸引管,脱手套并包裹一次性吸痰管,放入弯盘。

(9)手卫生,为患儿取舒适体位,评估患儿情况。

(10)整理用物,流动水洗手后做记录。

4.注意事项:

(1)严格无菌操作。

(2)根据患儿情况选择合适的吸痰管,每吸痰一次,更换一根吸痰管,以免引起感染。

(3)随时评估、按需吸痰。出现下列情形需吸痰:

①患儿口、鼻腔可见分泌物涌出。

②听诊肺部痰鸣音明显。

③患儿出现呼吸暂停、血氧饱和度下降,怀疑与痰液堵塞气道有关时。

(4)根据患儿年龄调整吸引器压力:新生儿<100mmHg;婴幼儿200mmHg;儿童<400mmHg,吸痰时间不超过5~15秒。

(5)吸痰动作轻柔,以免损伤呼吸道黏膜。

(6)先吸口腔,再吸鼻腔。吸引过程中患儿出现发绀、心率减慢,应立即停止,病情稳定后再行吸引;两次吸痰至少间隔30秒。

(7)吸痰时采取左右旋转并向上提管的手法。

(8)进食半小时内避免吸痰,以防刺激引起食物反流(抢救除外)。

(9)吸痰后记录病情及痰液的色、质、量、黏稠度;患儿的血氧饱和度,吸痰离氧耐受情况等。

(10)对于痰液黏稠者,在评估无禁忌证后,遵医嘱给予雾化吸入、叩击背部,提高吸痰效果。

(二)气管插管密闭式吸痰法

1.评估患儿的意识状态、生命体征;听诊肺部或触摸患儿双肺,评估气管、口鼻腔内分泌物情况;查看气管插管的深度、型号。

2.用物准备:医嘱单、吸引器或中央控制系统负压吸引器、氧气供给设备、与氧气连接的简易呼吸气囊(必要时用)、治疗车、治疗盘、无菌治疗巾、一个抽取20ml

生理盐水的无菌注射器、听诊器、密闭式吸痰装置,必要时准备气道保养液(0.45%的氯化钠溶液);用物摆放合理,符合无菌原则。

3.操作步骤:

(1)人员准备:服装、鞋帽整洁,戴口罩,特别强调在进行操作前严格按照七步洗手法进行手卫生。

(2)备齐用物至床旁,核对医嘱单。

(3)协助患儿取舒适卧位。

(4)选择型号适宜的密闭式吸管连接在气管插管与呼吸机管道之间。

(5)根据患儿年龄调节吸痰负压。

(6)打开吸引器,一手执吸痰管外薄膜封套用拇指及食指将吸痰管快速移动插入气管插管内至所需的深度(插入长度为不超过气管插管长度为宜),并用拇指按压负压阀,螺旋式向上提拉吸痰(吸痰管进入时不可使用负压阀,以免造成呼吸道黏膜损伤),每次吸痰时间小于15秒。

(7)吸痰完成后,放开吸痰管负压阀,断开负压,抽回吸痰管,直到吸痰管完全抽回至隔离阀并关闭。

(8)吸痰后拇指按压负压阀,使用生理盐水注射器冲洗吸痰管及连接导管。

(9)对于吸痰耐受欠佳患儿,吸痰前、后上调呼吸机吸入氧浓度 FiO_2 10% ~ 15%,待血氧饱和度升至正常水平后再调回吸痰前水平。

(10)观察患儿呼吸、脉搏、皮肤颜色、血氧饱和度等。

(11)检查、核对呼吸机各项参数及气管导管位置。

(12)协助患儿取舒适体位。

(13)整理床单位,分类处理用物。

(14)流动水洗手,记录。

4.注意事项

(1)密闭式吸痰管专人专用,根据使用说明按时更换,做好日期标识。

(2)密闭式吸痰管安装正确,连接牢固,保证呼吸机有效通气,吸痰后及间隔期间应提高吸入氧浓度(氧浓度提高 10% ~ 15%)。

(3)吸痰时动作轻柔,吸痰过程中密切观察患儿生命体征、病情变化,尤其要注意血氧饱和度和心电变化,防止严重缺氧或心搏骤停;当心率明显减慢或血氧饱和度降至90%以下时,应立即停止吸痰并给予高浓度氧气吸入,进一步观察病情变化。

（4）吸痰完毕,吸痰管必须退出至隔离阀,以免堵塞呼吸道,并使用生理盐水冲洗干净吸痰管及导管,将细菌繁殖减少到最小。

（5）必须熟练掌握密闭式吸痰管使用方法,冲洗导管时必须关闭隔离阀,并且要先按下负压阀,再注入冲洗用生理盐水,避免液体进入气道。

（6）随时评估、按需吸痰,以下情形需吸痰：

①呼吸机波形不光滑、清除管路内冷凝水后波形仍有锯齿状。

②气管插管内可见分泌物涌出。

③听诊或触摸双肺有痰鸣音。

④血氧饱和度下降、怀疑分泌物堵塞气道有关时。

⑤病情允许情况下每2~4小时更换一次体位,更换体位前后均需吸痰。

⑥当口、鼻腔内分泌物较多时,先清理口鼻腔分泌物,再吸引气道分泌物,避免在气管插管内吸痰时刺激患儿,产生咳嗽反射、误吸。

（7）记录吸痰耐受情况,痰液的颜色、性状、量、黏稠度等。

（8）当痰液黏稠不易排除,血气结果提示二氧化碳分压高,口腔内有黏痰但气道内吸引不出痰液时,可向气道内注入0.5~1ml气道保养液,待呼吸机工作若干分钟,在病情允许的情况下轻轻叩击背部,有助于痰液的排出。

（9）除非特别需要,不允许将呼吸机断开吸痰。

三、常见并发症及预防

1.预防低氧血症

（1）发生原因：

①吸痰过程中供氧中断,导致缺氧或低氧血症。

②吸痰时负压抽吸将肺内富氧气体吸出,从吸痰管周围卷入的气体氧浓度较低导致吸入氧浓度降低。

③吸痰时卷入气体量不足以及气道内注水易引起小气道阻塞和肺不张,导致低氧。

④吸痰操作过程反复,刺激咽喉部引起咳嗽,使呼吸频率下降,引起缺氧。

⑤患者原有缺氧性疾病,吸痰前未将吸氧浓度提高,吸痰时可带走氧气,致使吸痰后患者缺氧。

⑥吸痰时负压过高、时间过长、吸痰管外径过粗、置管过深等均可造成低氧血症。

⑦使用呼吸机的患者,在吸痰过程中脱离呼吸机的时间过长。

(2)预防及处理:

①吸痰管口径的选择要适当,使其既能够将痰液吸出,又不会阻塞气道。

②吸痰过程中患儿若有咳嗽,可暂停操作。

③刺激气管隆突处易引起患者的咳嗽反射,不宜反复刺激。

④吸痰不宜深入至支气管处,否则易堵塞呼吸道。

⑤使用呼吸机的患者,在吸痰过程中不宜使患者脱离呼吸机的时间过长,一般应<15秒。

⑥吸痰前后可适当提高吸入氧浓度,以提高血氧分压。

⑦尽量避免护士工作繁忙而未及时给患者吸痰导致的严重后果。

⑧吸痰时密切观察患者心率、心律、动脉血压和血氧饱和度的变化。

⑨已经发生低氧血症者,立即加大氧浓度或给予气囊加压吸氧,必要时进行机械通气。

2.呼吸道黏膜损伤

(1)发生原因:

①吸痰管质量差,质地僵硬、粗糙、管径过大,容易损伤气管黏膜。

②操作不当、缺乏技巧,例如动作粗暴、插管次数过多、插管过深、用力过猛、吸引时间过长、负压过大等,均可致使黏膜损伤。

③鼻腔黏膜柔嫩,血管丰富,如有炎症时充血肿胀,鼻腔更加狭窄,加上长时间吸入冷气(氧气),使鼻腔黏膜干燥,经鼻腔吸痰时易造成损伤。

④烦躁不安、病人不配合,由于头部难固定,在插吸痰管过程中,吸痰管的头部容易刮伤气管黏膜,造成黏膜损伤。

⑤呼吸道黏膜有炎症水肿及炎性渗出,黏膜相对脆弱,易受损。

(2)预防及处理:

①使用优质吸痰管,吸引前先蘸无菌蒸馏水或生理盐水使其润滑。

②选择型号适当的吸痰管,新生儿常选用6~8号,如从鼻腔吸引尽量选用6号,有气管插管者,可选择外径小于1/2气管插管内径的吸痰管。

③吸痰管的插入长度为患者有咳嗽反射即可,有气管插管者不超过气管插管深度,避免插入过深损伤黏膜;插入时动作轻柔,特别是从鼻腔插入时,不要用力过猛;禁止带负压插管;抽吸时,吸痰管旋转向外拉。

④每次吸痰的时间不宜超过15秒。若痰液一次未吸净,可暂停3~5分钟再次抽吸。吸痰间隔时间,应视痰液黏稠程度与痰量而定。

⑤每次吸痰前先将吸痰管放于无菌盐水中以测试导管是否通畅和吸引力是否适宜,以调节合适的吸引负压。在吸引口腔分泌物时,通过手控制负压孔,打开、关闭反复进行,直至吸引干净。

⑥为患儿行口腔护理时,仔细观察口腔黏膜有无损伤,如口腔黏膜糜烂、渗血等。

⑦鼻腔黏膜损伤者,遵医嘱外涂抗生素软膏。

3.感染

发生原因:

(1)没有严格执行无菌操作技术:①没有戴无菌手套;②使用的吸痰管消毒不严格或一次性吸痰管外包装破裂致使吸痰管被污染;③吸痰管和冲洗液更换不及时;④用于吸口鼻咽与吸气管内分泌物的吸痰管混用等。

(2)经口腔吸痰失去了鼻腔对空气的加温作用,特别是黏膜中的海绵状血管,当冷空气流经鼻腔时则发生热交换,将气流的温度提高,未加温的空气直接进入下呼吸道,致使黏膜血管收缩,血供减少,局部抵抗力下降导致感染;失去了鼻腔对空气的清洁作用,致使空气中的细菌进入到肺内;失去了鼻腔对空气的加湿作用,致使下呼吸道分泌物黏稠,使纤毛运动障碍,分泌物不易咳出、结痂,可致下呼吸道炎症改变。

(3)前述各种导致呼吸道黏膜损伤的原因,严重时均可引起感染。

4.心律失常

发生原因:

(1)在吸痰过程中,吸痰管在气管导管内反复吸引时间过长,造成患者短暂性呼吸道不完全阻塞以及肺不张引起缺氧和二氧化碳蓄积。

(2)吸引分泌物时吸痰管插入较深,吸引管反复刺激气管隆突引起迷走神经反射,严重时致呼吸、心跳骤停。

(3)吸痰的刺激使儿茶酚胺释放增多或导管插入气管刺激其感受器所致。

(4)前述各种导致低氧血症的原因,严重时均可引起心律失常甚至心跳骤停。

5.阻塞性肺不张

发生原因:

(1)吸痰管外径过大,吸引时氧气被吸出的同时,进入肺内的空气过少。

(2)吸痰时间过长、压力过大。

(3)阻塞吸痰管,造成无效吸痰。

6.气道痉挛

发生原因:有哮喘病史长期发作的患者,因插管刺激使气管痉挛加重缺氧。

第八节　肺泡表面活性物质(PS)使用

一、目的

使用肺泡表面活性物质治疗新生儿呼吸窘迫综合征。

二、实施要点

1.评估患儿病情。

2.用物准备:吸痰管、复苏球囊、手套、喉镜、舌页、注射器、肺泡表面活性物质(用药前将冰箱内保存的PS复温至37℃)。

3.操作步骤:

(1)核对患儿身份,医嘱;

(2)患儿取仰卧位,头稍后仰,清理呼吸道,吸净呼吸道分泌物;

(3)配合气管插管,确定气管插管位置正确,听诊双肺呼吸音对称,固定气管插管;

(4)复苏器正压通气,使血氧饱和度上升至90%以上,抽吸PS药液,将注射器乳头连接气管插管导管,滴入PS药液,连接复苏气囊正压通气,使PS在肺内充分弥散,接呼吸机辅助通气,严密监测心率、血氧饱和度和血压变化。

(5)根据病情选择使用呼吸机或拔出气管导管改用CPAP,由于用药后肺顺应性改善,应及时调整呼吸机参数。

(6)再次核对患儿身份,整理用物,手消毒并记录。

三、注意事项

1.给药前确定插管位置。

2.严格无菌技术操作,气管插管内吸痰必须戴无菌手套。

3.给药时防止气道阻塞及呛咳。

4.用药后6小时内避免吸痰。

5.用药后注意监测生命体征和血气分析,及时调整呼吸机参数。

6.注药过程中患儿如果出现呼吸暂停、血氧饱和度及血压下降应暂停注药,迅速给予复苏囊加压给氧,注意压力不可过大以免发生气胸;再次注药时需确定气管插管位置正确后再操作。

四、常见并发症及预防

1.肺出血:注入PS后,应密切观察患儿有无肺出血表现,如呼吸困难症状加重,肺部出现细湿啰音,严重时从鼻孔或口腔流出血性或棕色液体,甚至喷出大量血性分泌物。肺出血来势凶猛,极易造成失血性休克,特别是低出生体重儿,一旦发现,立即报告医生并给予吸痰,清理呼吸道后遵医嘱处理。

2.颅内出血:注入PS后,应密切观察患儿有无烦躁不安,前囟紧张、惊厥、吐奶,严重者出现嗜睡、昏迷等颅内出血表现,一旦发现,及时报告医生,及时处理,予患儿静卧,集中操作,密切监测血压,防止血压波动较大、惊厥者予镇静止惊治疗。

3.预防感染:在给药及开放性操作中应严格无菌操作,早期适当应用抗生素及加强治疗,以提高机体抵抗能力,减少肺炎的发生。

第九节　NO吸入技术

一、目的

一氧化氮(nitric oxide,NO)进入肺血管后与血红蛋白结合而失活,可降低肺血管阻力,促进肺通气/血流(V/Q)比例协调,用于治疗肺动脉高压和低氧血症,降低氧合指数及吸氧浓度,减轻肺损伤。

二、实施要点

1.评估:评估患儿凝血情况、核对医嘱。

2.物品准备:

一氧化氮浓度监测仪,一氧化氮流量控制仪,一氧化氮气瓶,减压阀,呼出一氧化氮净化装置,连接管路、感应线、接口,压力表及流量调节器,插线板及电源接头。辅助工具:钳子及扳手。

3.NO上机操作步骤:

(1)护士自身准备服装、鞋帽整洁,特别强调操作前按七步洗手法洗手。

(2)备齐用物至床旁,核对医嘱及执行单,评估患儿。

(3)正确连接一氧化氮监护仪、一氧化氮流量控制仪、一氧化氮气瓶以及流量调节器和压力表并且保证各接头连接紧密。

(4)连接电源,将一氧化氮监护仪开机进行"零校准"以及高低限值设置。

(5)将一氧化氮气体流量控制仪开机待稳定后显示标准界面,标准界面下按两下设定,流量值窗口显示设定流量值,流量值根据检测到的吸入NO的浓度来调整(流量高,吸入NO的浓度高,流量仪的使用范围5~200ml/min)。

(6)氧浓度报警值的设置:标准界面下按三下设定键,流量值窗口显示"L"氧浓度值窗口显示设定的氧浓度低限值,低限值一般设置在5%以下,但不要设置在0%。标准界面下按四下设定键,流量值窗口显示"H",氧浓度值窗口显示设定的氧浓度高限值,高限值一般设置在99%左右。

(7)打开NO钢瓶旋钮,调节压力阀压力至0.2MPa左右。

(8)检查呼吸机管回路里是否有冷凝水、漏气,患儿呼吸机各项通气参数设置正常。

(9)将NO送气端"T"型管接口连接至呼吸机送气端与湿化罐连接处,便于湿化气体;将NO监护仪端连接至呼吸机进气口前端(靠近气管插管处),彻底检查呼吸机,正确连接管道,保证各接头连接紧密,不漏气。

(10)根据监测浓度调整流量使之达到医嘱治疗浓度。

(11)连接管道接口处注意不要折弯。

(12)检查和记录NO监护仪和NO流量控制仪上的数值。

(13)及时巡视检查管路是否连接完好,流量是否有变化,

4.NO撤机操作步骤：

（1）护士自身准备服装、鞋帽整洁，操作前已按七步洗手法洗手消毒。

（2）备齐用物至床旁，核对医嘱确定停止NO治疗，评估患儿。

（3）先关闭NO气瓶总阀门，钢瓶注意不要倾倒，再关闭流量调节阀门，待NO监测仪及NO流量控制仪显示数值均为零。

（4）观察评估，确认患儿病情平稳，断开与呼吸机连接接口。

（5）关闭电源，查看NO气瓶压力表，记录剩余气量，做好标记。

（6）断开NO监护仪、NO流量控制仪、NO气瓶，将用物进行分类消毒保养整理。

（7）洗手、记录。

三、注意事项

1.NO使用要点：

（1）起始浓度：10～20ppm，1～4小时。

（2）维持浓度：5～10ppm，6小时～7天。

（3）长期维持：2～5ppm，>7天。

2.护士应每班检查和记录NO监护仪及NO控制仪上的数值。

3.尽量用密闭式吸痰管进行气道内吸痰，以减少不必要的脱机，如必须临时脱机，应在脱开前关闭NO控制键。

4.如果检测到NO浓度与所设定的NO浓度有差异，应及时检查所有的连接是否紧密，有无泄漏。

5.如果怀疑气体泄漏，应及时通知医生，立即关闭NO气瓶阀门。

6.在开始治疗前检查NO气瓶上的压力表，提示气体不足时应及时更换NO气瓶。

7.减压阀压力调节原则为以最小压力保证稳定输出的NO流量。

8.定期监测血液高铁血红蛋白浓度，治疗前和治疗中要监测患者血小板计数，尤其对有出血倾向的患儿。NO可抑制血小板的聚集功能，从而影响凝血机制，出血时间延长。在吸入NO时要密切观察患儿有无出血倾向，发现异常及时采取措施。

9.监测患儿的病情得到控制，氧合改善，则NO需要逐渐减量直至撤离，避免突然撤离导致肺动脉高压反弹。

10.NO吸入禁忌证:

(1)高铁血红蛋白还原酶缺乏。

(2)气胸、肺出血等导致的呼吸衰竭。

(3)有出血性疾病或出血倾向。

(4)重度贫血。

四、并发症及预防

1.预防凝血功能障碍:严密监测吸入NO浓度,低浓度、低剂量NO吸入后直接作用于肺部,不引起毒副作用;当NO浓度过高时将有部分NO进入血液循环而造成APTT、PT延长。

2.预防肺损伤:NO与O_2结合生成NO_2直接损伤肺部组织,因此建议采用低剂量NO联合HFOV来进行治疗。

3.预防高铁血红蛋白血症:定期监测血液高铁血红蛋白浓度。

第十节　口、鼻饲技术

一、操作目的

对不能经口进食且胃肠功能正常的患儿,通过口、鼻饲至胃内供给食物和药物,以维持患儿营养和治疗的需要;观察胃内容物状况、胃肠减压、洗胃;用于诊疗,如消化道造影等。

二、实施要点

(一)置胃管法

1.评估患儿的病情,口、鼻腔状况,吸吮能力。

2.准备用物:医嘱单、一次性胃管、注射器、胶布、听诊器、无菌手套、棉签、人工皮、0.9%氯化钠注射液、标识贴、奶液或药物、小毛巾。

表8-10-1　胃管型号选择

年龄	早产儿	足月儿及1岁以内婴儿	1～3岁	3～6岁	6～12岁	>12岁
胃管型号	5～6Fr	6～8Fr	8～10Fr	10～12Fr	12～14Fr	16Fr

3.操作步骤：

(1)人员准备：服装、鞋帽整洁,特别强调在进行操作前严格按照七步洗手法进行手卫生。

(2)备齐用物至床旁,核对医嘱及执行单,评估患儿。

(3)准备胶布,将患儿仰卧,小毛巾垫于颌下。

(4)清洁口、鼻腔防止插胃管时将细菌带入。

(5)检查鼻腔有无畸形、破损。

(6)戴手套,取出胃管,检查胃管是否通畅,测量插入长度(前额发际至剑突与脐连线的中点),做好标识。

(7)用0.9%氯化钠注射液润滑胃管前端(注意不要用使用液体石蜡油,以免误吸入气道造成吸入性肺炎的危险)。

(8)用注射器连接胃管末端。

(9)将患儿头朝向操作侧,一手托住患儿头部,使头稍后仰,一手持胃管从口腔缓慢插入5～7cm至咽喉部时,将患儿头部托起,使下颌靠近胸骨柄,插入胃管直到预定长度。对年长清醒患儿,边插边嘱其做吞咽动作,插至标记处。

(10)当胃管插入到预定长度时,确定胃管是否在胃内,其方法主要有三种：①用注射器回抽胃内容物。②将听诊器放于胃部,用注射器快速注入少许空气,是否能听到气过水声。③将胃管末端置于盛有水的治疗碗中,无气泡溢出,如有大量气泡,证明已误入气管,必须立即拔出。

(11)固定胃管：为保护患儿皮肤,先将小块人工皮贴于脸部,再采用"高举平台法"用敷贴或胶布将胃管贴在人工皮上。

(12)在距离胃管末端4cm处贴上标识,注明插管日期、时间、并签名。

(13)安置患儿舒适体位,整理床单位。

(14)用物处理,洗手记录。

4.注意事项：

(1)插管过程中注意观察患儿面色,出现恶心、呕吐时可暂停插入,如出现呛咳、咳嗽、呼吸困难、发绀等,应立即拔出,休息片刻后重新插入。

(2)动作轻柔,避免损伤。

(3)妥善固定,防止脱落。

(4)长期鼻饲者每日口腔护理3次,并定期更换胃管。普通胃管每周更换,其他胃管按照说明书定时更换。

(5)必要时使用营养泵泵入奶液。

(6)食管静脉曲张,食管梗阻的患儿禁忌使用鼻饲法。

(二)鼻饲法

1.评估胃管位置、刻度,评估患儿腹部情况,听诊肠鸣音。

2.用物准备:小毛巾、奶瓶(奶温38℃～40℃)、5ml空针、奶单、听诊器。

3.操作步骤:

(1)人员准备:服装、鞋帽整洁,特别强调在进行操作前严格按照七步洗手法进行手卫生。

(2)携用物至床旁,进行查对,根据医嘱确定给奶量。

(3)评估胃管在胃内(每次鼻饲前均需证实)。

(4)抽取胃内潴留量,潴留量<25%可忽略不计,潴留量<50%补足奶量;潴留量>50%停一顿奶,同时将潴留情况告知医师,做适当调整。

(5)检查奶液的温度,用手腕内侧测试温度。

(6)空针撤去针栓,空针桶妥善接好胃管末端,将奶液倒入给予少许压力后,以自然引力缓慢注入。

(7)管饲后用注射器打入适量空气冲净胃管,并封闭胃管末端。

(8)整理用物,取舒适卧位,记录。

4.注意事项:

(1)使用一次性注射器,严禁重复使用。

(2)每天口腔护理3次,根据胃管使用说明定期更换胃管。

(3)喂养后注意观察有无呕吐、反流及腹部体征,发现异常及时报告医生并处理。

(4)早产儿喂养不耐受观察要点:

①不建议常规胃内回抽。

②达到每次最小喂养量时检查餐前胃内潴留量,每餐最小喂养量:750～1000g早产儿4毫升;>1000克早产儿5ml。

③单纯的绿色或黄色胃内潴留物注意胃管位置;呕吐胆汁样物提示可能存在

肠梗阻;有血性胃潴留物时需要禁食。

(5)实施时请先观察患儿腹部情况,腹部情况正常方可按以上程序进行,如腹部异常(如:腹部膨隆明显、肠型、腹壁静脉曲张等),请及时回抽胃内容物并报告医生,遵医嘱执行。

(三)持续胃管泵入法

1.目的:为不能经口喂养或喂养不耐受的患儿,通过胃管给予所需的奶量,并用输液泵以恒定的速度泵入患儿胃内,以维持患儿营养和治疗的需要。

2.用物准备:一次性胃管、一次性小药杯、20ml或50ml注射器、无菌手套、胶布、敷贴、听诊器、棉签、人工皮、0.9%氯化钠注射液、标示贴、奶、输液泵、消毒湿纸巾。

3.操作步骤:

(1)人员准备:服装、鞋帽整洁,特别强调在进行操作前严格按照七步洗手法进行手卫生。

(2)核对医嘱;至患儿床旁,核对、评估患儿的腹部体征、症状。

(3)备齐用物,合理放置。

(4)抽吸胃液,每次泵奶前均需证实胃管在胃内。

(5)回抽胃潴留量,持续喂养每4小时抽胃潴留一次(潴留量超过1个小时持续喂养的量需要通知医师做适当调整)。

(6)将输液泵用消毒湿纸巾擦拭后放进患儿暖箱内。

(7)核对奶瓶上的床号、奶量、种类、试温。

(8)用注射器遵照医嘱抽取奶液,放在输液泵上,注射器上标明时间、床号、姓名、名称、调节速度、按开始键泵奶。

(9)安置患儿舒适体位。

(10)整理床单位,用物处理。

(11)洗手、记录喂奶时间及完成奶量。

三、注意事项

1.持续奶液泵入喂养可导致营养物质吸附管壁,使营养丢失,增加细菌污染的机会,还可因非生理性喂养导致胃肠道功能紊乱,故需严格评估实施。

2.持续泵入时,为防止奶液长时间在室温或暖箱内变质,必须每2小时重新更换一管新的奶液。

3.还可采用间歇持续胃管泵入法,将每次所需奶量用微量泵泵入(时间可根据患儿耐受情况设置为1~2小时),间隔小时再继续泵入。有研究表明,间歇持续鼻饲喂养,不耐受发生率最低,达到完全胃肠营养时间及黄疸持续时间最短。这也可以说明,间歇持续喂养更符合早产儿的生理特点,有利于生长发育和提高生存质量。

四、常见并发症及预防

1.防止胃食管反流:选择适宜大小的胃管,对危重患儿鼻饲前应先清理呼吸道,鼻饲前先回抽、检查胃潴留,鼻饲时采取头高脚低床头抬高30°。

2.预防腹泻:鼻饲液配置过程严格按规程执行避,免污染;鼻饲液现配现用,母乳配置24小时用量放置在4℃冰箱内、减少开关冰箱次数和时间;鼻饲液使用前加热至37℃~40℃;注意浓度与速度;观察有无牛奶蛋白过敏情况;菌群失调者,遵医嘱给予药物治疗。

3.避免鼻、咽、食道、胃黏膜的损伤和出血:选用质地柔软的胃管材质;长期鼻饲患儿可用鱼肝油润滑鼻腔;操作时动作应轻柔;每次注食前回抽吸力度适宜,<1000g超早产儿选择2ml注射器抽吸;胃出血时禁食,用冰盐水(早产儿使用常温盐水)洗胃,遵医嘱给予凝血酶、云南白药等药物治疗;固定好胃管,避免脱出反复插管。

4.预防感染:严格按照规程操作,每周更换胃管一次,注食用空针一人一用;密切观察患儿腹部情况,观察胃内容物的颜色、量、性状,及时发现问题,若怀疑感染及时禁食并予药物治疗。

第十一节　洗胃技术

一、操作目的

适用于清除胃内刺激物或中毒物;呕吐时,洗胃可减轻呕吐。

二、实施要点

1.用物准备:弯盘、纱布、棉签、一次性药碗、一次性治疗巾、0.9%氯化钠注射液、注射器胶布、胃管、听诊器、一次性手套、治疗巾、手电筒、标识贴。

2.操作步骤:

(1)人员准备:服装、鞋帽整洁,特别强调在进行操作前严格按照七步洗手法进行手卫生。

(2)核对医嘱,备齐用物至床旁,核对床头卡及腕带。

(3)评估患儿生命体征、意识状态、合作程度、有无禁忌证及腹部体征、症状。

(4)洗手、戴口罩。

(5)备齐用物,放置合理。

(6)置胃管(见第十节口、鼻饲技术置胃管法)。

(7)检查胃管的通畅。

(8)使用注射器抽取胃内容物,并观察胃内容物的颜色、性质、量,必要时送检。

(9)用注射器注入洗胃溶液后再回抽,每次注入量≤5ml,如此反复直至回抽液澄清为止。

(10)铺治疗巾于患儿下颌,弯盘置于口角处。

(11)轻轻拔出胃管过咽喉处,再快速拔出置弯盘中。

(12)清洁鼻腔。

(13)撤去弯盘和治疗巾。

(14)擦净患儿脸部,取合适体位。

(15)清理用物,并归还原处。

(16)洗手、记录。

三、注意事项

1.洗胃时密切观察患儿的面色、神志、生命体征等情况,发现异常立即停止洗胃,通知医师对症处理,并观察洗出液的颜色、性质和量。

2.洗胃液温度38℃~40℃;缓慢注入,停顿数秒后抽吸,抽出量应大于注入量;反复进行,在洗胃过程中如无禁忌症可将患儿进行左侧卧位、右侧卧位的体位调整,便于清洗干净;抽吸过程中如遇阻力,不可强行抽吸,可转动胃管或轻微调整胃管位置后再继续洗胃。

3.查看抽出液的颜色、性质,如果是毒物需留取少量备验;毒物不明者,用温开水或0.9%氯化钠注射液洗胃;毒物明确用拮抗剂;强酸、强碱中毒者严禁洗胃。

4.洗胃时应观察出入量是否平衡,若有明显出血,患儿出现腹痛和血压下降时,应立即终止洗胃,并报告医生及时处理。

5.呼吸道分泌物多者应该先吸痰再洗胃。

6.洗胃后一般暂保留胃管便于观察胃内容物情况,或遵医嘱拔管。

7.洗胃液量:新生儿5ml,幼儿50~100ml,儿童200ml,使用洗胃机洗胃一般300~500ml。

四、常见并发症及预防

1.防止急性胃扩张:洗胃过程中保持灌入液量与抽出液量平衡,当抽吸无液体时判断是无液体还是因胃管阻塞,可适当移动胃管位置后再抽吸;严密观察患儿病情变化,如上腹部是否膨隆、血压、心率、呼吸等情况;对于已发生胃扩张患儿,将头抬高、偏向一侧,查找原因对症处理,必要时更换胃管,轻轻按摩上腹部。

2.避免窒息:插管前在胃管前端可以涂抹一层鱼肝油,以减少对喉头的摩擦和刺激;洗胃时患儿取侧卧位,及时清除口、鼻腔分泌物,保持呼吸道通畅;培训医务人员熟练掌握置胃管技术,避免胃管误入气道;准备好负压吸引、氧气吸入、气管插管、复苏气囊等急救设备,发生窒息立即停止洗胃,及时报告医生,进行心、肺复苏等必要措施。

3.预防吸入性肺炎:洗胃时患儿取左侧卧位,头稍低偏向一侧;患儿烦躁时给予安抚或适当镇静;洗胃过程"量出为入",严密观察、记录;一旦发生误吸,立即停止洗胃,采取头低脚高、侧卧位,吸出气道内吸入物;有肺部感染征象者遵医嘱及时合理使用抗生素。

4.预防感染:严格执行操作规程,选用无菌胃管及注射器;避免细菌污染洗胃液;注入洗胃液及抽吸时力度适宜,避免力度过大导致胃壁黏膜破损增加感染风险;严密观察,发生胃肠炎时遵医嘱及时合理使用抗生素治疗。

5.防止胃穿孔:置胃管及洗胃时动作轻柔,切不可暴力操作;避免大量液体及气体进入胃内,出入不平衡,短时间内急性胃扩张,导致胃壁过度膨胀或新生儿有先天性胃壁肌层缺如,导致胃破裂;详细询问病史,如误服腐蚀性化学品,有洗胃禁忌证者,禁止洗胃;严密观察患儿病情变化,如突然出现哭闹、面色苍白、发绀、腹胀,触摸腹部出现哭闹加剧等表现,应考虑是否有胃穿孔,立即明确诊断,积极手术治疗。

第十二节　婴儿灌肠技术

一、目的

刺激肠蠕动,软化和清洁粪便,帮助患儿排便,减轻肠胀气,缓解腹胀。

二、实施要点

1.准备:

(1)护士准备:操作者着装整洁、洗手、修剪指甲、戴口罩。

(2)患儿准备:患儿仰卧位,双腿向外屈曲(也可侧卧位,双膝屈曲),暴露肛门。

(3)环境准备:环境清洁无异味,30分钟内无打扫。

(4)用物准备:一次性灌肠袋、肛管、垫巾、弯盘、卫生纸、手套、润滑剂、量杯、水温计、输液架、便盆、尿布,根据医嘱准备灌肠液(新生儿准备开塞露和生理盐水)、湿纸巾。

2.操作步骤:

(1)洗手,携用物至患儿床头,核对床号、姓名。

(2)脱去患儿裤子,协助患儿取左侧卧位或平卧位,暴露肛门,双腿屈曲,将尿布与垫巾垫于患儿臀部。

(3)评估周围环境,必要时予屏风遮挡。

(4)再次核对,戴手套,连接灌肠液与肛管,排尽空气,并润滑肛管前端。

(5)左手轻轻固定肛门,右手将肛管前端轻轻插入肛门,可轻轻旋转肛管以便顺利插入。

(6)肛管插入深度:新生儿2~2.5cm,婴儿2.5~4cm,幼儿5~7cm。

(7)缓慢注入灌肠液,后反折导管末端,保留3~5分钟,拔除肛管,轻轻按摩患儿腹部帮助排便。

(8)新生儿可用开塞露润滑肛管前端,然后插入肛门直接缓慢注入开塞露和生理盐水的混合液,夹闭肛管3~5分钟,见肛门伸缩排便反应出现后拔除肛管,轻轻按摩患儿腹部帮助排便。

(9)患儿排便后及时更换纸尿裤,注意保持床单位整洁。

三、注意事项

1.插管前常规用石蜡油润滑肛管,减少插管时的摩擦。

2.操作时顺应肠道解剖结构,忌强行插入,不要来回抽插及反复插管。

3.选择粗细合适、质地柔软的肛管。

4.插入深度要适宜,不得过深。

5.灌肠液注入的速度不宜过快。

6.肛门、直肠、结肠等手术后患儿及排便失禁患儿不宜保留灌肠。

四、常见并发症及预防

1.肠道黏膜损伤、肠道出血:插管前常规应用液态石蜡油润滑肛管前端,以减少插管时的摩擦力;操作时顺应肠道解剖结构,手法轻柔,进入缓慢,切记强行插入,不要来回抽插及反复插管;选择粗细合适、质地柔软的肛管;插入深度要适宜,不要过深;已发生肠出血者遵医嘱以止血的对症治疗。

2.肠穿孔、肠破裂:选择粗细合适、质地柔软的肛管,插管时动作要轻缓,避免重复插管,螺旋式移动肛管,液体的注入速度应缓慢,若已发生肠穿孔、肠破裂,应立即转外科手术治疗。

3.肠道感染:灌肠时应做到一人一管一液一用,切勿交叉和重复使用,尽量避免多次重复插管,根据大便化验和致病微生物选择合适的抗生素。

4.水中毒、电解质紊乱:全面评估患儿全身状况,腹泻不止者可用止泻剂、口服补液或静脉输液;低钾低钠者可口服或静脉补充。

5.肛周皮肤撕伤:选择粗细合适、质地柔软的肛管,插管时动作要轻缓,避免重复插管,螺旋式移动肛管,液体的注入的速度应缓慢。

第十三节　外周静脉置管技术

一、目的

1.为入量不足、需要补充水分和营养的患儿供给营养物质。

2.预防和纠正患儿水、电解质及酸碱平衡紊乱。

3.为危重、术前、术后、禁食患儿增加循环血量,改善微循环,维持血压及微循环灌注。

4.为感染患儿输注抗生素。

二、实施要点

1.评估患儿的病情,静脉弹性、血管充盈度,评估患儿穿刺侧肢体的活动度及皮肤情况,评估患儿凝血情况及有无药物过敏史。

2.操作准备:

(1)护士准备:衣帽整洁,七步洗手法洗手,戴口罩。

(2)患儿准备:舒适卧位,更换尿裤,暴露穿刺部位。

(3)环境准备:病室内光线充足、整洁、安静、舒适、安全、30分钟内无打扫。

(4)用物准备:治疗车(无菌棉签、碘伏、无菌镊子罐、无菌棉球罐、锐器盒、生活垃圾桶、医疗垃圾桶、手消液,治疗巾)、止血带、留置针、透明敷贴、胶布(早产儿准备一次性抗过敏胶布)、封管液(无菌生理盐水),注射器。

三、操作步骤

1.推治疗车至患儿床旁,核对医嘱、核对患儿姓名、核对药物、洗手、戴口罩。

2.选择粗直、弹性好、血流丰富的静脉,避开关节有静脉瓣、瘢痕、炎症、硬结的静脉。优先选择上肢静脉如手背静脉、前臂静脉、肘正中静脉、贵要静脉等,其次下肢大隐静脉(营养液尽量不选足背静脉)最后选择腋下静脉,头皮静脉一般不推荐。

3.根据患儿年龄选择合适的留置针,打开外包装,弯型留置针用生理盐水预冲

（直型针不预冲），放置于包装盒内备用，透明敷贴撕开外包装备用。

4.在穿刺点上方5～10cm处扎止血带。

（1）消毒：以穿刺点为中心，用碘伏棉签按照顺时针的方向消毒一圈，再按照逆时针的方向消毒一圈，消毒面积大于敷贴面积。

（2）穿刺：再次核对患儿，去除针帽，转动针芯，检查穿刺鞘针体是否光滑，左手固定穿刺点皮肤，右手持针，针头与皮肤成15°～30°。在血管上方向向心方向进针，见回血后降低角度，再进针2mm，一手固定软管，一手将针芯后退2～3mm，然后将导管完全送入血管内；一手固定导管座，一手将针芯完全撤出，松开止血带，推注生理盐水通畅（直型针安装肝素帽）。

（3）固定导管：以穿刺点为中心无张力放置透明敷贴，透明敷贴完全覆盖针柄，塑型，按压透明敷贴，边按边去除纸质边框，贴记录标签。

5.手消毒，在记录标签上签穿刺日期、时间、穿刺者姓名。

6.再次核对患儿医嘱单、腕带信息、床头牌信息，连接输液装置，遵医嘱调节输液速度。

7.整理患儿置舒适体位，整理床单位，垃圾分类处理。

8.洗手，记录输液时间、药物、输液量、核对液速并签名。

四、注意事项

1.严格执行无菌操作、查对制度及手卫生操作规程。

2.对需要长期输液的患儿，要注意保护和合理使用静脉，一般从远端小静脉开始穿刺。

3.输液前排尽输液管及针头内的空气，及时更换液体，输液完毕正确维护留置针，严防造成空气栓塞。

4.根据患儿病情、药物性质、药物配伍禁忌，严格遵医嘱调节液速。

5.输入刺激性或特殊药物时应避免使用外周血管，选择中心静脉导管。

6.妥善固定留置针，患儿输液肢体适当制动，输液泵报警及时处理。

7.每小时巡视时评估留置针，观察穿刺点有无红肿、渗液、渗血，敷贴有无卷边，发现及时处理。

五、并发症及处理

1.液体渗出性损伤:穿刺时留置针穿破血管或输液过程中留置针导管滑出血管,沿穿刺点走向出现皮肤红肿、苍白、肿胀、输液不畅、留置针内抽不出回血等,应关闭静脉回路,立即拔管,更换肢体重新穿刺,渗出部位局部及时处理,如抬高肢体、减压、硫酸镁湿敷、喜辽妥外涂按摩、必要时采用酚妥拉明局部封闭等,促进静脉回流和渗出液体的吸收,减轻疼痛和水肿。

2.发热反应:输液过程中出现发冷、寒战和发热。轻者:体温达38℃并伴有头痛、恶心、呕吐、心悸;重者:高热、呼吸困难、烦躁不安、血压下降、抽搐、昏迷甚至危及生命,立即报告医生。轻者减慢输液速度,监测体温,重者立即停止输液并给予物理降温。发生发热反应是由于输入致热物质,输入液体消毒或保管不善、变质所致。输液之前严格检查药物及输液器具的标签、有效期、检查药液有无变质,输液器具包装是否完整。输液过程中严格执行无菌操作原则。合理使用药物,注意药物配伍禁忌。

3.急性肺水肿:肺水肿是由于输液速度过快,短时间内输入过多液体使循环血量急剧增加,心脏负荷过重引起的。表现为患儿呼吸困难、咳嗽、咳粉红色泡沫样痰,听诊肺部可闻及湿啰音、心率增快且节律不齐。在输液过程中严格遵医嘱调节输液速度;发生肺水肿应立即减慢或停止输液,高浓度吸氧,一般4~6L/min,并用20%~30%酒精湿化,因为酒精能降低肺泡内泡沫表面的张力,从而改善肺部气体交换,缓解缺氧症状,立即通知医生,必要时配合抢救。

4.静脉炎:由于输液过程中无菌操作不严格,引起局部感染。或输入药物过酸、过碱引起血液中pH改变,或输入高渗性液体使血浆渗透压增高,引起沿静脉走向出现条索状红线,局部组织红、肿胀、灼热、疼痛,有时伴有畏寒、发热等全身症状。

表8-13-1 静脉炎的分级

分级	症状
0级	没有症状
1级	输液部位发红,伴有或不伴有疼痛
2级	输液部位疼痛,伴有发红和(或)水肿
3级	输液部位疼痛,伴有发红和(或)水肿、条索状物形成、可触摸到条索状的静脉
4级	输液部位疼痛,伴有发红和(或)水肿、条索状物形成、可触及的静脉条索物长度大于1英寸、有脓液流出。

在输液过程中严格执行无菌操作原则,避免操作中局部消毒不严格或针头被污染。输液前应掌握药物的性质,对血管壁有刺激性的药物应充分稀释后再应用,严格控制药物的浓度和输液速度;同时,有计划的更换输液部位。出现静脉炎后应立即拔除留置针,停止在此部位输液,应将患肢抬高、制动,并用50%的硫酸镁湿敷,喜辽妥外涂,如合并感染遵医嘱予抗生素治疗。

5.空气栓塞:由于输液导管内空气未排尽,导管连接不紧密、有漏气,穿刺点封闭不严密,液体输完未及时更换药液或拔针的情况下,导致气体进入静脉形成空气栓子,随血流进入右心房,再进入右心室形成空气栓塞堵在肺动脉入口,使静脉血不能进入肺动脉,引起机体严重缺氧而死亡,表现为突发性胸闷、胸骨后疼痛、血压下降、呼吸困难并发严重紫绀,并伴有濒死感,听诊心前区可闻及响亮持续的水泡声。输液前认真检查输液器的质量,排尽输液导管内的空气,输液过程中加强巡视,及时更换液体,输液完毕及时拔针。若发生空气栓塞,立即通知医生予患儿左侧头低脚高位,给予高流量氧气吸入,纠正缺氧,同时,严密观察患儿病情变化,如有异常及时对症处理。

6.血栓栓塞:由于长期静脉输液造成血管壁损伤及静脉炎,使血小板粘附于管壁,激活一系列凝血因子而发生凝血,致血栓形成。输液过程中留置针回血未及时冲管而形成血栓,血栓可直接堵塞血管,引起局部红、肿、热、痛,压痛,静脉条索状改变,严重堵塞可引起局部供血不足,组织缺血缺氧甚至坏死。输液过程中避免长期大量输液,留置针回血时及时冲管。发生血栓栓塞时应抬高患肢制动,并停止在患肢输液,局部热敷,肝素钠溶栓,严重者手术切除栓子。

7.静脉穿刺失败:仔细检查留置针的包装和质量,使用留置针操作时要稳,进针时要快、准确,避免在皮下反复穿刺,减少血管内膜损伤,穿刺时除了观察有无回血外,还要注意体会针尖刺入血管时的"落空感"来判断是否进入血管。穿刺见回血后要平行缓慢顺血管的方向边退针芯边向血管内推入外套管。如有阻力,不要强制推送。

8.过敏性休克:一旦发生过敏性休克,应立即采取以下措施:

(1)立即停药,使患儿平卧位,报告医生就地抢救。

(2)立即注射盐酸肾上腺素。

(3)给予吸氧改善缺氧症状,严重者可气管插管,给予呼吸机辅助通气。

(4)遵医嘱静脉注射地塞米松抗过敏。

(5)使用平衡溶液扩充血容量。

(6)若发生呼吸心搏骤停,立即复苏抢救,密切观察病情变化。

9.注射部位皮肤损伤:静脉穿刺成功后在针柄下方处粘贴一条无菌胶布,然后用透明敷贴按无张力贴敷法贴敷,不能加压贴敷;在输液结束取胶布时动作要缓慢轻柔,可用盐水浸湿后再取胶布,以防止皮肤撕破。如已发生撕脱伤,保持伤口干燥,根据情况贴亲水性敷料保护皮肤。

第十四节　经外周静脉置入中心静脉导管(PICC)操作流程

一、目的

1.为患者提供中、长期的静脉输液通道,保证治疗方案的顺利完成。

2.静脉输注高渗性、有刺激性的药物,如化疗、胃肠外营养(PN)等,减少静脉炎的发生。

3.减少静脉穿刺次数,减轻患儿痛苦。

二、实施要点

(一)准备

1.评估:

(1)患者的实验室检查结果、凝血情况、身体状况。

(2)患者局部皮肤组织及血管情况。

(3)由医生负责与患者签署知情同意书并下达医嘱。

2.患儿准备:置于辐射床保暖,体重<1500g的患儿全身包裹保鲜膜,头戴小帽,保持患儿安静。

3.操作者准备:着装整洁,洗手、戴口罩。

4.用物准备:PICC穿刺包、无菌治疗巾、无菌手套、肝素帽、透明敷贴、20ml空针、肝素液(1U/ml)、安尔碘、酒精、纸尺。

(二)操作流程

1.做好准备,保证严格的无菌操作环境。

2.选择合适的静脉,首选贵要静脉。

3.测量定位:

(1)上腔静脉:将患儿手臂外展90°,从预穿刺点沿静脉至右侧胸骨3、4肋间;

(2)下腔静脉:从预穿刺点沿静脉走向至脐水平＋脐到剑突的距离＋0.5cm。

4.建立无菌区:

(1)助手打开PICC穿刺包,应用无菌技术,准备物品。

(2)术者戴手套,初步消毒穿刺侧手臂(酒精2遍、碘伏2遍)。

(3)助手穿手术衣、戴手套。

(4)助手用充满1u/ml肝素钠盐水的10ml注射器冲洗导管。

(5)从PICC盘中拿出导管,双人核对在预计长度的刻度处修剪导管。

(6)再次用1u/毫升肝素钠盐水冲洗导管,将导管浸泡在1u/ml肝素钠中。

(7)助手用无菌纱布抓住患儿穿刺肢体末端,将患儿肢体从第一层洞巾内掏出。

(8)助手用镊子夹安尔碘棉球消毒2遍穿刺侧肢体。

(9)术者穿手术衣、戴无菌手套。

(10)双人将第二层洞巾垫于患儿手臂下。

(11)待消毒液完全干燥后双人铺第三层洞巾(干燥过程需5～7分钟)。

5.实施静脉穿刺:

(1)扎止血带使静脉充盈,握住穿刺鞘两侧,去掉穿刺针前端保护套。

(2)穿刺针与穿刺部位保持15°～20°进针,确认回血,立即降低穿刺角度,再进入少许,推进导入鞘确保导入鞘进入静脉。

(3)从导入鞘中退出穿刺针,松开止血带,左手食指固定导入鞘避免移位,中指轻压导入鞘尖端所处上端的血管上,减少血液流出。

6.置入PICC导管:用镊子轻轻夹住导管送至漏斗型导入鞘末端,将导管沿导入鞘缓慢送入静脉,上肢穿刺送管至6～7cm时,将患儿的头偏向穿刺侧,并且下颌贴近肩部(阻断颈内静脉法),继续送管至预置长度,回抽回血通畅。

7.退出导入鞘:指压导入鞘上端静脉以固定导管,从静脉内退出导入鞘,撕裂导入鞘,穿刺点渗血处以纱布按压进行止血。

8.清理穿刺点,固定导管,覆盖无菌敷贴:

(1)将体外导管放置呈"S"或"C"状弯曲。

(2)在穿刺点上方放置一小块纱布吸收渗血。

（3）覆盖透明贴膜在导管及穿刺部位，"无张力贴敷法"将穿刺部位包括圆盘和导管全覆盖；

（4）标明穿刺的日期时间。

9.封管：10ml注射器抽吸回血，并注入1ml肝素液正压封管。

10.通过X线拍片确定导管尖端位置：

（1）上腔静脉：导管尖端应位于上腔静脉的下1/3段到上腔静脉与右心房的连接处，不进入右心房。

（2）下腔静脉：导管尖端应放在高于膈肌水平胸部的下腔静脉之内，约横隔上0.5cm。

11.记录：

（1）导管型号及留置长度，上、下臂围；

（2）穿刺静脉、穿刺过程、描述抽回血的情况；

（3）穿刺日期及穿刺者姓名、胸片结果。

（三）PICC置管后的护理要点

1.置管术后48小时内更换敷贴，并观察局部出血情况，以后发生敷贴卷边、松脱、潮湿时及时更换。更换敷贴时严格无菌操作，沿导管方向由下向上揭去透明敷贴。

2.严格检查导管外露长度、导管通畅性能、固定情况，注意观察穿刺侧有无肿胀、穿刺部位有无发红、渗血情况，出现异常及时报告并处理。

3.每8小时用1μ/ml肝素液冲管。

4.每次输液后，用10ml以上注射器抽吸10μ/ml肝素钠溶液1～2ml正压封管。当导管发生堵塞时，严禁使用暴力推注。

5.密切观察患者状况，发生感染时应当及时处理或者拔管。

三、注意事项

1.穿刺时注意事项：

（1）穿刺前应当了解患者静脉情况，避免在疤痕及静脉瓣处穿刺。

（2）注意避免穿刺过深而损伤神经，避免穿刺进入动脉。

（3）对有出血倾向的患者要进行加压止血。

（4）穿刺时注意患儿的头偏向穿刺侧，否则可能导致导管异位至颈静脉。

2.穿刺后护理注意事项：

（1）1.9FrPICC禁止输入全血、血浆、蛋白等血液及血制品。

（2）可以使用PICC导管进行常规加压输液或输液泵给药,液速不小于3ml/h。

（3）严禁使用小于10ml的注射器,否则可导致导管破裂。

（4）护士为PICC置管患者进行操作时,应当洗手并严格执行无菌操作技术。

（5）避免在置管侧肢体测量血压或穿刺。

四、置管后并发症及处理

1.局部肿胀：

（1）症状与体征:患儿在置管后的前几天,可出现同侧肢体的轻度水肿,如导管位置正确无需拔管。导管异位而出现同侧肢体或肩胛部位肿胀,推药时患儿疼痛哭吵,穿刺部位渗液等并发症,考虑拔除导管。

（2）预防与处理:检查穿刺侧的上臂及肩胛处,头皮静脉置管时检查同侧颈部,下肢静脉穿刺时检查肢端的血液循环,以便及时发现肿胀情况。置管后如发现同一肢体前后对照或双侧对照周径相差在0.5厘米以上,增加测量频次,可暂停输液,抬高患肢外涂肝素钠软膏或者喜疗妥药膏。

2.静脉炎：

（1）症状与表现:PICC导管置管后2～3天穿刺侧肢体沿着静脉走行方向出现皮肤发红、硬肿,呈条索状硬条,多为机械性静脉炎。与PICC穿刺送管时方法不正确,静脉输入强刺激性、高浓度药物等原因造成损伤静脉内皮细胞有关。

（2）预防与处理:PICC置管时严格无菌操作,穿刺时无菌手套用生理盐水冲洗,不要用戴手套的手直接接触导管,送导管过程中动作轻柔,勿强行送管。发生静脉炎时可暂停药物输入,外涂喜疗妥药膏,待好转后继续使用。若静脉炎症状持续加重,拔除导管。

3.误伤动脉：

（1）原因与症状:动脉辨认错误、穿刺过深,尤其是经头皮或者腋静脉穿刺PICC置管时。表现为:血液颜色较鲜艳、血液回流速度快、送管困难等。

（2）预防与处理:正确识别动脉。不能确认时,导管外接T型管查看导管末端有无动脉搏动,或者拍X线正、侧位片各一张确认导管末端位置。一旦确定误穿入动脉,立刻拔除、加压包扎止血。

4.导管破裂:

(1)原因:过长时间的留置、阻塞、针眼处漏液、不当的导管固定,操作不当。

(2)预防与处理:导管外露部分呈S形或者C型并与圆盘一起妥善固定,防止导管受到牵拉。日常护理中应正确操作,防止粗暴动作。推注药物有阻力时,应查找原因,切忌强行推注,防止导管断裂。封管用10ml以上的注射器,因为小注射器可造成导管内压力增高,有可能导致导管破裂。拔除导管时仔细检查完整性,与置管时的记录核对,并记录拔出导管的长度。

5.导管异位:

(1)异位至心脏:

①原因:由于体表测量不能十分准确地反映体内静脉的解剖,且儿童上腔静脉相对短,可能造成导管尖端异位,引起心律失常、血栓形成、心包积液,甚至导致死亡。另外,拍摄x线片时四肢的屈曲或伸展状态也影响导管尖端位置的判断。

②预防与处理:测量体表长度时应尽量准确,0.5~1cm的差异对新生儿尤其是极低出生体重儿来说,导管尖端的位置有很大的不同。PICC置管穿刺后需拍摄胸片以确定导管尖端位置。导管尖端位于正确位置,导管方可开始使用。

(2)异位至颈内静脉:常因PICC置管过程中患儿体位不当导致。

①自动复位:由于PICC导管在血液中呈漂浮状态,异位的头端有可能随着回心血流、液体输入重力因素等自动复位到上腔静脉。当发现PICC置管异位至颈内静脉时,先不用立即校正导管末端位置,观察1~2天后再重新行x线摄片定位。

②体外手法复位:利用血流动力学和重力的协同作用,通过改变体位,辅以脉冲式冲管、导管内输液,利用各种外力对导管头端施力,使导管头端改变方向,从而到达上腔静脉。

③重新送管法:重新建立无菌区,将PICC导管拔出至锁骨下静脉,调整穿刺侧手臂与身体成直角或者与颈部角度<30°,患儿头转向穿刺侧,下颌贴紧肩膀,或压迫同侧锁骨上窝,缓慢匀速送管至预定长度。送管困难时,可边冲肝素化生理盐水边轻微转动导管。

(3)腋静脉异位:往往是由头静脉或正中静脉穿刺引起,由于头静脉进入腋静脉处形成的角度较大,血管变异多,容易发生导管反折。腋静脉异位往往较难调整,部分需要重新置管。

①自动复位:自动复位少见。观察1~2天后若无自动复位发生,可退管将反

折部分PICC导管拉出后作为中长导管使用。

②体外手法复位:患儿取导管头端方向的反向侧卧位,同时根据异位导管在血管的角度选择头低脚高位,一边脉冲式注入生理盐水,一边轻轻叩击导管附近的胸壁,从导管尖端向靶血管方向叩击,通过血管内外对导管施力,并借助导管自重使导管头端随着体位改变而走向上腔静脉。如果导管反折长度较长,可先退管几厘米后再行手法复位。

③重新送管法:成功率低。送管时调整穿刺侧上肢角度与躯体成45°~90°夹角,可以减少导管异位至腋静脉。头静脉送管时,当导管达肩部时(进入7~8cm)上举上肢,减小头静脉进入腋静脉的角度,另一部分患儿则需要放松上肢,呈上肢下垂自然位,有利于导管送入。

(4)异位至其他静脉:如锁骨下静脉、头臂静脉、奇静脉、肾静脉、椎静脉等。少见。异位时重新送管。误入静脉通路中细小分支的PICC置管可将导管拔出静脉的细小分支,并使导管尖端置于血管直径相对较粗、血流量较大位置,若不能复位时,可将PICC导管作为中长度导管使用。

6.导管相关感染:

(1)症状与表现:新生儿PICC导管相关感染的发生率在3‰~10‰,是导管留置期间的常见并发症,包括导管出口部位感染、导管病原菌定植、导管相关血流感染等,这与胎龄小、低体重、长期应用抗生素、脂肪乳剂使用、导管堵塞、留置时间长等有关。临床感染症状与体征无特异性,通常表现为精神萎靡、动作少、面色苍灰、体温异常、黄疸持续不退、肢端循环差、喂养不耐受或出现呼吸暂停等。

(2)预防与处理:

①穿刺时严格无菌操作,送导管时边送边剥开塑料保护套。

②穿刺后局部的血迹用生理盐水洗干净,并用复合碘消毒。

③穿刺后各种相关操作均严格遵守无菌原则,更换导管各接口时采用摩擦15~30秒方法消毒,每天3次脉冲式正压冲管,将积聚在肝素帽或者接口位置的氨基酸、脂肪乳剂、葡萄糖等冲洗干净,减少药液在接口内残留,因为积聚物质是最好的细菌培养基,从而降低导管相关感染。

④结束TPN治疗后及时拔管,每天评估是否有保留导管的需要。一旦有临床感染症状或实验室的感染依据,即使明确其他原因引起的血流感染,也应尽早拔管,避免细菌定植于导管上,影响治疗效果。血培养发现为真菌感染,立即予拔除

导管。

⑤预防导管相关感染(CRBSI)的关键措施是控制PICC导管穿刺和维护过程中每一细小环节,认真实施集束化干预策略:保持穿刺时最大无菌屏障、严格执行手卫生、正确消毒皮肤、规范导管的固定及维护、敷料的选择以及合理抗生素的使用等,能有效降低中心静脉导管相关性血流感染的发生率。

7.导管堵塞:

(1)常见原因与症状:常见原因包括输液通路松开、封管手法不正确、未按时冲管、输注脂肪乳剂和黏稠药物等。发生导管堵塞时可表现为液体输入不畅,导管回抽无回血,穿刺部位渗液,严重者肢体局部出现潮红、肿胀,远端可出现血液循环障碍。

(2)预防:掌握正确导管冲管与封管方法,推注不同药物之间用生理盐水冲管,以防止因药物的配伍禁忌导致沉淀物而堵塞管道。严禁经1.9Fr导管采血化验。一旦导管堵塞不能强行推注液体,否则有栓塞或导管破裂的危险。

(3)导管血栓栓塞再通方法:将尿激酶配置成2000～5000U/ml,抽到5ml的注射器中,用另1副10ml的针筒通过三通接头进行回抽,经过三通接头的调节,回抽后导管中的负压会将尿激酶吸入,保留30分钟至1小时后回抽,如此反复直至抽到回血。若未能复通,可重复使用,直至复通。导管堵塞后应在6小时内处理,此时血栓形成时间尚短,对溶栓药物反应较敏感,复通机会较大。

8.胸腔积液:

(1)原因与症状:胸腔积液原因包括胸导管栓塞,导管异位,上腔静脉回流受阻等。临床表现多为心率增快,呼吸困难,频发呼吸暂停,且程度重。穿刺侧出现不同程度颈部、肩、臂、胸廓软组织肿胀。胸片提示胸腔积液,行胸腔穿刺可能抽出乳糜样液体。

(2)紧急处理:当患儿出现呼吸窘迫时需要即刻气管插管呼吸机支持。一旦床边B超确定胸腔积液,依据胸腔积液量决定是否在B超定位下行胸腔穿刺,停止同侧肢体输液,及时拔除PICC置管,局部涂抹肝素钠软膏,检查导管是否有破裂、断裂现象,确认拔除导管长度与插管时的长度是否相等,做好记录,送导管培养和胸腔内穿刺液常规检查。

(3)预防护理:PICC置管后致新生儿胸腔积液的主要原因是导管异位使胸腔发生渗漏。导管待胸片确定末端位置正确后方可使用。导管使用过程中定期复查胸片,确定导管末端位置,仔细观察穿刺肢体有无肿胀,更换敷贴时严格掌握导管外露长度。成人上腔静脉长度为7~8cm,也不存在身体长高而致的异位。极低出生体重儿上腔静脉长度为2~3cm,一个月体重增长0.7~1kg,身长增长3~4cm,导管末端位于上腔静脉入口处,极易因身体长轴的自然生长导致导管移位,PICC导管末端飘移至右锁骨下静脉处,此处血管内径较上腔静脉血管内径小,刺激性药物不能在此得到丰富血流的快速稀释,导致血管内膜损伤后血管通透性增加致胸腔积液形成。目前在临床定位导管末端位置主要是x线摄片,摄片时患儿上肢的位置与导管末端的位置密切相关,上肢外展内收时,导管走行位置可发生2cm以内的移动,所以极低出生体重儿x线摄片时要保持上肢内收体位。

(4)极低出生体重儿PICC置管后若外周静脉条件差或者静脉破坏过大,建立其他深静脉置管途径困难,临床实践过程中往往考虑需要长期静脉输液和全静脉营养治疗,经济和成本原因,舍不得拔除异位的PICC导管,撤到回血最佳位置后当中等长度导管使用。极低出生体重儿中等长度导管使用3~4天后若出现穿刺侧颈、肩、胸廓软组织肿胀时,已经是胸腔积液的高危因素,极低出生体重儿不建议长期使用中等长度导管,且x线定位导管末端位置时,需要考虑到患儿体重和体位变化。

9.心包积液:

(1)原因与症状:心包积液的发生率为0.07%~2%,常见原因包括导管异位造成心内膜损伤、高渗液体的输入等。临床表现缺乏特异性,多表现为心率增快,呼吸困难,发绀,频发呼吸暂停,且程度重,代谢性酸中毒、高血糖、乳酸增高,肢端循环差等。当不明原因患儿出现类似症状、心肺功能不稳定时,应高度怀疑心包积液并发症的发生,给予胸片和B超检查。

(2)预防与处理:PICC置管后胸片确定导管尖端位置正确后方可使用。导管使用过程中定期复查胸片确定导管刺尖端位置,床边B超检查有无心包积液或胸腔积液。严格床头交接导管外露长度,更换敷贴时严格掌握导管外露长度。一旦确定心包积液,及时拔除PICC置管,必要时呼吸机辅助呼吸支持,纠正酸中毒,改善循环。由于心包能自行吸收积液,如果心包积液量少或没有心包填塞症状的出现,一般不采用心包穿刺术。

第十五节 新生儿脐动、静脉置管技术

一、目的

脐动脉(UAC):提供采血通道,检测血气、动脉血压等。

脐静脉(UVC):利用新生儿特有的脐静脉,置入静脉导管,进行快速、大量或浓度较高的静脉输液,采血,监测中心静脉压,换血等。

二、实施要点

1.准备工作:

(1)环境准备:层流病房或消毒后的病房,预热的辐射台;

(2)患儿准备:烦躁患儿适当镇静,四肢约束,暴露脐带,监护生命体征;

(3)物品准备:脐动、静脉导管穿刺包(3把小弯钳、2把小镊子、1把剪刀、弯盘、小药杯2个、纱布和棉球若干、丝线),三通,敷贴,消毒液,棉签,手套,手术衣,无菌治疗巾,导管,10ml空针,肝素液等。

2.导管选择:

脐动脉导管(UAC):体重1200g以上适用5Fr,体重1200g以下适用3.5Fr导管。

脐静脉(UVC):体重<1500g选择3.5Fr导管,体重>1500g选择5Fr导管。

3.导管置入长度:

(1)脐动脉(UAC):

体重法:高位:[3×体重(kg)]+9;

低位:体重+7(kg)。

(2)脐静脉(UVC):

计算方法:高位:脐带残端长度+[1.5×体重(kg)]+5.5。

低位:脐导管插入3~4cm,回抽有回血。

4.操作步骤:

(1)将患儿置于预热的辐射床,适当固定,镇静约束,连接心电监护仪。

(2)测量脐–肩(锁骨外端上缘)距离,确定插管深度。

（3）消毒脐带及脐周围10~15cm范围（上界剑突，下界耻骨联合，左右腋中线）。

（4）戴帽子、口罩、洗手、穿手术衣、戴手套。

（5）铺第一层无菌洞巾。

（6）用无菌棉纱线结扎脐带基底部（不宜过紧），在结扎线上1~1.5cm处水平切断脐带。

（7）再次消毒脐带，保持清洁。

（8）铺第二层无菌洞巾。

（9）鉴别血管，2根脐动脉和1根脐静脉，注意单脐动脉。

（10）清理脐血管内淤血，并用肝素生理盐水冲洗。

（11）脐动脉插管：用止血钳固定脐带→扩张血管后进行送管→脐动脉插管时将脐带向头侧牵拉，导管与腹部呈45°向脚的方向送入3~4cm再向头的方向缓慢送管→观察臀部及下肢是否有发绀或发白。

（12）脐静脉插管：用止血钳固定脐带，扩张血管后进行送管；脐静脉插管时提起脐带与下腹部呈30°~45°角，略偏左腿，导管插入时方向稍偏右上方约30°角，可与腹内脐静脉成一直线，送入所需深度。

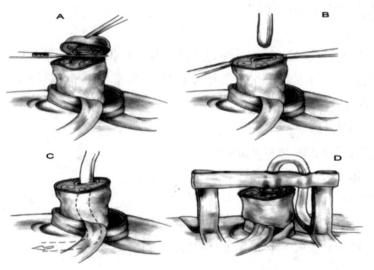

图8-15-1

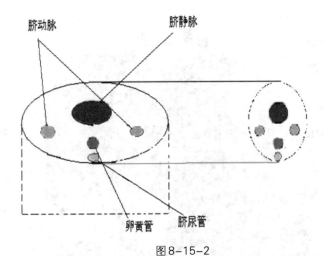

图8-15-2

(13)用丝线在脐带根部打结、固定。

(14)适当固定后床边拍X线片,调整导管位置。

(15)外露的导管以搭桥方式固定于腹壁。

(16)管端定位:

①脐动脉(UAC):高位置管导管尖端位于第6至第9胸椎的高度,约在横隔膜之上;低位置管则相当于第3至4腰椎的高度,约在肾动脉及肠系膜动脉之间。

②脐静脉(UVC):理想的位置是下腔静脉和右心房的连接处,对应的导管位置是在胸T8～T9胸椎;X线片上显示,应在横膈膜以上0.5～1cm处。

(17)记录操作人,导管管径和置入深度,操作过程,患儿对操作的耐受程度,术中冲管所用的液体及量。

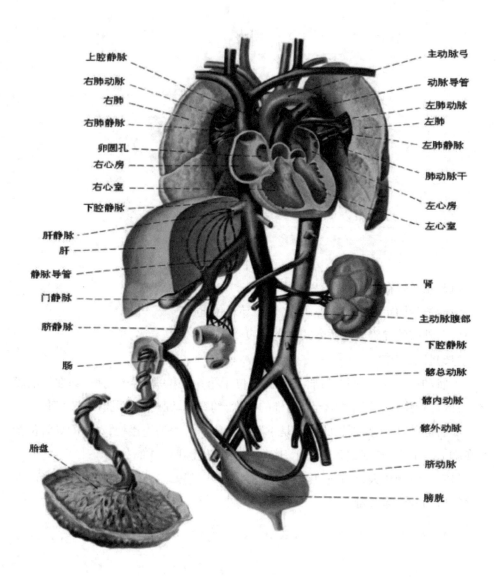

上腔静脉
右肺动脉
右肺
右肺静脉
卵圆孔
右心房
右心室
下腔静脉
肝静脉
肝
静脉导管
门静脉
脐静脉
肠
胎盘

主动脉弓
动脉导管
左肺动脉
左肺
左肺静脉
肺动脉干
左心房
左心室
肾
主动脉腹部
下腔静脉
髂总动脉
髂内动脉
髂外动脉
脐动脉
膀胱

胎儿血液循环模式图

图 8-15-3

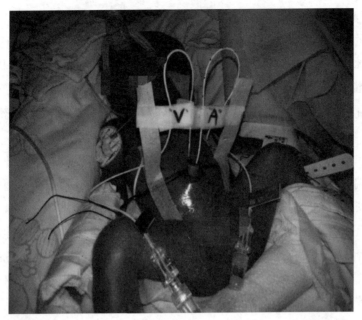

图8-15-4

三、注意事项

1.脐动脉(UAC):

①置管时将脐血管插入脐动脉,进腹壁后与水平成45°角向尾椎方向旋转推进,送入3~4cm再向头部方向送管。

②脐动脉腔小、壁厚,一般每个孩子有2根,单脐动脉只有1根脐动脉。

③如遇阻力,不能强行送管,应稍等片刻,调整患儿体位或向外拔管1~2cm后,再插入。

④脐动脉置管成功监测有创血压时,需将监护仪上的监测标名设定为UAP。

⑤尽量缩短导管留置时间,通常脐动脉导管保留5天左右。

⑥在移除脐动脉导管时,最后5厘米的导管长度应以每分钟1厘米的速度缓慢拔出,将动脉痉挛的发生率降至最低。

2.脐静脉(UVC):

①有腹膜炎、NEC、脐炎、脐膨出、腹裂的患儿禁止脐血管置管。

②脐静脉腔大、壁薄,只有1根。

③为防止血栓形成,每6~8小时用0.9%氯化钠冲管一次,不间断输液,输液液

速不小于3ml/h,输液泵要高于脐部,及时冲管、封管。

4)尽量缩短导管留置时间,通常脐静脉导管保留7～14天,如患儿还需继续使用中心静脉,在第7天时移除脐静脉导管,随后置入一个经外周穿刺的中心静脉导管(PICC)继续进行输液治疗。

3.醒目标识,每日用0.5%有效碘消毒脐部防止脐部感染,严密观察脐部有无发红、分泌物增多等感染情况,保持脐部皮肤的清洁干燥。

4.通常不从UVC抽血,从UAC抽血,采血方法:在脐动脉末端接三通管,用注射器从一端抽出1ml液体→换用另一注射器抽取血液样本→将前一注射器的液体推回→用淡肝素钠轻轻脉冲式冲管→重新开始淡肝素输注。

5.正确使用三通,杜绝空气;连接装置简化,减少栓子形成和感染机会。

6.导管置入须由有资质的医生完成,导管维护须由有经验的护士完成。

7.UVC可以输血,UAC不能用来给药。

8.冲管时,用10ml注射器,动作轻柔,掌握液体的量,避免液体携带微栓子或药物直接通过卵圆孔进入动脉系统。

9.严格执行无菌操作,每班观察记录导管的深度有无改变,如有松动及时固定,脱出的导管绝对不允许再送入。

10.拔除导管时需在严格无菌操作下缓慢进行,必要时管端留取培养送检。

四、并发症及预防

1.感染:导管放置时间越久,感染发生的机会越大。严格无菌技术,不能将太浅或外滑的导管再往内送。放置超过24小时的导管在拔除时将尖端剪下送细菌培养,适当抗生素治疗。

2.血栓或栓塞:避免空气进入导管;不得强行冲洗导管末端的血凝块。

3.肝坏死等:插管后行X线拍片确认脐静脉导管位置(横隔上0.5～1cm),避免长时间停留在门脉系统。

4.血管破裂:放置导管时,动作轻柔。在极少的情况下,暴力送管有可能造成脐动脉或其他大血管破裂,从而造成出血性休克。

5.心律失常:避免导管插入过深,刺激心脏。

6.坏死性小肠结肠炎:确保导管尖端位置正确,注意喂养,观察消化道症状,及时识别并处理。

7.出血:切割脐带残端前结扎脐带根部,密切观察,如有出血及时用丝线结扎根部或止血钳止血。

8.下肢及臀部皮肤坏死:防止血栓形成,不能强行推入导管尖端血凝块,观察臀部及下肢循环情况、皮肤颜色,发现异常及时处理。

第十六节 中心静脉(CVC)置管及维护

一、目的

中心静脉(CVC)管,是临床上测量中心静脉压、进行胃肠外营养、输注各种药物、快速扩容等治疗的有效途径。

二、实施要点

(一)术前评估

1.是否有可以供置管用的中心静脉:颈内静脉、股静脉及锁骨下静脉。

2.根据条件选择患儿的体位和穿刺部位。

3.采用超声定位或超声引导穿刺。

4.操作可在手术室或治疗室内进行。

5.操作应由经过培训的专业医生完成。

(二)物品准备

1.导管穿刺包:含穿刺针、导丝、扩张器、肝素帽、导管。导管分单腔、双腔、三腔导管。

①单腔导管血流从单一管腔出入可行单针透析,目前已很少用;中心静脉较细的小年龄儿或血管条件不好的患儿,可以将单腔导管作为引出血液通路,另外找周围静脉做回路。

②双/三腔导管"死腔"减少,再循环减少,导管相对较粗,穿刺难度增加。目前主要使用的是双腔导管。因为三腔导管感染机会增加,不推荐常规使用。

2.注射器、无菌纱布、透气敷料等。

3.缝皮针、缝线、小尖刀片。

4.2%利多卡因5ml、肝素钠和生理盐水200ml。

（三）操作步骤

以常用的钢丝导引置入法为例：

1.根据穿刺部位采取不同体位,适当固定。

2.穿刺部位皮肤消毒,戴无菌手套,铺无菌孔巾。

3.0.5%～1%利多卡因局部浸润麻醉。

4.用1u/毫升的肝素盐水预冲穿刺针、双腔导管,并冲洗导丝,注射器抽取少量肝素盐水。

5.采用穿刺针或套管针静脉穿刺,穿入静脉后有静脉血液流出。

6.固定穿刺针并插入导引钢丝;如用套管针者,先将套管针芯拔出,将套管留置在中心静脉内,沿套管插入导引钢丝,并拔出套管针。注意插入引导钢丝困难时,不可强行插入。

7.应用扩张器沿导引钢丝扩张皮肤、皮下组织至深静脉。

8.沿导丝插入导管:导丝末端于导管末端露出后再将导管插入中心静脉。

9.抽出导引钢丝。

10.分别检查导管各腔血流是否通畅。

11.用肝素生理盐水充满导管各腔,并盖好肝素帽。

12.将导管固定翼缝合固定到皮肤上。

13.局部行无菌包扎。

（四）导管维护

1.置管后做好相关记录,须包括导管品牌、类型(单腔或多腔,一般导管或抗感染导管)、型号、总长度、置入长度、外露长度、部位、置管时间、置管是否顺利、穿刺操作者。

2.每天使用前先用生理盐水回抽后冲管(使用≥10ml的注射器),再接输液管道。输注血液、血制品、脂肪乳剂后或输液结束后应及时脉冲式冲管,冲管液的最少量为导管和附加装置容量的2倍。非连续输液时,每8～12小时用10U/ml肝素正压封管。

3.敷料更换:密切观察穿刺点及周围皮肤的完整性。如穿刺部位出现渗血、渗液,或敷贴出现松动、污染等完整性受损时则需要立即更换敷贴。

4.肝素帽更换:每周更换2次;如有污染、损坏后都应及时更换。

5.导管可正常使用且没有发生局部或系统的并发症时,没有必要定期更换中心静脉,普通中心静脉导管在无并发症的情况下一般可维持14天。拔管时双人核对导管完整性与测量导管的长度,并做详细记录双人签名。必要时剪2cm做导管尖端培养(用无菌剪剪下导管尖端,置于有0.5~1ml生理盐水的无菌试管内),同时在外周静脉抽取血培养标本。

6.股静脉置管:需测量同侧大腿周长(尽量固定用同一测量工具),并用记号笔在大腿上做好标记,以便前后作对比。如进行同侧肢体前后对照,大腿周长必须有记录;如以对侧肢体作为对照,在置管后必须同时测量对侧肢体大腿周长,并做好标记。每8小时测量一次。在测量大腿周径的同时要观察和对比双下肢的一般情况。拔管后24小时内继续监测大腿周长。如发现同一肢体前后对照或双侧对照周径相差在0.5cm左右,应增加测量频次。建议行B超检查,在未确诊血栓的情况下,应抬高穿刺侧下肢,健侧卧位,密切观察大腿肿胀进展情况,如恢复正常,仍可继续使用;如发现同一肢体前后对照或双侧对照周径相差≥1cm,或穿刺侧肢体在目测情况下明显较对侧粗或有颜色改变,应立即行血管B超检查,确定有无深静脉血栓。

(五)拔管指征和方法

1.拔管指征:

①中心静脉导管插管部位化脓,应立即拔除。

②导管抽不到回血,经导管内溶栓处理(尿激酶2000万~5000万U/ml)后仍无回血,建议B超检查以排除血栓的可能,如有血栓应进行正规溶栓治疗,可根据患儿具体情况选择首剂溶栓药物在导管内注入后再拔管,也可在原导管内继续溶栓治疗。同一导管已进行了两次以上的导管内溶栓处理,建议拔管。

③临床高度怀疑导管相关性血流感染存在,或血培养阳性,建议拔除导管并做导管尖端培养。

④患儿病情好转,不再需要中心静脉置管时及时拔除。

⑤以下患儿建议尽早拔管以防血栓形成:血小板增多症;高凝状态的患儿;血液高度黏稠的患儿或其他凝血系统功能紊乱的患儿;有血管病变的患儿。

2.导管拔出方法:

①导管局部消毒。

②术者戴无菌手套。

③无菌剪刀,将固定导管的缝合线剪开。

④拨管时,患儿应取卧位。

⑤缓慢拔除导管。

⑥局部压迫止血。

⑦局部包扎,穿刺点伤口较大时用透明胶贴封闭。

三、注意事项

1.各项操作严格无菌操作技术。

2.更换敷贴动作轻柔,0°或180°角撕去贴膜,避免医源性皮肤损伤。

3.新生儿由于脖子短,颈部容易出汗,颈内静脉置管成功后妥善固定尤其重要,否则哭吵后或者呕吐后,固定敷贴卷边极易发生导管意外脱管,同时合并医源性急性失血可能。

4.儿科患儿使用的专用CVC导管固定贴由于底盘面积过大不适合新生儿使用,建议使用3M外科免缝合胶带牵拉导管周围皮肤后,外贴无菌敷贴固定,如果使用敷贴固定困难的病例建议采用导管固定夹缝合在皮肤上的固定方法。

四、常见问题及处理

1.穿刺困难:正确掌握深静脉的解剖位置,准确选择静脉穿刺点,进针时根据患儿皮下脂肪的厚薄来确定进针的深浅度,皮下脂肪少的进针稍浅,早产儿股静脉表浅,置管时穿刺针应尽量贴近皮肤,减少针头与皮肤的角度;肥胖患儿皮下脂肪丰富,可增加进针角度;哭吵剧烈患儿可适当使用镇痛镇静药物。

2.误伤动脉:动脉辨认错误、穿刺过深、进针角度偏外侧、解剖异位等,易造成误入动脉。准确掌握动、静脉的解剖位置。根据血液颜色初步判断动静脉,如果搏动明显,立刻拔除导管,加压止血包扎,以免引起血肿。

3.导管堵塞:穿刺时间过长,或患儿血液黏稠度高等。在穿刺前将导管注满肝素化生理盐水。导管堵塞时,不可强行挤压导管,或使用注射器加压冲管,以免使留置在导管内的凝固血液被重新压回血管,从而导致栓塞。

4.导丝置入不畅:导丝前端触及血管壁,退出导丝少许,并旋转导丝后再次送入,但不可强行送入,以免造成血管损伤。导丝多次置入后前端有折角或者弯曲弧度消失,需要更换导丝。

5.液体输入不畅:导管尖端贴血管壁,退出导管少许,如再不通畅旋转导管外端,避开静脉壁。

6.心律失常:可能导管尖端位置过深所致,退出导管少许,如不能改善,需停止置管,对患儿进行抗心律失常治疗。

7.误入动脉:穿刺时如果误入动脉,血液呈鲜红色,压力大,注射器不用抽吸自行回血。应立即拔除穿刺针,局部按压止血,以防血肿形成。

第十七节 外周动脉置管技术

一、目的

外周动脉置管技术是针对危重症新生儿的一项操作,持续动态监测血压变化,为危重患儿的治疗提供补液量及血管活性药物的用药依据;同时在监测动脉血气分析和采集血标本时,减少穿刺,减轻患儿痛苦。在危重症患儿治疗中发挥着重要作用。

二、实施要点

1.用物准备:皮肤消毒剂,无菌棉签,无菌棉球,无菌纱布,一次性治疗巾,弯盘,一次性胶布,一次性无粉无菌手套,留置针,输液接头,肝素生理盐水(1U/ml 和10U/ml),注射器,无菌透明敷料,T型管,肝素帽。

2.操作准备:

(1)准备:

①护士准备:服装、鞋帽整洁,特别强调在进行操作前严格按照七步洗手法在流动水下进行手卫生。

②患儿准备:患儿置辐射床或暖箱,仰卧,暴露预穿刺部位。

③环境准备:温度适宜、光线良好、环境清洁。

(2)核对医嘱,携用物至床旁,核对床头卡及手腕带。

(3)评估患儿病情,凝血情况,有无禁忌证,动脉的弹性、充盈度,评估患儿穿刺部位皮肤有无红肿、水肿、硬结及瘢痕。

(4)血管选择:若需留置套管针,首选桡动脉,还可选择颞浅动脉、下肢足背动脉、肱动脉等。

(5)(以桡动脉置管为例)置管前检查患儿侧支循环:采用改良艾伦(Allen)试验法进行检查。应该评估尺动脉有无足够的血液灌注整个手,方法是先按压桡动脉和尺动脉,阻断其血流,此时手掌变白,放松尺动脉仍压住桡动脉,若手掌颜色在5~15秒之内恢复,提示尺动脉供血好,该侧桡动脉可用于动脉穿刺;不能在5~15秒恢复,提示该侧手掌侧支循环不良,该侧桡动脉不适宜穿刺。

(6)患儿取平卧位,上肢外展,掌心向上,垫无菌治疗巾,操作者应固定患儿手部使腕部呈背曲并抬高30°~40°。

(7)确定穿刺点位置:从桡骨茎突向前臂内侧中线作一水平线,再以此水平线的中点作一垂直平分线,即成"十"字,于"十"字的交叉点往掌根部约0.1cm,第一腕横纹处或第一至第二腕横纹之间,即为进针点。

(8)穿刺前准备:打开合适型号留置针、注射器(含有肝素盐水),肝素盐水(1U/ml)连接并预充肝素帽及T型管,将其放入无菌治疗盘内,手消毒,戴无菌手套。

(9)消毒皮肤:以穿刺点为中心,消毒至少2遍,皮肤消毒范围直径大于透明敷贴覆盖范围,待干。

(10)穿刺置管:再次核对患儿,左手轻轻下压手掌,使穿刺部位皮肤紧绷,右手持留置针,针头斜面向上逆血流方向,与皮肤呈10°~15°角缓慢穿刺。见血液涌出时停止进针,放平留置针继续送入0.5~1mm,固定针芯。

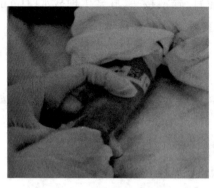
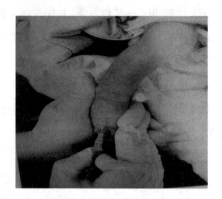

图8-17-1 桡动脉穿刺点　　　　　图8-17-2 足背动脉穿刺点

(11)操作者左手食指、拇指固定留置针管鞘,将穿刺导管插入动脉,撤出针芯,连接已用肝素盐水(1U/ml)预充的肝素帽及T型管、肝素盐水注射器,回抽回血,通畅冲洗管腔时查看穿刺点前方皮肤变白,停止冲洗后立即恢复红润,确定留置针在动脉中,固定。

(12)固定导管:用生理盐水棉签清洁穿刺点周围皮肤血迹,待干。无张力放置无菌透明敷料,用一次性抗过敏胶布及弹力胶布固定。在胶布上注明"A"(动脉)、穿刺日期及穿刺人。

(13)再次核对患儿信息。

(14)脱手套,给患儿取舒适卧位,整理床单位,整理用物。

(15)洗手,记录所穿刺的动脉名称、置管人、置管时间。

三、注意事项

1.新生儿皮肤毛细血管丰富,角质层较薄,消毒不严格易感染而致败血症,应严格执行无菌技术及手卫生操作规范,局部必须严格消毒。

2.桡动脉穿刺前需做改良艾伦(Allen)试验,以了解尺动脉供血是否通畅,预测远端肢体是否会发生缺血。新生儿首选桡动脉,一般不宜选择股动脉进行穿刺。

3.外周动脉留置期间需观察患儿血运情况,观察指(趾)端及掌部皮肤颜色、温度、有无肿胀、苍白,温度降低等缺血表现,观察穿刺部位有无红肿、疼痛、渗血、渗液,如发现苍白、发绀及时采取措施。

4.外周动脉置管处做好明显红色标记,连接红色三通接头,以免与静脉置管混淆。

5.妥善固定导管及T型管,以免意外牵拉等造成导管脱出。

6.外周动脉导管除输注维持导管通畅的肝素盐水外,一般不能输注任何药物;抽取动脉血气标本后,注意冲洗管道并避免空气进入。

7.动脉置管留置成功后连接肝素稀释液1ml/h持续输注,肝素浓度为1U/ml,超低出生体重儿选择0.5ml/h速度,或使用5U/ml的肝素溶液间歇冲洗,以维持管道的通畅,防止阻塞。

8.执行正确的脉冲式正压封管操作规程,抽血标本后及时彻底有效冲洗干净动脉留置导管。如管道内目测有血凝块堵塞,应及时抽出,严禁用肝素稀释液或生理盐水强行推入。

9.监测动脉血压波形有异常时需要第一时间检查留置动脉导管是否通畅。

10.在导管留置过程中护士密切观察患儿病情变化,保持患儿处于安静舒适状态,适当固定穿刺侧肢体,必要时,遵医嘱给予镇静处理。

11.导管阻塞时及时拔管,并监测肢体末梢血运情况。

12.拔管护理:当出现置管相关的并发症或置管时间>7天,不需要血气化验时应拔除动脉导管。拔管前消毒穿刺点,严格执行无菌操作,拔管后用无菌纱布覆盖穿刺点按压止血至不出血,加大按压面积,按压力度适中,切忌在按压处揉动,然后在穿刺部位覆盖无菌敷料。拔管后仍需继续观察拔管侧肢体的血供情况,如有异常及时给予处理。

四、并发症及处理

1.肢体末端缺血或者发白:

原因:多因反复穿刺、操作粗暴、抽血速度过快、输入冰冷液体引起血管痉挛缺血等所导致。

预防与处理:在穿刺前要确定被穿刺动脉侧支循环状况良好,发现循环差、动脉病变者严禁穿刺。留置的动脉尽可能使用型号小的留置针,动脉穿刺时,不要同一部位反复穿刺,送管动作轻柔,液体勿冰箱中取出直接使用,常温放置后使用,严禁输注高渗透压液体和高浓度药物,绝对禁止向动脉导管内注入去甲肾上腺素等血管收缩剂,以免引起动脉痉挛。置管过程中应严密观察穿刺肢体远端指、掌部有无温度、颜色的变化,若手指或者足趾温度降低、颜色苍白、指(趾)端青紫,提示肢体远端缺血,严重者应尽快拔除导管,放低肢端并做好保暖,有皮肤发白,肢端凉时可采用湿热敷。早产儿尤其是极低出生体重儿经动脉置管处抽血时注意控制抽血速度,防止血管塌陷,含有肝素的动脉血回输时也应缓慢输入,不能直接推注,保护留置的动脉。

2.导管阻塞:

原因:未正压封管、抽血后未及时冲洗管道,患儿烦躁导致血液回流堵塞导管。

预防与处理:动脉置管留置成功后连接肝素稀释液1ml/h持续输注,肝素浓度为1U/ml,超低出生体重儿选择0.5ml/h速度,保持管路通畅。执行正确的脉冲式正压封管操作流程,抽血标本后及时彻底有效冲洗干净动脉留置导管。血液凝固是导管堵塞的主要原因之一,为输液突然中断、抽取动脉血标本后未正确冲管、管路打折、连接处松脱、患儿用力哭闹等造成血液回流所致。如果管道内目测有血凝块堵塞,应及时抽出,严禁用肝素盐水或生理盐水强行推入。导管堵塞时需及时拔管,并监测肢体末梢血运情况。

3.血栓形成:

原因:置管时损伤血管内膜、置管时间长、患儿有红细胞增多症或血液高凝状态、未正确封管。

预防和处理:对于四肢循环差、体温不升的新生儿,可将其放在新生儿辐射台上保暖,或局部热敷3~5分钟,使血管充盈扩张,在搏动明显点触摸,准确定位,增加穿刺成功率。穿刺过程中提高动脉置管技术,注意动作轻柔,避免反复穿刺,从而减少血管内膜损伤。每班测量穿刺肢体和对侧肢体周径大小,动态观察记录肢体颜色、局部皮肤温度、肢体活动度等。若有血栓形成,要尽快溶栓,动态超声检查血栓消失情况。早产儿由于皮肤透明、皮下脂肪少,动脉搏动明显且表浅,但要避免选择穿刺肱动脉或者腋动脉等大动脉,这些动脉没有侧支,穿刺后容易感染,严重的是一旦有血栓形成水管效应使得前臂容易发生缺血继而导致坏死。

4.感染:

原因:动脉置管为介入性操作,操作时未严格执行无菌操作,穿刺后导管与外界相通,针眼周围有渗血,极易发生感染。

预防和处理:每次进行动脉操作时严格执行无菌操作,每次接触患儿前后一定要严格手卫生。保持穿刺点周围皮肤清洁、干燥,遇有潮湿、渗血、渗液时及时更换无菌透明敷料。外周动脉导管留置时间不超过7天,发现感染现象,及时拔除并将导管末端送培养。患儿血流动力学稳定后尽早拔除留置导管。

5.导管滑脱:

原因:多数是由于患儿烦躁、肢体动作多或固定不牢固所致。

预防和处理:导管滑脱若发现不及时,患儿会发生急性失血性休克、贫血、穿刺位置血肿等并发症。所以,正确有效固定导管是首要的,同时可适当约束穿刺侧肢体,充分暴露穿刺位置便于观察,避免穿刺位置受压、摩擦和牵拉。固定时应正确使用无菌透明敷料无张力贴敷。早产儿尤其是极低/超低出生体重儿穿刺点固定面积较小,动脉置管留置针后半部分有时无支撑,可采用低敏胶布自上而下绕至留置针下方无支撑部分后进行交叉或者双面固定,或在患儿掌心放置棉球支撑,以防导管松脱,更换敷料时自下而上去除敷料,避免将留置针带出体外。若导管滑脱后,仍然要在穿刺点按压止血至不出血为止,并记录导管滑脱时间、原因和有无不良后果发生,并观察穿刺侧肢端情况。

第十八节 动脉有创血压监测技术

一、目的

危重症患儿常伴有呼吸、循环障碍,存在血流动力学不稳定,需采用动脉置管积极进行有创动脉血压监测。动脉血压监测具有不受人工加压、减压、袖带宽度及松紧等外界因素影响的特点,能提供准确、可靠、连续性的动脉血压数据,从而保证血压值的准确性、动态性,为及时发现并处理病情提供可靠的依据。

二、实施要点

1.用物准备:酒精棉片,头皮针,延长管,一次性使用压力传感器,动脉血压监测连接线,胶布,一次性治疗巾,肝素盐水(1U/ml和0.5U/ml),生理盐水,注射器,微量输液泵。

2.操作步骤:

(1)准备:

护士准备:服装、鞋帽整洁,特别强调在进行操作前严格按照七步洗手法在流动水下进行手卫生。

患儿准备:患儿仰卧,暴露穿刺部位。

环境准备:温度适宜、光线良好、环境清洁。

(2)核对医嘱,携用物至床旁,核对床头卡及手腕带。

(3)注射器中抽30毫升肝素盐水(1U/ml)或生理盐水(一般用于凝血差的早产儿)连接,一次性压力传感器,排尽空气。

(4)评估患儿穿刺部位皮肤有无红肿、水肿、硬结及瘢痕,动脉置管固定是否妥善,回抽动脉有无回血,冲洗管腔时查看穿刺点前方皮肤变白,停止冲洗后立即恢复红润,来检查套管是否在动脉内。回血通畅,固定妥善,穿刺点周围皮肤情况无异常,即可连接动脉血压监测器及肝素盐水持续泵入。

(5)连接方法:将注射器、延长管、动脉血压测压器、T管依次连接,使用1U/ml的肝素盐水排除压力传感器内气体,肝素盐水置于输液架上,以保证压力传感器系统的密闭通畅,最后将换能器与传感器吻合旋紧接于监护仪上即可。

(6)测压方法:将压力传感器置于与右心房同一水平(即相当于腋中线第4肋骨水平),监护仪调至 ABP 归零界面后,关闭患儿端,拧开三通螺帽使传感器与大气相通,开始归零"ABP",当屏幕上显示压力线为"0"并提示归零完成时即成功,将三通开关调至患儿与传感器相通,即可连续监测动脉血压。

(7)抽血方法:抽血时将注射器从输液泵取下,捏住换能器压力阀,回抽动脉回血至T管连接的肝素帽处,夹闭T管,用酒精棉片消毒T管蓝色螺口,避免污染,用注射器抽取血标本,取得标本后,最后用肝素盐水脉冲式冲洗至T管内无回血。

(8)给患儿取舒适卧位,整理床单位,整理用物,归零"ABP",至波形规律。

(9)洗手,保留已使用的换能器的外包装批号,粘贴至动脉有创血压监测记录单背面,以便日后追踪。

三、注意事项

1.各项操作必须严格执行无菌操作,必须严格消毒。

2.必须注意,每次更换完延长管及头皮针,或抽完血气标本后,应及时进行"ABP"归零,归零完成后波形规律、血压数值均显示即可。

3.动脉维持液及延长管,应24小时更换,贴动脉置管标识贴,注意与静脉区分。

4.严密观察穿刺部位皮肤情况,若皮肤发花明显,指端发绀等,应及时处理,必要时拔管。

5.外周动脉导管除输注维持导管通畅的肝素盐水(或生理盐水)外,一般不能输注任何药物。

6.抽取动脉血气标本后,注意冲洗管道并避免空气进入。

四、并发症及处理

1.肢体穿刺点周围皮肤发花或发白;(同第十七节)

2.导管阻塞;(同第十七节)

3.血栓形成;(同第十七节)

4.导管滑脱:

原因:多由患儿烦躁、肢体动作多或固定不牢固所致。

预防与处理:适当约束患儿肢体,妥善固定动脉导管、换能器和测压管道,可采用"高举平台法"固定在床单位上避免重力牵拉。

5.监测动脉有创血压值不准确:

原因:换能器位置放置不正确,或T型管内有血凝块。

预防与处理:按照正确要求放置换能器位置,应与患儿心脏在同一水平,以免血压值偏高或偏低,影响医生判断病情,干扰治疗。及时查看动脉管是否有凝块,当T管内有凝块应及时回抽,清理管内凝块,必要时更换T型管,更换之前用肝素盐水预充。

6.感染:

原因:未严格执行无菌操作,穿刺点有渗出或出血,易发生感染。

预防与处理:严格进行无菌操作,红色三通接头及换能器放置于无菌治疗巾上,肝素盐水应每天更换。危重症新生儿行有创动脉血压监测超过三天时应加强巡视,同时观察患儿的血小板计数及凝血酶原时间有无异常。若留置时间过长,感染率相应增加,发生感染应评估,必要时拔出导管并遵医嘱进行治疗。

第十九节 输血技术

一、目的

补充血容量和纠正贫血,成分输血还包括补充凝血因子、纠正低蛋白血症和治疗严重感染。

二、实施要点

1.输血前准备:

(1)交叉配血:

①医生根据患儿病情需要开具交叉配血单,护士抽血前双人核对交叉配血单、姓名、血型、住院号。

②核对无误后抽取足量血标本贴条形码送检。

(2)血库取血 双人核对,包括①核对交叉配血报告单患儿床号、姓名、住院号病区号、血型和血量;②核对供血者编号、姓名、血型、与患儿交叉配血相容实验结果;③核对贮血袋上供血者姓名、编号、血型、日期是否与配血单相符;④检查贮血袋采血日期、有无破损、血液外观质量、确认有无凝块、变质溶血现象。

2.用物准备:治疗盘、输血器、50ml注射器、生理盐水、输注单轨泵、治疗巾、留置针、透明贴膜、无菌手套、胶布。

3.无菌操作下建立输血静脉通路,用生理盐水冲封导管。

4.两名护士进行床旁三查八对,(三查:检查血制品的质量、有效期、输血装置是否完好;八对:床号、姓名、住院号、血袋号、血型、交叉配血实验结果、血的种类和剂量)。

5.戴无菌手套,生理盐水冲洗输血器管道及50ml注射器,血袋连接输血器将血液排至注射器内。再次核对连接输血针,输注泵调整速度匀速输注。

6.记录输血时间,严密观察有无输血反应。

三、注意事项

1.血液自血库取回后勿剧烈震荡,勿加温,勿放入冰箱,在室温下放置时间不宜过长,保证4小时内输注完毕。

2.接输血器时应小心缓慢接入,防止刺破血袋污染血制品。

3.输血完毕后用生理盐水冲洗输注导管及留置针。

四、输血反应及处理

(一)发热反应

1.发热反应是输血反应中最常见的反应。

(1)由致热原引起,如血液、保养液或输血用具被致热原污染。

(2)多次输血后,受血者血液中产生白细胞和血小板抗体,当再次输血时,受血者体内产生的抗体与供血者的白细胞和血小板发生免疫反应,引起发热。

(3)输血时没有严格遵守无菌操作原则,造成污染。

2.临床表现:可发生在输血过程中或输血后1~2小时内,患者先有发冷、寒战,继之出现高热,体温可达38℃~41℃,可伴有皮肤潮红、头痛、恶心、呕吐、肌肉酸痛等全身症状,一般不伴有血压下降。发热持续时间不等,轻者持续1~2小时即可缓解,缓解后体温逐渐降至正常。

3.护理:

(1)预防:严格管理血库保养液和输血用具,有效预防致热原,严格执行无菌操作。

(2)处理:

①反应轻者减慢输血速度,症状可以自行缓解。

②反应重者应立即停止输血,密切观察生命体征,给予对症处理(发冷者注意保暖、高热者给予物理降温),并及时通知医生。

③必要时遵医嘱给予解热镇痛药和抗过敏药,如异丙嗪或肾上腺皮质激素等。

④将输血器、剩余血连同贮血袋一并送检。

(二)过敏反应

1.原因:

(1)患者为过敏体质,对某些物质易发生过敏反应。输入血液中的异体蛋白质与患者机体的蛋白质结合形成全抗原而使机体致敏。

(2)输入的血液中含有致敏物质,如供血者在采血前服用过可致敏的药物或进食了可致敏的食物。

(3)多次输血的患者,体内可产生过敏性抗体,当再次输血时,抗原抗体相互作用而发生输血反应。

(4)供血者血液中的变态反应性抗体随血液传给受血者,一旦与相应的抗原接触,即可发生过敏反应。

2.临床表现:过敏反应大多发生在输血后期或即将结束输血时,其程度轻重不一,通常与症状出现的早晚有关。症状出现越早,反应越严重。

(1)轻度反应:输血后出现皮肤瘙痒,局部或全身出现荨麻疹。

(2)中度反应:出现血管神经性水肿,多见于颜面部,表现为眼睑、口唇高度水肿。也可发生喉头水肿,表现为呼吸困难,两肺可闻及哮鸣音。

(3)重度反应:发生过敏性休克。

3.护理:

(1)预防:

①正确管理血液和血制品。

②选用无过敏史的供血者。

③供血者采血前4小时内不宜吃高蛋白和高脂肪的食物,宜用清淡饮食或饮

糖水,以免血中含有过敏物质。

④对有过敏史的患者,输血前根据医嘱给予抗过敏药物。

(2)处理:根据过敏反应的程度给予对症处理。

①轻度过敏反应,减慢输血速度,给予抗过敏药物,如苯海拉明、异丙嗪或地塞米松,用药后症状可缓解。

②中、重度过敏反应,应立即停止输血,通知医生,根据医嘱皮下注射肾上腺素或静脉滴注氢化可的松或地塞米松等抗过敏药物。

③呼吸困难者给予氧气吸入,严重喉头水肿者行气管切开;

④循环衰竭者给予抗休克治疗。

⑤监测生命体征变化。

(三)溶血反应

溶血反应是受血者或供血者的红细胞发生异常破坏或溶解引起的一系列临床症状。溶血反应是最严重的输血反应,分为血管内溶血和血管外溶血。

1.血管内溶血:

(1)原因:输入了异型血液:供血者和受血者血型不符而造成血管内溶血,反应发生快,一般输入10~15ml血液即可出现症状,后果严重。输入了变质的血液,输血前红细胞已经被破坏溶解,如血液贮存过久、保存温度过高、血液被剧烈震荡或被细菌污染、血液内加入高渗或低渗溶液或影响pH的药物等,均可导致红细胞破坏溶解。

(2)临床表现:轻重不一,轻者与发热反应相似,重者在输入10~15ml血液时即可出现症状,死亡率高。通常可将溶血反应的临床表现分为以下三个阶段:

第一阶段:患者出现头部胀痛,面部潮红、恶心、呕吐,心前区压迫感,四肢麻木,腰背部剧烈疼痛等反应。

第二阶段:凝集的红细胞发生溶解,大量血红蛋白释放到血浆中出现黄疸和血红蛋白尿(尿呈酱油色)同时伴有寒战、高热、呼吸困难、发绀和血压下降等。

第三阶段:一方面,大量血红蛋白从血浆进入肾小管,遇酸性物质后形成结晶,阻塞肾小管。另一方面,由于抗原、抗体的相互作用,又可引起肾小管皮缺血、缺氧而坏死脱落,进一步加重了肾小管阻塞,导致急性肾衰竭,表现为少尿或无尿,管型尿和蛋白尿,高血钾症、酸中毒,严重者可致死亡。

(3)护理:

①预防:A.认真做好血型鉴定及交叉配血实验;B.输血前认真查对,杜绝差错事故的发生;B.严格遵守血液保存规则,不可使用变质血液。

②处理:一旦发生输血反应,应进行以下处理:A.立即停止输血,并通知医生。B.给予氧气吸入,建立静脉通道,遵医嘱给予药物治疗。C.将剩余血、患者血标本和尿标本送化验室进行检验。D.双侧腰部封闭,并用热水袋热敷双侧肾区,解除肾小管痉挛,保护肾脏。E.碱化尿液:静脉注射碳酸氢钠,增加血红蛋白在尿液中的溶解度,减少沉淀,避免阻塞肾小管。F.严密观察生命体征和尿量,插入导尿管,监测每小时尿量,并做好记录。若发生肾衰竭,行腹膜透析或血液透析治疗。G.若出现休克症状,应进行抗休克治疗。H.心理护理:安慰患者,消除其紧张、恐惧心理。

2.血管外溶血:多由Rh系统内的抗体(抗D、抗C和抗E)引起。临床常见Rh系统血型反应中,绝大多数是由D抗原与其相应的抗体相互作用产生抗原抗体免疫反应所致。反应的结果使红细胞破坏溶解,释放出的游离血红蛋白转化为胆红素,经血液循环至肝脏后迅速分解,然后通过消化道排出体外。Rh阴性患者首次输入Rh阳性血液时不发生溶血反应,但输血2~3周后体内即产生抗Rh因子的抗体。如再次接受Rh阳性的血液,即可发生溶血反应。Rh因子不合所引起的溶血反应较少见,且发生缓慢,可在输血后几小时至几天后才发生,症状较轻,有轻度的发热伴乏力、血胆红素升高等。对此类患者应查明原因,确诊后,尽量避免再次输血。

(四)与大量输血有关的反应

大量输血一般是指在24小时内紧急输血量相当于或大于患者总血容量。常见的与大量输血有关的反应有循环负荷过重的反应、出血倾向及枸橼酸钠中毒等。

1.循环负荷过重 即肺水肿,其原因、临床表现和护理同静脉输液反应。

2.出血倾向:

(1)原因:长期反复输血或超过患者原血液总量的输血,由于库存血中的血小板破坏较多,使凝血因子减少而引起出血。

(2)临床表现:表现为皮肤、黏膜瘀斑,穿刺部位大块瘀血或手术伤口渗血。

(3)护理:

①短时间输入大量库存血时,应密切观察患者的意识、血压、脉搏等变化,注意皮肤、黏膜或手术伤口有无出血。

②严格掌握输血量,每输库存血3~5个单位,应补充1个单位的新鲜血。

③根据凝血因子缺乏情况补充有关成分。

3.枸橼酸钠中毒反应：

(1)原因：大量输血使枸橼酸钠大量进入体内,如果患者的肝功能受损,枸橼酸钠不能完全氧化和排出,而与血中的游离钙结合使钙浓度下降。

(2)临床表现：患者出现手足抽搐,血压下降,心率缓慢。心电图出现Q-T间期延长,甚至心搏骤停。

(3)护理：遵医嘱常规每输库存血1000ml,静脉注射10%葡萄糖酸钙10ml,预防发生低血钙。

4.低体温：

(1)原因：输入的血液温度过低,或输血速度过快、过量。

(2)临床表现患儿出现皮肤冰冷,心律失常,监测体温降低。

(3)护理：

①将备用库存血放在温度适宜的环境中自然升至室温再输注。

②注意患儿保暖。

③密切观察并记录患儿体温变化。

(五)其他

如空气栓塞,细菌污染反应以及通过输血传染各种疾病(病毒性肝炎、痢疾、艾滋病)等。因此,严格把握采血、贮血和输血操作的各个环节,是预防上述不良反应的关键。

第二十节　光照疗法

一、目的

使患儿血清中增高的未结合胆红素转化为水溶性异构体,通过胆汁或尿液排出体外,从而降低血清胆红素浓度,防止胆红素过高引起新生儿胆红素脑病。

二、实施要点

1.评估患儿黄疸情况、生命体征。

2.用物准备:清洁消毒后的光疗设备、黑色眼罩、小毛巾、尿不湿。

3.操作步骤:

(1)清洁患儿皮肤,禁止抹粉剂或油剂等。

(2)将患儿全身裸露,用尿不湿包裹会阴部,尽量增加暴露面积,戴上黑色眼罩并固定。

(3)将患儿放入已预热好的双面蓝光箱中或单面光疗设备,打开电源开关,记录开始光疗的时间。

(4)光疗中使患儿皮肤广泛均匀受光,若使用单面光疗一般每2~4小时更换体位一次。

(5)光疗过程中监测患儿生命体征,保证水分和营养供给,遵医嘱静脉补液,按需喂奶,观察和记录出入量。

(6)光疗过程注意观察患儿精神反应,黄疸消退情况、有无发热、皮疹、腹泻、青铜症等。

(7)蓝光箱使用完毕后关闭电源,清洁消毒后备用。

三、注意事项

1.如暖箱配合蓝光照射光疗仪使用时,有可能会增加箱内温度,因此需适当调低暖箱温度,若为冷光源LED灯,则无需调节箱温。

2.光疗时注意观察患儿眼罩及尿不湿有无脱落。

3.若体温>38.5℃,应暂停光疗,并注意区分是否为感染引起的发热。

4.蓝光灯管使用2000小时需更换,LED灯珠使用5000小时需更换。

5.保持灯管及反射板的清洁,防止灰尘影响光照强度。

6.蓝光毯使用时,选择一次性保护套贴身放置。

四、并发症及预防

1.发热:光疗后体温可达38℃~39℃,少数可达39℃以上。主要由于蓝色荧光灯的热能所致,气温高更容易出现。光疗前注意室内温度及蓝光箱的通风装置是否正常,对于日龄较大或体重较重的患儿应适当降低箱温。光疗中保持箱温30℃~32℃,每4小时测体温1次,37.5℃≤患儿肤温<38℃下调环境温度至少0.5℃;肤温38℃~38.5℃,应暂停光疗,密切观察体温情况,半小时后复测体温;体

温≥38.5℃,应暂停光疗并排除其他病理因素,遵医嘱给予物理降温处理,给予枕冰袋或温水擦浴,忌用酒精擦浴,物理降温后半小时复测体温。

2.腹泻:较常见,最早于光疗3～4小时即可出现,表现为大便稀薄,呈绿色,每日4～5次,光疗结束后不久可停止。主要由于光疗分解产物经肠道排出时,刺激肠壁引起肠蠕动增加。因稀便可引起脱水,必要时输液处理。记录24小时出入量,每日监测体重1次;腹泻时做好臀部护理,及时更换尿裤,清洁臀部,外涂凡士林保护肛周皮肤;腹泻严重者,应查血气分析,警惕电解质紊乱及酸中毒。

3.青铜症:胆汁淤积患儿在光疗后可出现皮肤及尿液呈青铜色。光疗停止后,青铜症可逐渐消退,但时间较长。

4.皮疹:在血清胆红素高时进行光疗有可能出现皮肤红斑或瘀点,常分布于面部、下肢、躯干、可持续至光疗结束,消退后不留痕迹。当出现皮疹时,可停止光疗观察,亦可在光疗停止后给予炉甘石外涂皮疹处,一般可自行消退。

5.皮肤损伤:光疗时患儿喜哭闹,容易出现皮肤抓伤、蹭伤,主要发生在头面部及双足脚踝处。蓝光箱内铺设透明硅胶软垫,防止患儿皮肤蹭伤及压伤。对已经出现皮肤破损处,给予局部消毒清洁,外涂百多邦,并使用无菌纱布包裹,避免再次损伤及感染。

6.眼部损伤:由于强光线可以损伤视网膜,也可使结膜充血、角膜溃疡、因此光疗时应用专用眼罩或消毒后的黑布遮盖眼部。

7.DNA损伤:研究发现光疗可使体外培养细胞的DNA断裂,虽然在人体或动物中未得到证实,但因蓝光能穿透男性患儿阴囊皮肤,女孩甚至可达到卵巢,故行蓝光治疗时需尿布遮盖会阴处生殖器。

第二十一节　新生儿换血技术

一、目的

换血技术是治疗新生儿高胆红素血症最迅速最有效的方法,通过换血可以换出致敏红细胞和血清中的免疫抗体,阻止继续溶血,降低胆红素,防止核黄疸的发生。此外换血还可以纠正溶血导致的贫血,防止缺氧及心功能不全。

二、实施要点

1.用物准备:辐射床,单轨输液泵2台,双轨输液泵1台,竖轨输液泵1台,体温计,心电监护仪,复苏器,胃管,吸引装置,婴儿约束带(必要时),动静脉置管所需无菌物品,动静脉留置针,换血所需输血器3~6个,50ml注射器10~20个,采血管若干,2ml,5ml注射器若干,三通管或T型管1~2个,无菌剪刀,无菌术衣、无菌手套、一次性治疗巾,放置废血容器一个等;药物包括5U/ml肝素钠盐水,苯巴比妥钠,地西泮,急救备用药品等。

2.术前准备:患儿术前4小时禁食水,置患儿于辐射床,连接监护仪,准备换血记录单,根据医嘱换血前1小时给予白蛋白1g/kg静脉输注,Rh溶血伴严重贫血时应先输注红细胞,待血红蛋白上升至120g/L时再进行换血。

3.换血步骤:

(1)查看血型、交叉配血结果、溶血实验报告等实验室检查,核对医嘱,查看知情同意书,常用换血途径为经外周动静脉同步换血,必须掌握换血速度。

(2)建立无菌台面,生理盐水预充输血器,严格无菌操作下将红细胞及血浆排至50毫升空针内,按顺序标记备用。

(3)留置动脉,首选桡动脉,桡动脉置管前做Allen实验,结果证实尺侧动脉循环良好后进行桡动脉穿刺置管,置管成功连接T型管,固定稳妥延长管端予5U/ml肝素钠以2ml/h速度泵注,另一端接延长管至废血桶,出血速度与输血速度同步。

(4)留置2条外周静脉通路,穿刺成功后连接血液注射器,输注泵匀速泵入。

(5)患儿保持安静,必要时遵医嘱使用镇静剂。设定泵速,出血泵速度=输血泵速度+肝素生理盐水输注速度,开启输血泵及出血泵,即开始外周动静脉同步换血。监测生命体征,开始速度设置25ml/h,5分钟后增至50ml/h,10分钟增至100ml/h,根据患儿体重情况,最大泵速不超过250ml/h,严密监测患儿生命体征(T、P、R、BP、SPO_2),换血时间为2~4小时。

(6)换血前、中、后均应留取血标本,监测胆红素,血红蛋白、红细胞压损、血糖、血钙等离子指标,换血过程中若有激惹烦躁等应遵医嘱给予镇静治疗。

(7)换血结束根据血红蛋白指标给予补充输血,拔出动脉置管按压止血,同时24小时内密切观察生命体征及动脉穿刺肢体皮肤颜色,同时给予脑电图监测评价脑功能。

三、注意事项

1.开始换血前保持患儿各项生命体征平稳,换血过程中必须详细记录每次进、出量及液量,并记录生命体征及尿量。

2.换血过程中密切监测生命体征,尤其血压情况,术后每小时一次,监测4小时,后改为2小时一次监测8小时,同时床旁心超监测心功能情况。

3.换血后4小时内每隔1～2小时监测一次血糖,及时发现低血糖,蓝光治疗,次日复查血清胆红素,若仍高,需考虑再次换血。

4.后3～5天内每隔1～2天检测血常规,血红蛋白<100g/L时需输入与换血血型相同的红细胞,同时动态监测血小板及白细胞情况。

5.注意穿刺点情况,避免感染及出血。

四、并发症及处理

1.血制品所致并发症:血源性传播感染如乙型肝炎、巨细胞病毒感染、获得性免疫缺陷综合征、输血所致的溶血反应等。

2.心血管并发症:心律失常、心力衰竭、空气栓塞导致心跳骤停。应严密监测心电节律,积极寻找并纠正可致心律失常原因(电解质紊乱、酸中毒、休克等),术中注意掌握输血与出血速度,根据中心静脉压及时调整速度。换血管路切忌有空气,静脉导管不可开口放置在空气中,以免患儿哭闹或深喘气时吸入空气导致空气栓塞。

3.血生化改变:

(1)血糖及电解质紊乱　术中或术后可出现低血糖、低血钙、低血镁、高血钾、低血钾、高血钠。术前应纠正血糖与电解质紊乱,术中注意监测血糖与电解质,保持其稳定。必要时检测供血的血糖、电解质水平,以利于及时纠正。

(2)蛋白及甲状腺素改变　总蛋白、白蛋白、甲状腺素水平下降,可在术后3～5天恢复正常。术后12～24小时血中IgG、IgA、IgM水平显著提高。可酌情输注白蛋白或丙种球蛋白,短期口服甲状腺素。

4.白细胞及血小板改变:白细胞、血小板数可下降,其与供血有关。严重败血症新生儿换血后,白细胞、血小板上升,可能与感染毒素清除后,骨髓抑制减轻有关。可酌情输注白细胞与血小板。

5.血浆渗透压改变:术中或术后血浆渗透压可升高,其可能与高血糖、高血纳有关。术中、术后应避免高渗液体输注,以免引起严重中枢神经系统损伤。

6.出血性并发症:可致血小板减少或出血。严重血小板减少症,应在术前和术后输注血小板。

第二十二节　小儿生命体征监测技术

一、体温测量

(一)目的

1.测量和记录病人体温。

2.监测体温变化,分析热型及伴随症状。

(二)实施要点

1.评估患者:了解患儿的身体状况,评估患者适宜的测温方法。

2.操作要点:

(1)洗手,检查体温计是否完好。使用水银体温计将水银柱甩至35度以下;使用电子体温计将电子体温计打开并复位至L0。

(2)将体温计水银端放于患者腋窝深处并紧贴皮肤,防止脱落,测量5分钟后取出(电子体温计待自动报警后取出)。

(3)读取体温数并记录,消毒体温计后保存备用。

(三)注意事项

1.如有影响测量体温的因素时(如哭闹、喂奶后),应当推迟30分钟测量。

2.发现体温和病情不符时,应当复测体温。

3.正常体温为腋温36.3℃~37.3℃,发现体温异常应及时通知医生处理。

4.发热病人物理降温后半小时测体温一次,并及时记录。

5.儿童从安全性能考虑,电子体温计比水银体温计更安全。如果不慎将体温计打碎,需及时将散落在地面的水银收集起来,并妥善处理。可以使用湿润的棉棒或者是胶带将水银珠一粒粒的粘起,然后装入玻璃瓶或者塑料瓶中,可以放一些水进去,防止水银蒸发。尽量把水银捡拾干净。收集好的水银也不要随便丢弃,需要送入环保部门和实验室收集处理。

6.最佳测量部位:建议最好测腋温,准确方便。其他测量部位如口温、肛温存在安全性、是否消毒到位等问题。

7.准确度不佳:若腋下的体温计移动位置,或者体温计放置太靠后、靠前等、都会影响准确度、不妨多测几次。如果两次相差太大,再监测第三次求证,以体温高的一次为准。

8.发热:是指身体核心温度高于37.5℃。常由于环境因素及感染导致。新生儿发热的类型:低热(37.5℃～38℃)、中等热(38.1℃～39℃)、高热(39.1℃～41℃)、超高热(41℃以上)。体温过高时,首先明确发热的原因,如发热是感染引起的,应查明感染源、积极控制感染;如发热是由环境因素引起,去除诱因,降低室温及打开患儿包裹,调低暖箱、光疗箱温度、检查辐射台皮肤温度电极是否松动等;如发热为脱水引起,应尽快补充水分。

9.体温过低或不升:

体温过低或不升:WHO对体温过低的分度为:轻度低体温为36.0℃～36.4℃;中度低体温为32.0℃～35.9℃;重度低体温为低于32℃。体温过低可能是生理性的,也可能是病理性的。低体温不仅可以导致皮肤硬肿,也可使机体各个脏器损伤,功能受累,甚至导致死亡。故应明确低体温的原因,给予对应保暖措施。

二、心率监测

(一)目的

测量患儿的心率节律,判断有无异常情况。

(二)实施要点

1.评估患儿,了解患儿的身体状况。

2.操作要点:协助患儿采取舒适的姿势,用听诊器的听筒隔着薄衣服放置于左侧心前区,听诊1分钟后记录。

(三)注意事项

1.如患儿有烦躁、哭闹等情况,需稳定后测量。

2.新生儿正常心率为:120～140次/min,若患儿在安静情况下心率持续＞180次/min,或＜90次/min,应及时通知医生进行处理。

3、儿童各年龄段心率:1～12个月为120次/min;1～2岁为110次/min;3～4岁为105次/min;5～6岁为95次/min。哭闹、精神紧张、体力活动等可使心率增快。

发热时体温每升高1℃,心率增加10~15次/min。

4.听诊器使用后及时消毒。

5.监护仪监测:查看监护仪运行情况,电极连接是否正确,显示屏观察QRS波两次之间的节律是否整齐,有无异常P波及T波。查看心电监护仪心率数据是否稳定,波动幅度<20%时读取数据,异常及时通知医生处理。

三、呼吸测量

(一)目的

1.测量患儿的呼吸频率。

2.监测呼吸变化。

(二)实施要点

1.评估患儿,了解患者身体状况及一般情况。

2.操作要点:观察患儿的胸腹部,一起一伏为一次呼吸,测量1分钟。

(三)注意事项

1.如患儿有剧烈活动、烦躁、哭闹等,需稳定后测量。

2.新生儿以腹式呼吸为主,主要观察腹部的起伏情况。

3.婴幼儿呈腹膈式呼吸,7岁以上以混合呼吸为主。

4.监护仪数据由于电极粘贴等受呼吸运动的影响较大,且数据有延迟现象,因此,监护仪数据需分析其准确性。

表8-21-1 小儿各年龄段呼吸和脉搏正常值(次/min)

年龄	呼吸	脉搏	呼吸:脉搏
新生儿	40~60	120~140	1:3
<1岁	30~40	110~130	1:(3~4)
2~3岁	25~30	100~120	1:(3~4)
4~7岁	20~25	80~100	1:4
8~14岁	18~20	70~90	1:4

四、血压测量

(一)目的

1.测量、记录患儿的血压,判断有无异常情况。

2.监测血压变化,间接了解循环系统的功能状况。

(二)实施要点

1.评估患儿,了解患儿的身体情况。

2.操作要点:

①选择合适的袖带并检查有无漏气。

②安抚患儿,驱尽袖带内空气,平整地缠于患儿上臂中部,松紧适宜。

③按监护仪的无创血压测量键进行测量,读数并记录。

④测量毕立即撤离袖带,排尽袖带内余气,防止压迫引起局部循环受影响。

(三)注意事项

1.按照患儿体重选择合适袖带,<1000g选1号袖带,1000～2000g选2号袖带,2000～3000g选3号袖带,3000g以上者选4号袖带。小儿袖带的宽度应该为上臂长度的1/2～2/3。注意袖带过宽会使测量的血压偏低,过窄则偏高。

2.袖带应松紧适宜,过紧会使测量的血压偏低,过松则偏高。

3.保持测量过程中患儿安静,否则会导致测量数据不准确;

4.测量后及时撤离袖带,不得持续缠绕,防止影响远端血液循环;

5.不得在骨折及PICC置管肢体同侧进行血压测量;

6.危重患儿血压监测一般每2～6小时1次,休g、失血等患儿每1～2小时监测一次。

7.儿童血压测算公式:收缩压(mmHg)=80+(年龄×2);舒张压为收缩压的2/3。

表8-21-2　小儿各年龄段正常血压值(mmHg)

分类	收缩压	舒张压
早产儿	45～80	25～50
正常足月儿	50～90	30～60
1～6个月	70～100	30～45
6～12个月	90～105	35～45
1～2岁	85～105	40～50
2～7岁	85～105	55～65
7～12岁	90～110	60～75

五、经皮血氧饱和度测量

(一)目的

1.测量、记录患儿的经皮血氧饱和度,判断有无异常情况。

2.监测血氧饱和度变化,了解机体氧和功能状况等。

（二）实施要点

1.评估患儿的呼吸频率,型态,缺氧程度;观察传感器探头接触部位皮肤完整性;观察环境有无干扰。

2.操作要点:

1)清洁传感器探头接触的局部皮肤。

2)将探头正确安放于患儿的手、足或手腕处,确保接触良好。

3)根据患儿病情设置报警界限。

4)停止监测后,丢弃一次性血氧饱和度探头或消毒永久性探头备用。

（三）注意事项

1.以下情况也影响监测结果:循环差、休g、低体温、黄疸、皮肤色素、局部动脉受压,环境光照过强,电磁波干扰等。

2.定时（一般2～4小时）更换传感器探头位置,防止局部皮肤压伤。

3.发现监测结果异常,结合患儿情况,及时处理。

4.小儿血氧饱和度值应大于85%;早产儿吸氧时血氧饱和度要求维持在90%～94%。

第二十三节　新生儿复苏技术

一、目的

新生儿窒息（neonatal aspbyxia）是围生期医学的重要课题。在我国,窒息至今仍是围生儿死亡和致残的重要原因。近年国外报道其发生率为5%～6%,国内报道其发生率为4.7%～8.9%。做好本病防治,对降低围生儿死亡率和优生优育具有重要意义。

二、实施要点

（一）复苏准备

1.环境准备:产房温度:设置为25℃～28℃,早产儿提高至26℃以上;辐射床预设温度:足月儿32℃～34℃,早产儿:34℃;肤温设置:36.5℃。

2.用物准备:

(1)一般物品:打开辐射床、洗手或戴手套、听诊器、预热包被、2块擦身热毛巾、肩垫、胃管、脉氧饱和度监测仪、早产儿准备帽子、保鲜膜。

(2)吸引物品:吸引球、吸引器、吸引导管、胎粪吸引管。

(3)给氧:有流量表的气源(氧气、空氧混合仪)、检查氧源、将氧气开到5~7升、气囊、检查气囊是否漏气、足月儿面罩、早产儿面罩。

(4)插管:喉镜、电池、导丝、舌页0号、舌页1号、气管导管、剪刀、胶带、CO_2器。

(5)药物:1:10000肾上腺素、生理盐水、脐导管、注射器(1ml、2ml、5ml、10ml、20ml、50ml)注射器各一个。

(6)成员:复苏小组每个成员都需有明确的分工,每个成员均应具备熟练的复苏技能。

(二)复苏的步骤

1.快速评估

(1)是否足月;(2)羊水是否清亮;(3)有呼吸或哭声吗;(4)肌张力好吗。

2.初步复苏:

(1)保温:产房温度设置25℃左右。将新生儿放在提前预热的辐射保暖台上,足月儿辐射保暖台温度设置32℃~34℃。如果预期婴儿在辐射保温台停留时间超过数分钟,则可将测温的探头放于婴儿的腹部皮肤控制婴儿的体温,腹部体表温度应保持在36.5℃~37.5℃。对于胎龄<32周早产儿,采取塑料膜保温,出生后不擦干,将躯干四肢放于塑料膜中,头部在外,可用一端开口的食品级塑料袋或保鲜膜。如果新生儿需要做脐静脉插管,则需要在塑料膜的相应位置剪一个孔,将脐带放在外面进行操作。

(2)摆正体位,开放气道:仰卧或侧卧,颈部轻度仰伸可在肩下放一折叠的毛巾,作为肩垫,"鼻吸气"位使咽后壁、喉和气管成一直线。

(3)清理气道:(必要时吸引)吸引口鼻,即口鼻有分泌物或有胎粪污染时吸引口鼻,避免过度刺激。用吸引球或吸引管(8F或10F)先口咽后鼻清理分泌物。过度用力吸引可能导致心动过缓及延迟自主呼吸的开始(迷走神经性兴奋)。吸引时间应<10秒,吸引器的负压不超过100mmHg(13.3kPa)。

(4)擦干全身将新生儿放置母亲腹部(5秒内开始彻底擦干新生儿,20~30秒内完成擦干动作,撤掉湿毛巾)。擦干顺序:眼睛→面部→头→躯干→四肢→背部。

擦干过程中需评估新生儿的呼吸。若有呼吸和哭声,新生儿呈俯卧位,头偏向一侧,与母亲进行皮肤接触。干毛巾覆盖新生儿,并戴小帽子。(体重<1500g者不给予擦干,只予保鲜膜包裹)。

(5)重新摆体位:经过擦干的刺激后,部分新生儿会建立自主呼吸。如仍无呼吸,用手轻拍或手指弹患儿的足底或摩擦背部数次以诱发自主呼吸。(刺激不超过2次)。

3.常压给氧:

(1)指征:心率呼吸好,全身皮肤青紫。

(2)方法:鼻导管给氧;一手呈C型环绕口鼻;另一手持鼻导管距鼻孔1.25、2.5、5cm(氧浓度分别为80%、60%、40%)。

4.气囊面罩正压人工呼吸:

(1)指征:呼吸暂停或喘息样呼吸,或心率<100次/min。

(2)方法:选择面罩大小合适,必须覆盖:下颌尖口鼻,不要压住眼睛,一手呈EC状固定面罩,另一手食指和中指捏气囊。注意三指不能碰面。(足月儿首选空气复苏、早产儿首选21%~40%的氧浓度,<30W呼吸窘迫者首选CPAP或T-组合器);气囊给氧频率40~60次/min,压力20~25cmH$_2$O;正压通气时吸气峰压的监测可以帮助提供恒定的肺膨胀压,避免压力过高。如果有压力表监测,开始正压通气时,吸气峰压20~25cmH$_2$O,在某些新生儿尤其生后头几次呼吸可能需要30cmH$_2$O。如无压力表监测,则应当以达到胸廓起伏和心率增加为标准。否则应提高压力。

5.矫正通气:

(1)指征:胸廓起伏不明显,呼吸心率仍无改善。

(2)方法:给予MRSOPA矫正通气,M:调整面罩:面颊和鼻梁部最易漏气;R:摆正体位:轻度仰伸位(鼻吸气位);S:吸引口鼻:稠厚分泌物阻塞,可吸引;O:打开口腔:微张口;P:增加压力:可每次增加5~10cmH$_2$O,直到胸廓运动;A:替代气道。如正压通气>2分钟,胃胀气时抬升膈肌,妨碍肺的充分扩张引起胃返流和吸入,需插胃管,足月儿选择8F胃管,早产儿选择6F胃管,测量长度—鼻梁到耳垂加上耳垂到剑突和脐之间连线的中点。

6.代替气道:

(1)喉罩气道:喉罩是一个小的罩与气道管道连接的装置,从口腔插入向下直到小罩覆盖在声门上。气管插管通过声门,但喉罩气道覆盖在声门之上,故又称为声门上气道装置。

①指征:当面罩通气不成功,气管插管不能进行或不成功时,也可用于腭裂、小下颌、大舌等畸形患儿。喉罩气道可作为气管插管替代装置。

喉罩气道是一个用于正压通气的气道装置,带有可膨胀边圈的软椭圆形喉罩与弯曲的气道导管连接。喉罩气道可作为气管插管替代装置,用于体重>2000g或孕周>34周的新生儿,目前对体重<2000g或孕周<34周者的应用也已有报道。1号喉罩为最小的型号,可用于体重>1500g的新生儿。

(2)气管插管:

①指征:羊水胎粪污染新生儿无活力时,经气管导管吸引胎粪;气囊面罩正压通气数分钟不能改善通气或气囊面罩正压人工通气无效者;需做胸外按压前先气管插管,有利于正压通气和胸外按压更好的配合;脐静脉途径未建立前,通过气管导管给肾上腺素。

表8-24-1 不同体重气管导管型号和插入深度(唇端距离的选择)

体重(g)	导管内径ID(毫米)	唇端距离(厘米)
≤1000	2.5	6
1000~2000	3.0	7~8
2000~3000	3.5	8~9
3000~4000	4.0	9~10

②方法:详见第五节气管插管技术。

7.胸外按压:

(1)指征:经过30秒有效的正压通气(可见明显的胸廓起伏),心率仍低于60次/min。

(2)方法:有两种方法,拇指法和双指法。拇指法:双手四指环抱胸廓支撑背部,双手拇指用力下压;双指法:一手垫在背部,另一手的食指和中指下压。按压的位置:剑突和乳头连线之间,或胸骨下1/3。按压的深度:胸廓前后直径的1/3,胸外按压每2秒一个周期,每分钟人工呼吸30次,胸外按压90次。按压60秒后评估呼吸,心率,血氧饱和度,给予纯氧及足够的正压通气后心率仍无回升,给予药物治疗。推荐拇指法。

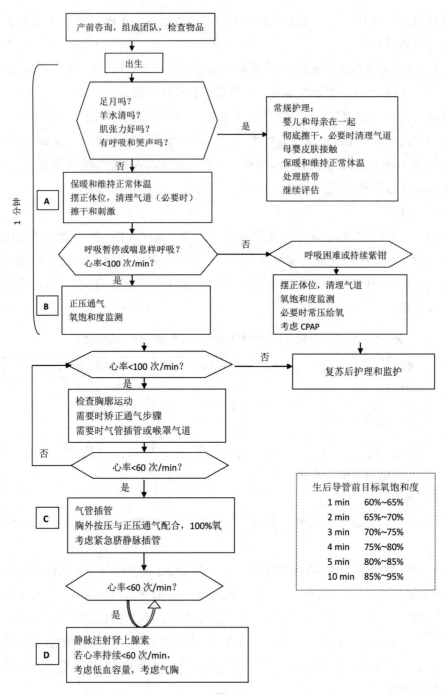

图 8-24-1

8.药物

（1）肾上腺素：

指征：至少30秒有效的正压通气（有胸廓运动）和60秒胸外按压配合100%氧正压通气后，新生儿心率仍在60次/min以下，给予肾上腺素。在没有建立有效通气（无胸廓运动）以前，不是应用肾上腺素的指征。

给药途径和剂量：首选脐静脉或骨髓腔给药，不推荐外周静脉。尚未建立静脉通道，可气管内给药。肾上腺素浓度 1:10000 溶液，气管内给药：0.5~1.0ml/kg（0.05~0.1mg/kg）5ml注射器给药。快速挤压复苏囊3~4次，使药物尽快进入肺内以利于吸收；静脉给药：0.1~0.3ml/kg（0.01~0.03mg/kg）1ml注射器给药，生理盐水1ml冲管。

（2）扩容药物：

指征：如新生儿对有效的正压通气、胸外按压及肾上腺素无反应，又持续低心率，有急性失血的历史及低血容量的表现可考虑扩容。低血容量的新生儿可表现：皮肤苍白、毛细血管再充盈延迟（测前胸，>3秒钟）和脉搏微弱。如无低血容量表现或急性失血历史，不常规给予扩容。对于已经受损的心脏给予大容量的扩容剂可影响心脏的排出，对新生儿不利。

生理盐水。途径：静脉或骨髓，不建议外周静脉输液。速度要慢，5~10分钟以上给予。

三、复苏后并发症

新生儿复苏后必须密切监护和反复评估呼吸、氧饱和度、血压、血糖、电解质、排尿情况、神经状态和体温。

1.呼吸系统：呼吸急促，喘息样呼吸，血氧饱和度低，肺炎，气胸。治疗措施：X光片和血气分析；维持适当氧合和通气；避免不必要的吸引；考虑使用抗生素；必要时使用肺表面活性物质。

2.循环系统：低血压，心动过速，心动过缓，持续肺动脉高压。治疗措施：监测血压、心率、氧饱和度；扩充血容量；正性肌力药物；机械通气、一氧化氮、ECMO等治疗。

3.消化系统：喂养不耐受，呕吐，腹胀，消化道出血。治疗措施：考虑腹部X光片；延迟开奶；肠外营养。

4.代谢系统:代谢性酸中毒,低血糖或高血糖,低血钙,低血钠,高血钾。

治疗措施:监测血糖,血清电解质;维持血糖稳定;纠正代谢性酸中毒;纠正水电解质紊乱。

5.血液:贫血,血小板减少,凝血功能障碍。治疗措施:监测血常规;凝血功能分析。

6.神经系统:呼吸暂停,惊厥,易激惹,肌张力弱,神经系统检查异常。治疗措施:呼吸支持;避免高温;镇静及抗惊厥;亚低温治疗。

第二十四节　儿童基础生命支持

一、目的

心肺复苏(Cardio pulmonary resusitation,CPR)术是指在心搏、呼吸骤停的情况下所采取的系列急救措施,其目的是使心、肺恢复正常功能,使生命得以维持。

儿科基础生命支持(Pediatric basic life support,PBLS)包括生存链中的前三个环节,即防止心搏、呼吸骤停,尽早进行心肺复苏,迅速启动急救医疗服务系统。

二、实施要点

(一)复苏准备

环境准备:房间温度:25℃～28℃,房间湿度:50%。

用物准备:听诊器;面罩;复苏气囊;氧气管;复苏板。

成员:复苏小组每个成员都需有明确的分工,每个成员均应具备熟练的复苏技能。

(二)复苏的步骤

处理原则:现场抢救、争分夺秒强调黄金4分钟,即在4分钟内施行基础生命支持(BLS),心搏骤停1分钟内实施CPR成功率＞90%;心搏骤停4分钟内实施CPR成功率约60%;心搏骤停6分钟内实施CPR成功率约40%;心搏骤停8分钟内实施CPR成功率约20%,且侥幸存活者可能已脑死亡;心搏骤停10分钟内实施CPR成功率几乎为0。

1.快速评估:

(1)评估环境:周围环境安全。

(2)评估患儿:快速判断患儿意识,用手拍打患儿双肩部,并大声向患儿叫喊(轻拍重喊)。确认患儿无意识后,高声呼救,通知相关人员(口述:XX,启动应急反应系统。并准备除颤仪)。再次判断颈动脉或股动脉搏动,(将2或3根手指滑到气管和颈侧肌肉之间的沟内,或将2根手指放置大腿内侧,髋骨和耻骨之间,正好在躯干和大腿交汇处的折痕以下)检查是否有搏动,同时观察患儿胸廓起伏情况 口述患儿无脉搏波动,无自主呼吸;时间5~10秒。

2.C(circulation):建立人工循环

(1)指征:心跳停止;没有自主呼吸或只有无效的喘息样呼吸时;脉搏<60次/min伴灌注不足;10秒内没有明确触摸到脉搏。

(2)步骤:移开患儿枕头,放于适当的位置解开衣服,暴露胸部。放置复苏板,调整复苏体位,并记录抢救时间。

单人复苏:可单手也可双手按压,位置是两乳头连线中点。也可用单手或双手按压胸骨下半部;单手胸外按压时,可用一只手固定患儿头部,以便通气,另一只手的手掌根部置于胸骨下半段,手掌根的长轴与胸骨的长轴一致;双手胸外按压时,将一手掌根部重叠放在另一手掌上,十指相扣,使下面手的手指抬起,手掌根部垂直按压胸骨下半部。注意不要按压剑突和肋骨。按压深度至少为胸部前后径的1/3(至少5cm但不超过6cm)。按压频率为100~120次/min,每一次按压后让胸廓充分弹回以保障心脏血流的充盈。应保持胸外心脏按压的连续性,尽量减少中断(如确实需要中断,中断时间应<10秒)。按压两个循环30:2。

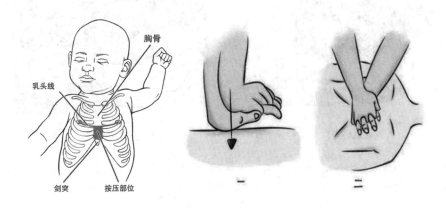

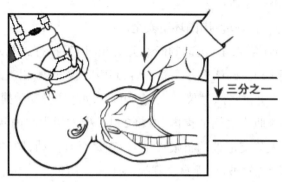

按压的深度应为前后胸直径1/3左右

三分之一

图8-25-1

3.A(airway):保持呼吸道通畅

开放呼吸道和实施有效的人工通气是儿童心肺复苏成功的关键措施,舌后坠是造成呼吸道阻塞最常见的原因。舌附在下颌上,意识丧失的患儿由于肌肉松弛使下颌及舌后坠。有自主呼吸的患儿,吸气时呼吸道内呈负压。舌、会厌或两者同时吸附在咽后壁,产生呼吸道阻塞,此时将下颌上抬,舌离开咽喉部,呼吸道即可打开。医务人员可对没有颈部外伤者采用仰头抬颏法开放呼吸道,如怀疑有颈椎损伤应托举下颌,不能使用头部后仰法。开放呼吸道后必须清除患儿口、咽腔中的分泌物、异物或呕吐物,必要时进行口、鼻上呼吸道吸引,清除固体异物时,一手按压打开下颌,另一手示指将固体异物钩出。

仰头抬颏法,一手放于病儿的前额,手掌用力向后压,使头后仰;另一手放在病儿的颏部,将颏部向前抬起打开气道。

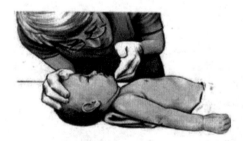

仰头抬颏法

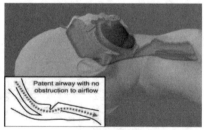

气道打开正确

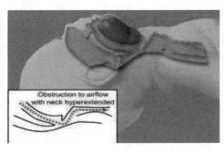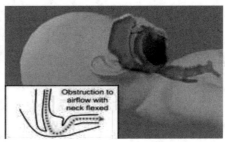

图 8-25-2

4.B(breathing):建立人工呼吸

助手到达,记录到达时间

(1)口对口呼吸:此法适用于现场急救,是一种快捷而有效的通气方法,人工呼吸时,要确保呼吸道通畅。如果是较大的婴儿和儿童,用拇指和示指捏住患儿的鼻子,防止漏气;用口对口呼吸,保持其头后倾,将气吹入,同时可见患儿的胸廓抬起;停止吹气后,放开鼻孔,使患儿自然呼气,排出肺内气体,但应避免过度通气。

(2)准备好复苏囊,连接好氧源,正确放置面罩,操作者行气囊面罩加压给氧。单人复苏胸外心脏按压30次和开放呼吸道后,立即给予2次有效的人工呼吸,即胸外按压和人工呼吸比为30:2,若为双人复苏则为15:2。若高级呼吸道建立后,胸外心脏按压以100~120次/min的频率不间断进行,注意避免过度通气。如果有两个或更多的救助者,可每2分钟交换操作,以防止实施胸外按压者疲劳,导致按压质量及有效率降低,每次按压胸壁完全回弹,完成5个循环。

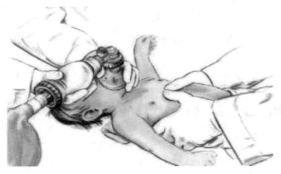

图 8-25-3

5.复苏成功后需进行进一步的严密的监护和观察。

（三）胸外按压的有效指征

可触及动脉波动；扩大的瞳孔缩小，光反射恢复；口唇、甲床颜色好转；肌张力增强或有不自主运动；出现自主呼吸。

三、注意事项及并发症

胸外按压：按压/通气比例：单人30∶2，双人15∶2，每6秒给予一次呼吸，每次按压胸壁应完全回弹，通气时注意胸廓有无起伏。

并发症：肝脏受损、肋骨骨折。

第二十五节　电除颤技术

一、目的

纠正患者心律失常。同步电复律适应于房颤、房扑，室性或室上性心动过速的患者；非同步电复律适用于室颤、室扑。

二、实施要点

1.评估：

（1）患儿的心率、神志、年龄、体重、除颤部位皮肤情况、去除金属物品。

（2）除颤仪的性能、蓄电池充电情况。

（3）环境温度：光线适宜、电源插座配套。

2.准备：

（1）操作人员：衣帽整洁，动作敏捷、迅速、准确。

（2）物品：除颤仪、导电胶、生理盐水纱布、酒精、棉球若干，心电监护仪，吸氧装置、负压吸引装置、抢救药物。

3.操作步骤：

（1）备齐用物。

（2）插上电源，打开除颤仪开关，检查除颤仪各项功能。

①检查监护部分，连接导线和电极板、打开开关，选择监护挡、调节振幅，调节

报警开关。

②检查记录、除颤部分,检查走纸、调节开关、选择除颤档。

(3)患儿准备:

①患儿卧硬板床或背部垫急救板,并去除其身上的金属物品。

②吸氧、建立静脉通路。

(4)选择合适电极板:1岁以下和体重10kg以下患儿选择小号电极板;1岁以上和体重10kg以上患儿选择大号电极板;若有心电监护,除颤或转律时,应除去;涂导电糊(或用生理盐水纱布包裹电极板)。

(5)充电:打开电源开关,设定充电量(2J/kg)向电极板充电;指示灯亮,除颤仪发出长鸣声。

(6)电极板放置位置:

①前侧位:胸骨右缘第2~3肋间及心尖或左腋前线第5肋间;前后位:左肩胛下线与心前区左乳下。

②适用于小婴儿:胸前(在心脏上方),后背(心脏远部)。

(7)除颤时通知所有人员远离患儿及病床。

(8)电极板紧贴皮肤(不能留有空隙),两电极距离应不得小于3cm,避开胸骨。

(9)放电能量应从低能量开始。

(10)除颤、放电:两手大拇指同时按压握柄上的放电按钮,此时可见患儿有全身骨骼肌收缩,说明放电成功。

(11)观察患儿心电图变化;电击一般不超过3次,间隔3~5秒可重复。

(12)清理用物,归还原处:除颤完毕,用清洁纱布将电极板上的导电糊擦拭干净,收存备用,以防止电极板表面不平,导致下次除颤时引起患儿皮肤烧伤。

(13)及时记录。

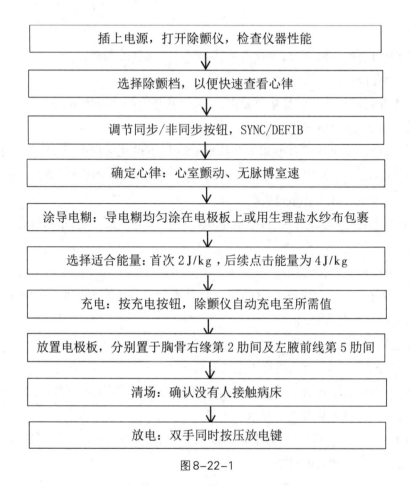

插上电源，打开除颤仪，检查仪器性能

↓

选择除颤档，以便快速查看心律

↓

调节同步/非同步按钮，SYNC/DEFIB

↓

确定心律：心室颤动、无脉博室速

↓

涂导电糊：导电糊均匀涂在电极板上或用生理盐水纱布包裹

↓

选择适合能量：首次2J/kg，后续点击能量为4J/kg

↓

充电：按充电按钮，除颤仪自动充电至所需值

↓

放置电极板，分别置于胸骨右缘第2肋间及左腋前线第5肋间

↓

清场：确认没有人接触病床

↓

放电：双手同时按压放电键

图8-22-1

三、注意事项

1.除颤仪到位前,应进行持续有效的心肺复苏。

2.除颤后紧接着5个循环的心肺复苏,再评估节律,按需要决定是否再次除颤。

3.操作者的手应保持干燥,不能用湿手握电极板。

4.电极与皮肤要紧密接触,放电时在电极板上应施加一定的力量,使电极板与患儿皮肤密合,以保证较低的阻抗,有利于除颤成功,同时也避免烧伤患儿皮肤。

5.电极板上要涂导电糊或用生理盐水纱布包裹(不可过湿,以防电流短路)。

导电糊不应涂在两电极之间的皮肤上,以免除颤无效。

6.胸部有植入性的装置时,电极板应放在距离该装置2.5cm的位置,除颤后应检查其功能。

7.切忌将电极板直接放在治疗性贴片、监护仪贴片、导电线上面。

8.宜用直流电除颤,因其放能较强,放电时间短、心肌损害小,可以反复应用。

9.密切观察心率,心律、呼吸、血压、面色,神志等变化,如未恢复窦性心律,可重复电击。

四、常见并发症及预防

1.皮肤灼伤:

(1)预防:导电糊涂抹要均匀;电极板与皮肤应紧密接触;尽量避免反复使用电极板除颤,反复心律失常发作的病人予连接体外起搏电极除颤。

(2)处理:皮肤灼伤轻微注意观察,无需特殊处理;皮肤灼伤严重者可涂创伤膏保护创面。

2.心肌损伤:

(1)预防:选择合适的模式:QRS波明显的病人选择同步电复律模式;无法辨别QRS波的室颤病人选择非同步电除颤模式。

(2)处理:监测心电图、心肌酶的变化;严重时可至低心排或心源性休g,可遵医嘱使用血管活性药物。

3.急性肺水肿:

(1)预防:急性肺水肿常在电击后1~3小时内发生,发生率为0.3%~3%。究其原因,以左心房及左心室功能不良解释较为合理。患者电转复为窦律后,右心房的收缩比左心房有力(左心房长期明显扩大后恢复较慢),以致右心室到肺循环的血流超过左心室搏出量而发生肺水肿。亦有解释为恢复窦律后,左心房血更多地进入左心室,而左心室则因长期扩大而无力收缩,因而产生急性左心衰竭。

(2)处理:按急性肺水肿的护理常规进行处理。

4.低血压:

(1)预防:低血压的发生率约1%~3%,尤其多见于高能量电击后。

(2)处理:大部分持续短暂,在数小时内可自动恢复,如果血压持续降低,严重影响重要脏器血流灌注时,可静脉滴注升压药物多巴胺。

5心律失常:

(1)预防:及时纠正电解质与酸碱平衡,特别是低钾、低钠、酸中毒等。

(2)处理:室颤波幅微小时,应立即CPR,肾上腺素静推,待室颤波幅增大时再给予除颤;若发生传导阻滞、窦性停搏、窦房阻滞时可给予异丙肾上腺素或阿托品,以提高心室率,改善传导。

第二十六节　新生儿亚低温护理技术

一、操作目的

通过亚低温治疗的方法使患儿的脑温降低2℃～5℃,同时降低患儿的脑代谢率及脑耗氧量,使患儿脑细胞结构破坏尽量减轻,同时还能够促进患儿脑组织细胞功能及结构修复。

二、实施要点

(一)亚低温上机

1.用物准备:心电监护仪、亚低温治疗仪、亚低温水毯、灭菌注射用水、暖箱、肩垫。

2.操作步骤:

(1)人员准备:服装、鞋帽整洁,进行操作前严格按照七步洗手法进行手卫生消毒。

(2)核对医嘱。

(3)至患儿床旁,核对、评估患儿全身皮肤情况。

(4)洗手、戴口罩。

(5)将患儿安置于暖箱内,平卧,尽量裸露,除去新生儿身体部位一切可能的加温设施。

(6)监测心电监护、氧饱和度、血压和体温,aEEG监测脑功能。

(7)将亚低温毯及肩垫垫于患儿身体下面。

(8)将亚低温治疗仪放置患儿暖箱旁并锁住前轮。

(9)在亚低温治疗仪的水箱中注入灭菌注射用水至合适水位线。

(10)连接亚低温毯及亚低温治疗仪(注意插孔合适)。

(11)打开电源开关通过菜单选定系统模式(控温或冷却),上下箭头调节设置目标温度,两小时降至目标温度,不宜降温过快。

(12)将中心传感器(肛温探头)插入患儿直肠约5cm,并固定在大腿内侧(注意,温度探头放置后应标记位置,作为操作后无滑脱的检验指示)。

(13)安置患儿舒适体位。

(14)整理床单位,用物处理。

(15)洗手、记录亚低温治疗开始时间。

(二)亚低温撤机

1.操作步骤:

(1)人员准备:服装、鞋帽整洁,进行操作前严格按照七步洗手法进行手卫生消毒。

(2)核对医嘱。

(3)至患儿床旁,核对、评估患儿全身皮肤情况。

(4)洗手、戴口罩。

(5)设置亚低温治疗仪温度每小时上调0.5℃,缓慢复温,6小时将体温复温至36.5℃~37℃。

(6)监测患儿体温恢复至正常后取出肛温探头,并用消毒湿巾擦拭消毒。

(7)暂停选定的模式,等待5分钟,待亚低温毯内水完全回收,将亚低温毯撤出,并用消毒湿巾擦拭消毒。

(8)关闭亚低温治疗仪电源。

(9)安置患儿舒适体位。

(10)整理床单位,用物处理。

(11)洗手、记录亚低温治疗结束时间。

2.注意事项:

(1)在生后6小时内尽早开始行亚低温治疗。

(2)亚低温保持核心温度33.5℃~34℃,并持续治疗72小时。

(3)亚低温治疗期间应密切监测血压、心率等生命体征,低温可使新生儿心率减慢,血压降低。温度降低易引起心血管功能紊乱,患儿需保持安静,减少搬动,换尿布时忌过度抬高臀部,以免发生颅内压改变。

(4)及时清除呼吸道分泌物,保持呼吸道通畅,避免发生呼吸衰竭、呼吸道感染等并发症。

(5)如患儿烦躁不安,遵医嘱使用苯巴比妥钠镇静,对于使用镇静剂的患儿,应加强呼吸节律、频率、形态观察,严密监测尿量,警惕尿潴留。保持口腔清洁,每日进行3次口腔护理。

(6)保持患儿安静,避免刺激,减少干扰和哭闹,各种操作,护理集中进行,动作轻柔。

(7)每4小时检查新生儿皮肤1次,每2小时变动1次体位,确保皮肤干燥、清洁,避免出现硬肿或冻伤。

(8)亚低温期间新生儿皮肤可能发暗或呈灰色,如果氧饱和度正常,不需特殊处理。

(9)亚低温治疗期间,心率会降至90次/min以下,亚低温治疗仪报警设置应调整为低于80次/min,如果心率持续降低或出现心律失常,应及时处理或停止亚低温治疗。

(10)如果新生儿存在持续低氧血症(经过积极呼吸支持治疗后,SpO_2仍低于80%)或持续低血压(积极支持治疗和予血管活性药物后,平均动脉压仍低于35mmHg),应考虑停止亚低温治疗。

(11)开始亚低温治疗后出现不良反应,应终止亚低温治疗,按照复温流程进行复温。

(12)复温方法:

1)自然复温法:关闭亚低温治疗按钮,关闭远红外辐射式抢救台电源或暖箱电源,逐渐开始复温。

2)人工复温法:设定鼻咽部温度或直肠温度为每1小时升高0.5℃。复温期间每小时记录1次鼻咽部温度或直肠温度,直至温度升至36.5℃。

(13)不适宜行亚低温治疗患儿:出生12小时以后;初始振幅整合脑电图(a EEG,又称脑功能监测)监测正常;存在严重的先天性畸形,特别是复杂青紫型先天性;心脏病,复杂神经系统畸形,存在21、13或18三体等染色体异常;颅脑创伤或中、重度颅内出血;全身性先天性病毒或细菌感染;临床有自发性出血倾向或$PLT < 50 \times 10^9/L$。

三、并发症及预防

亚低温治疗过程中,严密监测可能出现的不良反应,包括:循环系统:严重心律失常、严重栓塞、严重低血压和肺动脉高压;血液系统:凝血功能异常和血小板减少;呼吸系统:低氧血症;代谢紊乱:低血糖、高血糖、低血钙、低钠血症和高钠血症;肝、肾功能损害;皮肤:破溃、坏死和硬肿。及时识别、发现并发症,汇报医生,积极对症处理。容易发生压疮的头部给予人工皮保护。

第二十七节　儿童血液净化技术

一、常见血液净化模式及目的

(一)血液透析

血液透析(hemodialysis HD)采用弥散、超滤和对流原理清除血液中有害物质和过多水分,是常见的肾脏替代治疗方法之一,也可用于治疗药物和毒物中毒等。

(二)血液滤过

血液滤过(hemofiltration,HF)是模拟正常人肾小球的滤过肾小管重吸收原理,以对流的方式清除血液中小分子物质及水分的一种血液净化技术。与血液透析相比,血液滤过具有中分子物质清除率高,对血流动力学影响小等优点。

(三)血液透析滤过

血液透析滤过(hemodiafiltration,HDF)是血液透析和血液滤过的结合,具有两种治疗模式的优点,可通过弥散和对流两种机制清除溶质,在单位时间内比单独的血液透析和血液滤过清除更多的中小分子物质。

(四)血浆置换

血浆置换(piasma exchange,PE)是一种用来清除血液中大分子物质的血液净化疗法,其基本过程是将患者血液经血泵引出,经过血浆分离器,分离血浆和细胞成分,去除致病血浆或选择性地去除血浆中的某些致病因子,然后将细胞成分,净化后血浆及所需补充的置换液输回体内,血浆置换包括单纯血浆置换,双重血浆置换(double filtration plasmapheresis,DFPP)。

（五）血液灌流

血液灌流（hemoperfusion，HP）是借助体外循环，将患儿血液引入装有固态吸附剂的灌流器中，通过吸附作用清除血液中内源性或外源性的致病物质，然后将净化的血液重新返回患儿体内。HP是最早应用于临床的一种血液净化方式之一，主要用于治疗重症药物、毒物中毒及改善尿毒症症状。

（六）血浆（免疫）吸附

血浆吸附（immrnoadsorption IA）是血液引出后首先进入血浆分离器将血液的有形成分（血细胞、血小板）和血浆分开，有形成分输回患者体内，血浆再进入吸附器进行吸附清除其中某些特定的物质，吸附后血浆回输至患者体内。

（七）单纯超滤

单纯超滤（isolated ultrafiltration，IUF）是利用对流转运机制，采用容量控制或压力控制，通过透析器或血滤器的半透膜内外差、等渗地从全血中去除水分的一种治疗方法。在单纯超滤治疗过程中，不需要使用透析液和置换液，无离子交换，患儿体循环中晶体渗透压无变化。而胶体渗透压随水分清除而升高，又利用组织间隙液体回流入血，患儿耐受好。

（八）连续性肾脏替代治疗

连续性肾脏替代治疗（continuous renal replacement therapy，CRRT）即连续血液净化（continuous blood purification. GBP），指一组体外血液净化治疗技术，是所有连续、缓慢清除水分和溶质治疗方式的总称，其主要原理为弥散、对流以及吸附。经过三十年的发展，CBP已经由原来的局限于替代肾功能受损，发展到非肾脏疾病的救治，更被重症医学界认为近年来的重要发展，成为各种危重病救治包括严重脓毒症、中毒、严重结缔组织病等最重要的支持措施之一，并与人工肝技术、体外膜肺技术合为多器官功能不全支持系统（Multiple Organ Support system，MOST）。

二、实施要点

（一）血管通路的建立与维护

（详见第八章第十六节中心静脉置管操作。）

（二）治疗前的准备工作

1.病人情况的确认，进行血液净化治疗之前，要根据病人实际病情来选择合适的治疗方式，确认病人的生命体征、出凝血时间、过敏史等。

2.血液净化设备的确认:确认机器是否正常工作,确认所用耗材的有效期限。

3.血液净化前物品准备工作:

①血液滤过器AEF系列(在CRRT治疗时准备)。

②血浆分离器OP系列(在PE、PP、DFPP治疗时准备)。

③血浆成分分离器EC系列(在DFPP治疗时准备)。

④血浆吸附器BR、PH、TR系列(在PP治疗时准备)。

⑤血液管路(相应治疗的管路)。

4.三通管6支。

5.止血钳4~5把。

6.叩诊锤1把。

7.注射器3个(20ml2个,50ml1个)。

8.预充液收集容器和废液收集容器。

9.生理盐水(根据治疗模式准备)。

10.抗凝剂用肝素、枸橼酸或低分子肝素等(根据病人化验室指标选用)。

11.预充液用新鲜冰冻血浆、白蛋白、代血浆等。

注:以上所用物品根据实际治疗情况选择。

(三)操作程序

1.操作前严格按照七步洗手法进行手卫生。

2.接通电源,仪器开机自检。

3.在菜单遵医嘱选择治疗模式。

4.安装配套管路、血滤器、抗凝剂管路及所有压力监测口。

5.准备和连接预充液,预充管路。

6.连接病人动、静脉端,开血泵。

7.治疗

(1)根据医嘱设定:置换液、透析液、脱水量、血流量和肝素(或枸橼酸钠)速度。

(2)治疗中:①注意不要中断置换液与透析液。②随时查看各压力值和数据。③随时查看血液管路及滤器内有无血栓形成。④关注患儿凝血情况。

8.治疗结束、血液回收

(1)在治疗状态界面按停止键,结束治疗。

(2)遵医嘱设置回血量及血流速;关血泵,断开病人动脉端并封管,将机器的动脉端管路连接到生理盐水;启动血泵回血。

(3)结束后关血泵,断开病人静脉端并封管。

(4)夹闭所有管路夹,将管路及滤器卸下,按医疗垃圾处置。

9.关电源,清洁、消毒设备。

注:操作程序,血液净化仪器机型不同流程也会有不同,具体按照设备操作流程执行。

三、护理要点及并发症预防

1.密切检测患者的生命体征,神智意识以及血氧饱和度,当患者发生低血压时,应减少超滤率或暂停超滤,快速补充容量,用 GS 或 NS 快速静脉输入,静滴白蛋白或其他胶体溶液,并加大升压药的用量。

2.正确使用 CBP 机器,熟练掌握 CBP 机器的性能及操作程序,正确选择治疗模式,准确设定各项治疗参数,密切观察各种压力数据变化,及时处理机器报警,确保机器正常运转。

3.严格无菌操作,防止导管感染并保持血管通路通畅,导管血流量不足时容易导致 CBP 循环停顿,不但影响治疗进行,而且容易使滤器内凝血影响后续治疗效果,血流量不足最常见的原因是导管尖端"贴壁"和病人体位不当,处理方法是:一手固定导管两翼,另一手轻轻转动导管,改变位置,使其不再贴壁和改变病人体位。上述处理后血流量仍不足时,为保证体外循环通畅,防止血液在体外凝固,可更换动静脉接口,由于静脉端口位于中心静脉导管顶端,不易发生"贴壁",但重复循环量较高,治疗效果略差,但可保证治疗能顺利完成。

4.抗凝剂的使用护理:CBP 治疗可改善高凝状态,但也有可能出现或加重出血,因此在选择抗凝方式是需要权衡利弊,合理使用肝素或其他抗凝剂替代,并选择好治疗时机,抗凝剂的使用可使出血危险增加,应密切观察患者的引流液、伤口渗血、胃液和痰液颜色,皮肤黏膜是否有出血点或瘀斑。及早发现出血征象,及时调整抗凝剂的用量。当患者出现活动性出血时可采用无肝素法,增加前稀释,每半小时 1 次给予生理盐水冲洗。

5.防止空气进入循环管路:气泡是体外循环导致凝血的重要原因。每袋置换液用完后机器会自动报警提示更换,更换时注意避免人为的使空气进入置换液管路,以免置换液实际进入量少于机器测算量而导致失衡报警。治疗中,含碳酸盐的置换液在加温中会有气体溢出,注意随时观察动脉除气壶液面,若液面过低,及时提升,以免空气进入血滤器,引起凝血,使有效滤过面积减少,甚至发生空气栓塞,造成严重事故。

6.防止体外循环凝血,凝血发生的常见原因是:血流量不足,血泵停止时间过长,抗凝剂用量不足或病情不允许使用抗凝剂,患者血液高凝状态,CBP治疗中应密切观察循环管道颜色变化,特别是在给予生理盐水进行管道冲洗时,若滤器颜色变暗,冲洗时滤器出现纵向黑色条纹,提示体外循环凝血。

7.液体平衡和置换液温度设定:详细、准确的记录单位时间的液体出入量,为了正确地评估患者的容量状况,可进行中心静脉监测,动态了解患者的容量负荷,为超滤率的设定提供准确的依据。常规将置换液的温度设置于37.5℃,对高热患者可有效降低体温,如果设定温度过低,超滤时大量置换液交换可导致体温快速下降,病人开始出现治疗时觉得怕冷、寒战并可导致严重心律失常。

第二十八节　更换尿裤法

一、目的

1.清除大便及尿液,保护臀部皮肤及黏膜完整性。

2.观察患儿大小便的量、颜色、性状、气味的变化,为医疗提供信息资料。

3.去除会阴部的汗渍,预防和减少感染,保持会阴部皮肤清洁。

4.增进患儿舒适感,减少哭闹。

二、实施要点

1.操作准备:

(1)人员准备:操作人员衣帽整洁,无配饰,按七步洗手法洗手,戴口罩。

(2)环境准备:调节室温24℃~26℃,环境清洁,光线良好。

(3)物品准备:纸尿裤,温水,湿纸巾,速干手消液,护臀物品,一次性薄膜手套。

2.操作步骤:

(1)操作人员洗手或手消毒,核对医嘱,携用物至患儿床旁。

(2)洗手或手消毒,核对患儿腕带信息。

(3)戴手套,打开包被(或衣物),解开尿裤。

(4)一手抓住双腿,另一手用尿布的前半部分较清洁处从前向后擦拭患儿会阴部和臀部,并用此部分遮盖尿布的污湿部分后垫于患儿臀下。

(5)将湿巾放于温水中,用温湿巾从前向后擦净臀部皮肤,保持臀部皮肤清洁。

(6)抓住患儿双腿(或托起患儿臀部),抽走脏尿裤。

(7)将清洁的尿裤垫于患儿臀部,放下患儿。

(8)将护臀物品涂于患儿臀部。

(9)系好尿裤,脱去手套,手卫生。

(10)整理衣物或床单位,包好包被。

(11)协助患儿取舒适体位。

(12)清理用物,洗手,记录。

(13)安抚患儿,保持安静。

三、注意事项

1.选用透气性好、大小适宜、吸水性好的纸尿裤。

2.按需更换尿裤,保持臀部清洁干燥。

3.应在吃奶半小时后更换尿裤,防止吐奶。

4.更换尿裤时做好保暖。

5.臀部有糜烂及破损时合理应用护臀物品。

6.使用红外线烤灯或其他电子产品,必须有专人看护。

四、常见并发症及预防

1.尿布性皮炎:使用透气性好的尿裤,每次换尿裤的时候用温湿巾擦洗臀部,保持臀部清洁干燥,若是轻度尿布性皮炎,增加更换尿裤的频次,在皮肤发红处涂抹不包乙醇,有隔离作用的皮肤保护剂;若是比较严重的尿布性皮炎,可以考虑涂用造口护肤粉。

2.吐奶、误吸:避免在喂奶后半个小时内更换尿裤,床头抬高15°~30°,更换尿裤时幅度不能太大,动作轻柔。

第二十九节　早产儿体位管理术

一、仰卧位

（一）目的

1.保持呼吸道通畅,便于观察胸廓运动及呼吸情况。

2.便于进行各项操作及护理。

3.用于新生儿复苏抢救时。

4.腰椎穿刺后及全身麻醉手术后。

（二）实施要点

1.操作准备:

（1）环境准备:调节室温至24℃～26℃。

（2）物品准备:肩垫、鸟巢、包被。

（3）患儿准备:评估患儿皮肤、疾病情况;有无颈椎、脊柱、四肢等手术及外伤史。

2.操作步骤:

（1）衣帽整洁,按七步洗手法洗手,戴口罩,携用物至床旁。

（2）双人核对患儿床头卡及腕带。

（3）评估患儿生命体征、意识状态,适应操作需要,有无禁忌证。

（4）用快速手消液进行手卫生。

（5）床头抬高15°～30°。

（6）将患儿放于仰卧位,放于特制的鸟巢中,使患儿保持头部与身体纵轴成一条直线。

（7）在肩下垫肩垫,保持呼吸道通畅。

（8）安抚患儿,适当固定患儿躯干及四肢,处于舒适体位。

（9）将患儿双手放在胸前,尽量让患儿的双手能触及口唇,减少操作中的疼痛与不适。

（10）为患儿保暖,盖好包被,整理床单位。

（11）整理用物,洗手,记录。

二、侧卧位

(一)目的

1.保持呼吸道通畅,用于体位引流。

2.减少胃食管反流,防止呛奶、窒息的发生。

3.用于配合各种技术操作时。

4.增加患儿吸吮和抓握的机会。

(二)实施要点

1.操作准备:

(1)环境准备:调节室温至24℃～26℃。

(2)物品准备:肩垫、鸟巢、包被。

(3)患儿准备:评估患儿皮肤、疾病情况。

2.操作步骤:

(1)衣帽整洁,按七步洗手法洗手,戴口罩,携用物至床旁。

(2)评估患儿生命体征、意识状态,适应操作需要,有无禁忌症。

(3)双人核对患儿床头牌及腕带。

(4)用快速手消液进行手卫生。

(5)床头抬高15°～30°。

(6)将患儿放于侧卧位,放于特制的鸟巢中,使患儿保持头部与身体纵轴成一条直线。

(7)在肩下垫肩垫,保持呼吸道通畅,保持下颌内收靠向身体。

(8)将患儿两臂自然弯曲靠向躯干,双手放在胸前,尽量让患儿的双手傍口,增加安全感。

(9)可将毛巾放于两膝之间,使患儿膝盖向胸前屈曲,增加稳定性,提供触觉刺激。

(10)为患儿保暖,包好包被,整理床单位。

(11)整理用物,洗手,记录。

三、俯卧位

(一)目的

1.改善氧合功能及肺活量,减少呼吸暂停及窒息的发生。

2.加快胃排空,减少腹胀,改善胃肠功能,促进体重的增长。

3.改善肺的顺应性。

4.预防臀红及臀部护理。

5.预防压疮的发生。

6.改善通气。

7.降低呼吸频率。

(二)实施要点

1.操作准备:

(1)环境准备:调节室温至24~26℃。

(2)物品准备:肩垫、鸟巢、包被。

(3)患儿准备:评估患儿皮肤、疾病情况;评估胸部、及腹部皮肤情况,有无伤口。

2.操作步骤:

(1)衣帽整洁,按七步洗手法洗手,戴口罩,携用物至床旁。

(2)向患儿家属解释俯卧位的目的,取得其配合,双人核对患儿床头卡及腕带。

(3)用快速手消液手卫生。

(4)床头抬高15~30°。

(5)将患儿放于俯卧位,放置在特定的鸟巢里,头偏向一侧。

(6)将小软枕放于前胸部,两手臂自然弯曲放于头两侧,使患儿膝盖向胸前自然弯曲。

(7)保持呼吸道通畅。

(8)为患儿保暖,盖好盖被,整理床单位。

(9)整理用物,洗手,记录。

四、注意事项

1.早产儿各个器官未发育成熟,变换体位时动作轻柔,避免患儿烦躁不安,引起脑出血。

2.患儿四肢处于放松的屈曲位,避免四肢伸展。

3.避免长时间处于同一个体位,影响肢体活动度。

4.俯卧位能有效改善氧合,但是俯卧位患儿易于将口鼻俯于床面而引起窒息,有增加患儿猝死的可能。

5.侧卧位可以预防误吸;作为体位引流,可以有效的清理痰液;便于气胸的治疗;但是侧卧位容易压迫患儿耳廓,长时间一侧卧位可导致头颅变形。

五、常见并发症及预防

1.呼吸暂停:长时间仰卧位会引起呼吸暂停,注意观察患儿生命体征及呼吸情况。

2.误吸:及时清理呼吸道及口腔分泌物,注意胃管的深度,鼻饲奶时注意向下的压力,饲完奶后取右侧卧位,床头抬高15°~30°。

3.体格发育不完善,头颅变形:三种体位交替进行,避免长时间处于一种体位。

4.窒息:俯卧位时头偏向一侧,保持呼吸道通畅,避免口鼻贴紧被褥或鸟巢。

第三十节 母乳喂养技术

一、母乳收集法

（一）目的

1.母婴分离下启动、建立和维持泌乳。

2.为母乳库捐献母乳。

（二）实施要点

1.操作准备:

（1）人员准备:充分洗手、剪指甲、清洁乳房。

（2）环境准备:环境舒适、私密、放松 。

（3）物品准备:清洁或消毒的吸奶器、密封的硬质塑料或玻璃瓶、专用母乳收集袋或储奶瓶、标识签。

2.操作要点:

（1）洗手或手消毒,分娩后1~6小时内尽快开始采集母乳。

（2）每日至少8次,2~3小时/次,夜间至少1次。

（3）每次排空双侧乳房。

（4）每次吸乳都应单独收集乳汁,分开储存。

（5）根据患儿的喂养量选择相应容量的容器分装储存。

(6)收集时母乳量不可超过容器容量的 3/4,以免冰冻后母乳体积增加损害储存容器。

(7)不要将新鲜母乳加入已冰冻的母乳中。

(8)母乳采集时应做标识,包括患儿姓名、住院号、采集日期、时间和吸入量。

(9)如采集后24小时内不使用,立即冰冻储存。

(三)注意事项

1.吸乳前用流动水彻底冲洗手部15秒,注意指甲周围的清洁,并使用纸巾或清洁毛巾擦干手部,避免佩戴戒指等饰品,以免增加感染风险。

2.对于新生儿重症监护病房不建议使用储奶袋,因会增加奶瓶与储奶袋之间转移的操作步骤,增加细菌滋生的风险。

3.不提倡收集自然滴下的母乳。

4.没有必要弃去每次采集时最先收集的 5~10 ml 母乳。

5.推荐使用双侧吸奶器,吸奶设备专人专用,使用后及时清洗,每天应对吸乳配件进行一次消毒处理,推荐采用消毒机,水浴消毒。

二、母乳储存法

(一)目的

因特殊原因不能哺喂患儿或为母乳库捐献乳汁。

(二)实施要点

1.操作准备:

(1)人员准备:规范洗手、衣帽整齐。

(2)环境准备:确保母乳安全,仅工作人员可进出储存区域。

(3)物品准备:母乳专用储奶容器。

2.操作要点:

(1)推荐食品级硬塑料(不含双酚A)。

(2)推荐玻璃材质的储存容器。

(3)不推荐不锈钢材料的存储容器。

(4)软质聚乙烯收集袋可以代替硬质聚乙烯收集袋储存母乳30天,不影响母乳脂肪成分或造成污染。

(5)冰箱中母乳按照采集时间放置,注意"先进先出"原则。

（6）母乳不可储存在冰箱门上，防止由于冰箱的门打开使温度波动过大导致乳汁变质。

（7）如母乳量超过需求或超过冷藏储存时间，可将母乳转移至冷冻室冷冻。

（8）冰箱设有报警装置以保证温度在正常范围内，定期记录冰箱温度，定期清洁冰箱。

（9）冷藏或冷冻区彻底清洁，专区保存。

（10）冰冻温度及保存时间：-20℃，3个月；室温下保存：新鲜母乳16℃～25℃，4小时；冷藏温度及保存时间：4℃，72小时，但最佳时间为24小时。

三、母乳转运和接收

（一）目的

为住院患儿提供营养支持。

（二）实施要点

1.操作准备：

（1）人员准备：充分洗手、衣帽整齐，符合规范。

（2）环境准备：环境清洁\整齐。

（3）物品准备：冷藏箱或绝缘保温袋、标签、清洁收纳盒。

2.操作要点：

（1）医护人员应提醒家长每次最多只送2～3天量的母乳。

（2）转运母乳时建议使用冷凝袋，干冰运送，以保持母乳的冷链状态。

（3）不推荐使用普通冰块保温储存，防止在运送途中母乳部分融化。

（4）运送途中可用干净的干毛巾填塞母乳容器间的空隙，延长母乳冷链状态的时间。

（5）医护人员接收母乳时应确认容器密封良好，核对患儿姓名、住院号及采集时间是否在安全使用时间内。

（6）任何无标记的母乳容器均应立即丢弃。

（7）登记接收数量，准确粘贴标签，专人负责。

（8）评估送来的母乳量，不足时应分析原因给予指导和帮助。

（9）按要求立即储存或使用，位置安全、固定。

四、母乳解冻和复温法

(一)目的

为新鲜母乳不足患儿提供营养支持。

(二)实施要点

1.操作准备:

(1)人员准备:规范洗手、衣帽整齐。

(2)环境准备:光线充足,环境清洁,符合要求。

(3)物品准备:母乳解冻专用盒、37℃左右温水。

2.操作要点:

(1)应在专用配奶室准备母乳,专用配奶室应为放置储存冰箱的清洁区。

(2)接触母乳前洗手或手消毒,手部有皮肤破损时戴手套。

(3)标记母乳从冷冻室取出的日期和时间,先解冻日期最早的母乳。

(4)将冰冻母乳放在冰箱冷藏室缓慢解冻,最长解冻时间可达24小时。

(5)在情况紧急时,可将冷冻母乳储存容器放入温奶器或37℃左右温水中解冻。当乳汁解冻成液体,但仍旧冰冷时即置入冷藏室内。

3.注意事项:

(1)每次使用前需核对乳汁采集时间,按采集的先后次序使用。

(2)每次解冻母乳为预计下一个24小时的需要量。

(3)专人专用。

(4)在快速解冻时要特别注意不要让储存乳液的容器盖和水接触。

(5)室温下有利于细菌滋生,所以不建议在室温下解冻母乳。

(6)禁止用微波炉解冻或加热母乳。

(7)一旦母乳被解冻和复温后,不能再次冷冻,因会增加脂类的水解作用。

(8)解冻并复温的母乳必须在2~4小时内使用,喂养后容器中剩下的母乳应丢弃,不再使用。

五、母乳巴氏消毒法

(一)目的

亲母母乳无法提供时,选择巴氏消毒的捐献母乳为住院患儿提供营养支持。

(二)实施要点

1.操作准备：

(1)人员准备：充分洗手、衣帽整齐,符合规范。

(2)环境准备：环境清洁,整齐,符合要求。

(3)物品准备：水浴箱、装有冷水的清洁容器。

2.操作要点：

(1)巴氏消毒前,解冻的母乳在室温下放置不宜超过2小时。

(2)巴氏消毒前水浴预加热至62.5℃,放入装有母乳的奶瓶。

(3)当温度再次达到62.5℃时开始计时,奶瓶浸入在充分搅拌或振荡的水浴中,加热30分钟。

(4)如母乳奶瓶出现气泡意味着瓶盖不严,应丢弃该瓶。

(5)巴氏消毒时禁止打开水浴箱盖子。

(6)巴氏消毒后立即将母乳置于冰水浴中迅速冷却,376最好在10分钟内温度从62.5℃降到25℃。

(7)在冷却过程中,为防止污染,瓶盖需保持在水平线上。

(8)经冷却的巴氏消毒后的母乳可密封保存在4℃条件下最多72小时,以便随时使用;在-20℃可储存3个月。

(9)记录和保存巴氏消毒条件的资料。

3.细菌学检测：

(1)巴氏消毒前,母乳外观不正常或有味道,必须丢弃。

(2)巴氏消毒前,对每一份捐赠乳均进行检测。

(3)巴氏消毒后,对每一份消毒后的母乳进行检测,巴氏消毒的母乳只有在培养结果明确的情况下才能使用。

(4)巴氏消毒前,总活菌不超过10^5cfu/ml或金黄色葡萄球菌不超过10^4cfu/ml或肠杆菌属不超过10^4cfu/ml;巴氏消毒后,不能有任何种类的细菌生长。

(5)所有的母乳瓶要进行细菌计数的检测。

六、母乳的使用

(一)目的

母婴分离时,选择储存母乳为住院患儿提供营养支持。

（二）实施要点：

1.操作准备：

（1）人员准备：规范洗手，戴口罩、帽子。

（2）环境准备：光线充足，环境清洁，符合要求。

（3）物品准备：奶嘴、奶瓶、注射器、母乳强化剂。

2.操作要点：

（1）亲母母乳应强调专人专用，未经知情同意不能违反规则使用他人母乳。

（2）使用前双人核对标识，根据医嘱进行喂养准备。

（3）准备母乳时严格无菌技术，吸取母乳所需奶量时，只能用无菌注射器的针尖接触母乳。

（4）按照采集时间使用母乳，优先使用初乳、新鲜母乳，其次使用冷藏母乳、冷冻母乳、巴氏消毒后的母乳。

（5）初乳尽量经口咽途径给予，无法经口喂养或直接哺喂时，可采用初乳进行口腔护理。

（6）护士摇动容器混合母乳时应注意手法柔和，否则会破坏母乳中的脂肪球，导致脂肪丢失。

（7）母乳加热至37℃~40℃使用，加热后未使用的乳汁不可重复使用。

（8）遵医嘱按比例添加母乳强化剂，并做好标识；强化母乳现配现用，混合均匀。

（9）母乳喂养的饲乳管道每4小时更换，不可重复使用。

（10）连续母乳喂养过程中避免光照，患儿光疗时注意遮避，防止维生素分解。

（11）选用尽可能短的喂养管道在短时间内注射推进胃肠系统，增加脂肪的摄入，减少喂养不耐受。

（12）喂养管道应该与其他管道区分标注。

（13）剩余的母乳弃去，大量弃去时置于生物医疗垃圾中弃去。

第三十一节 配奶法

一、目的

为患儿补充所需能量。

二、实施要点

1.操作准备:

(1)人员准备:规范洗手,穿无菌手术衣,戴口罩、帽子。

(2)环境准备:光线充足,环境清洁,符合要求。

(3)物品准备:奶粉,量勺,温开水,灭菌奶瓶,奶嘴,配奶量杯,搅拌勺,速干手消毒液。

2.操作步骤:

(1)洗手或手消毒,按无菌取物规范取出消毒奶瓶。

(2)查看奶粉罐中的奶粉是否在有效期及配奶说明。

(3)核对医嘱及执行单,明确冲调奶粉量、水量的比例。

(4)将40℃~45℃温开水按所需量倒入配奶量杯。

(5)用奶粉专用勺按比例加入奶粉,用搅拌勺搅匀,使其完全溶解。

(6)取适宜注射器,按医嘱量抽取后注入奶瓶内。

(7)戴无菌手套,取合适的奶嘴并安装到奶瓶上。

(8)整理配奶用物,脱去手套,洗手。

三、注意事项

1.进入配奶间需更衣,戴帽子、口罩,流动水洗手。

2.配奶过程保持操作台清洁,严格遵守无菌操作,疑有手污染时应重新洗手。

3.奶瓶、奶嘴、量杯等器具应高压灭菌,夹取消毒后的奶嘴必须使用无菌镊子,不得用手抓取,无菌镊子每4小时更换一次,奶瓶奶嘴应做到一婴一用,不得混用。从无菌包中取出的奶嘴超过24小时,即使没有使用也应重新灭菌。

4.按比例冲调,不可过稀或过浓,冲调开水必须完全煮沸,配奶时需将水温调配至40℃~45℃,并有温度监测,过热会破坏奶粉营养成分,过冷会导致患儿消化不良。

5.配方奶粉应注明开盖时间,密闭、阴凉处保存,有效期一个月。

6.配奶的量勺用后不得放回奶粉罐内,应放置于单独无菌罐内,无菌罐24小时更换。

7.所有奶粉现配现用,剩余冲调奶粉应弃掉。

8.配奶室每日空气循环风消毒一次,每次一小时,物表每日用500mg/L含氯消毒剂擦拭,每月空气培养。

参考文献:

[1]房娜.亲水性敷料减轻CPAP早产患儿鼻部压伤的效果观察[J].当代护士(下旬刊),2020,27(05):91-92.

[2]李娟,卢瑞存,时富枝.新生儿通气管道固定方法的改良及应用[J].中华护理杂志,2019,54(09):1434-1435.

[3]Koravangattu SANKARAN,Manna ADEGBITE,刘玲.新生儿无创辅助呼吸支持介绍(英文)[J].中国当代儿科杂志,2012,14(09):643-652.

[4]易青梅,刘会会,曹亮,丁霞,段秀丽.自制鼻塞在新生儿持续气道正压通气中的应用[J].护理实践与研究,2018,15(17):158-159.

[5]商祯茹,汪琛,孔雯,蒋玮玮.新生儿呼吸机相关性肺炎发生现状及影响因素分析[J].中国妇幼保健,2019,34(15):3487-3489.

[6]张秀平,张文英,刘海鹏.新生儿呼吸机相关性肺炎研究进展[J].中华医院感染学杂志,2019,29(01):157-160.

[7]卢君,林茜,张丹,胡红.集束化护理对机械通气新生儿通气时间及护理质量的影响[J].实用临床医药杂志,2020,24(07):53-55.

[8]吴竞,温子豪,刘丹丹,吴晨飞,张勇,张兰,徐友兰,杨光,荆春霞.不同通气策略对新生儿呼吸窘迫综合征治疗的安全性评价:网状Meta分析[J].中华流行病学杂志,2020(02):249-250-251-252-253-254-255-256-257-258-259-260.

[9]薛辛东,杜立中,母得志,富建华.新生儿机械通气常规[J].中华儿科杂志,2015,53(05):327-330.

[10]郝群英,任金敏,刘莉,魏晓英,时红蕾.新生儿呼吸机相关性肺炎的感染及

第九章 儿童急救及院外转运

第一节 转运指征

一、根据国家医院等级标准和条件,积极开展分级诊疗,建立三级转诊体系,将重症儿童及时向上一级有救治条件的医院转诊

(一)一级医院(乡镇、社区医院)

急性起病,有下列情况之一者需转二级及以上医院儿科治疗。

1.发热:年龄小于3个月;超高热;持续高热伴精神反应差或伴惊厥者;发热时间超过3天仍病因不明者。

2.肺炎:伴有呼吸、心率增快;精神反应差;出现并发症(心力衰竭、呼吸功能不全、中毒性脑病、胃肠功能障碍等)或合并症(胸腔积液、脓胸、肺不张、气胸等)。

3.腹泻病:治疗后临床症状未见好转并有加重,或出现下列症状之一者:

(1)腹泻或频繁呕吐;

(2)大便带血或伴有腹胀、腹痛;

(3)不能正常饮食,明显口渴、无泪、尿少等脱水表现者;

(4)持续发热、精神反应差等。

4.意外伤害:包括急性中毒、烧烫伤、咬伤、窒息、异物、溺水、电击、跌落、创伤等,不具备救治条件经紧急处理后立即转院。

5.其他急诊:惊厥、昏迷、出血、心跳呼吸骤停复苏成功后、需专科救治的儿科急症(含传染病)、需要紧急行外科手术均应及时转院。

(二)二级医院(县、区级医疗机构)

急性起病,医疗技术力量、仪器设备不足时,有下列情况之一者应转诊至具有救治条件的省、市三级医院儿童重症监护室。

1.呼吸衰竭:无呼吸支持治疗条件或病情无改善或出现相关并发症。

2.异物:气道异物或食管异物无取出条件或不能顺利取出。

3.重症哮喘:规范治疗不能缓解。

4.心力衰竭:规范治疗病情无改善。

5.严重心律失常。

6.心肺复苏:复苏成功后需进一步生命支持。

7.休克:规范抗休克治疗后病情不稳定。

8.癫痫持续状态:规范治疗未控制。

9.昏迷:经治疗无改善。明确有脑死亡不再转运,需器官移植者除外。

10.外科急诊:不具备儿外科条件需要急诊外科手术。

11.其他:任何原因引起的多器官功能障碍或衰竭。

(三)三级医院(省、市级医疗机构)

急性起病,无救治条件,为争取更进一步抢救,有下列情况之一者应尽快转诊至区域性医学中心儿童重症监护室或条件更好的医院进行监护治疗。

1.需要体外膜肺治疗。

2.需要床旁支气管镜检查或治疗。

3.严重心律失常需要使用心脏起搏器。

4.需要血液净化治疗。

5.需要采用亚低温治疗。

6.心脏病需限期手术治疗。

7.急腹症、多发创伤等合并严重并发症。

8.其他需要开展的新技术。

二、每个三级医院NICU要根据所在地区的实际情况制定具体的新生儿转运指征,通常新生儿转运指征包括重症患儿和高危新生儿

具体转运指征如下:

1.窒息需经气管插管复苏的新生儿。

2.任何需机械通气的新生儿。

3.呼吸窘迫经处理未见好转,而又无机械通气条件。

4.伴有以下情况可能发生呼吸衰竭的患儿:

（1）所需氧浓度＞40%。

（2）呼吸暂停反复发作伴心动过缓。

（3）重症肺炎。

（4）重度胎粪吸入综合征。

5.早产儿出生体重＜1500g；胎龄＜32～33周；宫内发育迟缓。

6.休克或严重贫血。

7.中枢神经系统疾病或出现惊厥的新生儿。

8.可能或即刻需换血的高胆红素血症患儿。

9.母亲糖尿病，新生儿溶血症、凝血疾病。

10.严重酸中毒、低或高血糖症。

11.各种严重先天性畸形如膈疝、脊髓脊膜膨出、胃肠闭锁、食管气管瘘等。

12.需要急诊外科手术的新生儿。

13.产伤。

14.疑有先天性心脏病。

15.严重感染。

16.情况不好，原因不明。

17.母亲有不良生产史的珍贵儿，即使无上述情况，亦可作为高危儿转诊。有时由于基层医院的设备、技术力量差异较大，上级医院常与基层医院定时进行反馈讨论，指导各基层医院根据医院实际状况相应地修改上述转运标准。转运指征过严或过宽均不利于患儿。

近年来，危重新生儿的评分在新生儿转运中得到了较好的应用。新生儿危重病例评分按《新生儿危重病例评分法》。检查项目有：心率、收缩压、呼吸、氧分压、动脉血 pH、血钾、血钠、血尿素氮、血肌酐、血细胞比容、胃肠表现（有无腹胀或消化道出血等）。有的研究认为，新生儿危重病例评分法能较系统、准确地区分非危重儿和危重儿，也能判定危重患儿的病情危重程度。在临床实际中，可以先用新生儿危重病例的单项指标区分非危重患儿和危重儿，再按新生儿危重病例评分法来判断其危重程度。新生儿危重病例评分法和新生儿危重病例单项指标可作为基层医院转运危重患儿的指征，也有利于对患儿病情的判断和预后的估计。

第二节　转运准备

转诊医院工作人员应采取所有可能的干预措施确保患儿的病情稳定,包括采取或协助转运团队完成患儿所需的各种操作,防止患儿在转运途中病情发生恶化。

为了确保患儿安全转运,只有在患儿情况足够稳定时才能进行转运。需获取足够的信息以决定患儿最佳的转运方式和转运队伍的组成。需尽早联系接诊医院和责任医师,以确保患儿得到最有利的转运。可能的话,在转运前准备好所有需要的材料(病历、实验室检查、放射学检查和联系电话)。应将患儿临床症状发生的任何变化都通知转运团队和接收医师/科室。不管是院际转运还是院内转运,患儿身边都应备好所需的医疗设备。转运团队应备好所有必要的设备和药品,包括比预计转运时间至少多30min的时间内患儿所需的足够的器材和药品。

(一)院际转运前协调和沟通

决定转运成功的最重要的因素是转入和转出医院人员之间的有效沟通。每个医疗机构需建立一个带有各种方案的计划,一旦确定患儿需要转运,就能提供最佳的转运行动流程。将治疗危重症患儿的机构名单和联系电话汇编成通讯录,放在急诊室备用,还需要配备可转运这些患儿的机构或部门的通讯录,以防三级医疗机构不能为患儿提供转运时可及时联系其他转运体系。

危重症患儿院际转运最重要的步骤之一,是转出的医院提出患儿转运需求。接收医院须根据信息来决定床位安排(PICU或者是一般儿科病室)和患儿对特殊检查或治疗方法的预期需求,如果需要调集接收医院的专业儿科转运团队,则需要决定最佳的团队构成。

初始转运需求应包括患儿的关键信息,这些信息包括:

(1)患儿识别信息。

(2)转出机构医师的姓名。

(3)转出机构的名称、地点和联系电话。

(4)患儿病情的简要总结。

(5)生命体征和体重。

(6)相关的体检检查结果。

(7)相关的实验室和影像检查结果。

(8)患儿接受过的重要干预措施及患儿的反应。

接诊医师可提供有关下一步评估或者临床干预的意见,在开始转运前,医师须确保接收医院已准备好接收患儿并可提供适宜的资源。在咨询接诊医师的建议后,转诊医师应根据患儿的病情、时间、天气、保持患儿状况持续稳定所需的医疗干预、相关人员和可用资源等因素决定转运患儿的方法。

护士与护士间的报告需提供给接收医院的相应科室。如果接收医院并不参与转运过程,那么转诊医师需要在转运患儿前与接诊医师进行电话联系,报告患儿最近的生命体征、当前的临床状况和预计到达的时间。

在等待转运队伍抵达或者与转运队伍协调期间,转出医院的工作人员需确保患儿已做好转运的最佳准备。应复印病历、实验室和放射学检查结果,继续监测和评估患儿的状况,请最富有经验的工作人员进行所需的操作。若对气道开放或者通气状态存有疑问,则必须备好气管导管以确保气道通畅。

检查所有的血管通路并保持其畅通,用胶带将其安全地固定在恰当的位置。颈椎和其他任何骨折部位在转运前要进行固定和(或)制动。整个转运过程中不要给患儿经口喂食任何东西。

鼻胃管应与有正常负压功能的吸引器相连。如果临床上存在严重的气胸或者血胸,则在转运前必须插入胸腔引流管以排除聚集的液体或空气。而且,须告知患儿家属患儿的疾病或受伤性质,并解释为什么需要安排转运,以获得知情同意。

(二)院际转运的人员配备

除驾驶员外,至少要有两个人一起陪同患儿转运,其中至少有一位是护士、医师或者高级医疗急救技术人员,能够提供高级气道管理,包括气管插管、静脉注射治疗、心律失常的干预和治疗,以及能够提供基础和高级心脏和创伤生命支持。若医师不能在转运过程中陪伴患儿则须保证转运团队能与一位临床医师随时取得联系,在患儿病情发生变化时能够提供建议和开医嘱。如果在技术上不可行,那么转运团队需有备用医嘱以及紧急抢救生命的干预措施。

(三)院际转运所需设备的基本配置

不管谁来转运患儿,所需设备的最低配置清单都需要进行反复查询和讨论。在理想状态下,应配备有儿科患儿合适尺寸的设备和转运所需的药品,包括针对患儿的设备和药品需预先准备好,可以在紧急情况下备用。这些物品需伴随患儿院际转运的全程。这一系列的设备和药品可能有必要覆盖整个小儿年龄谱。所提供的物品能满足一个特定患儿的临床需求或转运方式所需。

(四)院际转运的监护

在院际转运过程中,必须提供至少与院内同水平的监护。一些患儿可能从动脉血压、中心静脉压、颅内压和(或)呼气末CO_2监护中受益,对于需要机械通气支持的患儿,转运前应注意其气管插管的位置并妥善固定,需经常确认患儿氧气是否充足,通气状况是否良好。在转运前,要评估机械通气的模式,以确保患儿在转运途中有良好的耐受性和稳定性。转运过程中,患儿的情况、所采取的干预措施和治疗方法都必须记录在患儿医疗病历中。应复印所有转运记录,并将其与转诊机构的相关信息一起交接给接诊医疗机构。

双程转运能有计划、有组织地将各级医院建立密切关系,在NICU的指导及参与下,将基层医院的高危新生儿就地抢救,病情稳定后转入NICU,能有效降低病死率及致残率,在具体实施新生儿转运的过程中,规范化的运作才能大大改善所转运新生儿的预后和生存质量。

新生儿的转运应包括基层医院的抢救和稳定病情、路途转运和NICU治疗几大部分,这几个阶段的抢救过程必须密切配合才能发挥巨大的抢救效能。

(五)转运前基层医院的处理

1.稳定病情。转运前在基层医院内病情的稳定是关系转诊是否成功的重要措施,基层医院的医护人员应进行初步复苏急救,尽力稳定病情,这样有助于提高抢救成功率、降低致残率。

2.转运前监护生命体征。要求血压在正常范围内,做好保暖工作,使体温维持在36.0℃~36.5℃。基层医院医生应准确判断病情,建立静脉输液通道,尽可能行相关检查助诊,并及时处理以稳定病情,将经过向上级医院转运小组汇报。

3.基层医院准备好相关资料。基层医生转诊前应填写病情介绍,详细介绍患儿病史、母亲妊娠及分娩史,母亲及患儿的相关检验报告、X线片等资料,必要时准备胎盘血及母血样本等供进一步检查,待转运小组到达后,不会因为准备这些材料而延误时间。

4.提出转运申请:

(1)凡判断患儿符合转运指征,即由基层医院医生或家长提出向上级医院转运的要求。

(2)电话联系时由准备接收转运的上级医院的NICU值班护士或医生在电话中完成转运申请单的填写。包括基层医院的名称和详细地址、要求转诊医生的姓名和电话号码、转运目的、患儿姓名、胎龄、出生体重、出生日期和时间、要求转运的日期和时间、转诊原因、患儿当前病情、转运路程和距离等。

(六)上级医院出诊前准备

上级医院接到转运申请后,应向基层医院医生了解并讨论病情,如是否已停止口服喂养、患儿体温是否正常,有无适当的保暖,患儿吸氧浓度是否适当,目前是否机械通气,有无气胸、酸中毒或低血糖等,是否需要血浆扩容,有无抽搐,败血症等,是否需要抗生素等。上级医院在转运前必须对拟转患儿的病情、所用药物及当前情况有充分了解,委托基层医院医生准备好详细的病情介绍,告知患儿家长患儿在转运中可能发生的危险和经济负担,征得患儿家长理解和同意后,上级医院正式启动转运程序,准备工作要求在20~30分钟内完成并出发。

(七)到达基层医院后的工作

转运小组抵达后不急于立即转运而应详细检查小儿,判断其生命体征及体内环境是否稳定、适于转运。据病史、体征及已有的化验资料作出初步诊断,并着手进行稳定病情的处理。切忌在转运前不作任何处理,企图使患儿尽快到达上级医院。若想行进一步的化验检查,需权衡所花费的时间是否值得,如果该化验结果并不能改变转运过程中的处理,则可选择放弃。

(八)转运前可对下列情况作出判断

1.心血管功能有无心力衰竭,心衰的原因;皮肤灌注不好者,分析原因:失血、严重感染、心肌功能不全、酸碱紊乱。

2.肺部情况呼吸功能如何(结合体格检查及血气分析),是否需要气管插管

3.了解体温及环境温度。

4.了解生化/代谢状态,这类小儿易发生低血糖、酸中毒、低钠血症。

5.有无重度细菌感染根据病史、体检、血白细胞计数及分类等检查分析细菌感染的可能性。

6.了解中枢神经系统情况,小儿是否过度兴奋或抑制,有无颅内出血。

7.有无外科疾患。

(九)患儿转运前处理

在转运患儿前应向家属解释病情和转院原因及预后的估计,家长在转运同意书签字后才能转运。对那些确属无法挽救的小儿则不必转运。患儿转运前处理与NICU治疗基本相同但也有相对不同之处,主要包括:

1.保持呼吸道通畅,需清理呼吸道分泌物。

2.氧合和通气:

(1)鼻导管、面罩或头罩供氧:患儿若有呼吸困难和青紫,应清理呼吸道分泌物并用鼻导管、面罩或头罩供氧。若症状改善不明显,应作胸部X线检查和血气测定。有青紫缺氧者应供氧至氧分压(或青紫)改善。

(2)CPAP治疗:若头罩供氧下,呼吸困难不能改善或$PO_2 < 6.67kPa$,或有呼吸暂停,或胸片示NRDS者,可使用CPAP治疗。

(3)气管插管机械通气治疗;

指征:用CPAP治疗失败,青紫不能改善,氧分压不能维持正常;有反复发作呼吸暂停,$PaCO_2 > 8kPa$;需要高浓度氧($FiO_2 \geqslant 0.8$)才能维持正常血气者。

①决定患儿是否需要气管插管往往需要一定的经验,对转运的患儿需掌握以下原则:如果患儿在上路前还不需要立即插管(例如患儿在ICU属于可以严密观察等待者)但在到达上级医院之前,途中有可能插管者,则应在离开当地医院之前作气管插管,以避免在途中进行这一操作。

②对于机械通气的患儿,应达到适宜的通气,必要时用肌松剂,避免自主呼吸与机器对抗,引起气胸。

③在稳定病情过程中,若反复作血气分析,往往耗费很多时间,可用经皮氧或脉搏氧饱和度监护仪。

④转运前必须考虑是否存在气胸,若有气胸需做引流。

第三节 转运评估

一、重点关注

1.气道管理:转运前吸净痰液,保持呼吸道通畅。呼吸机患儿妥善固定。

2.两路静脉:建立输液通路。需转运的患儿病情往往危重,要用静脉给药或输液。又由于路途颠簸,需建立牢靠的输液通道,最好有一路为中心静脉,转运途中静脉药物尽可能缩减至血管活性药物和(或)镇静镇痛药物,必要时可临时应用扩容、维持血糖药物或肌松药物,维持生命指征的稳定。

3.充分固定并适当镇静镇痛。

4.生命体征监测:包括呼吸、心率的监护,这是最基本的生命体征监护,可以了解机械通气的基本效果。

5.转运结束后交接:包括途中状况、药物、导管、皮肤等。

6.生命体征及呼吸机参数监护,每15~20min记录一次(转运记录单)。呼吸机模式的选择,在大多数转运系统中,新生儿转运用的呼吸机功能比较简单,有些只有CPAP和IMV等基本功能,部分具有AC和SIMV模式可供选择。总体的设计思想,是考虑到新生儿转运中的机械通气是一个暂时过程,转运呼吸机的功能不需要太复杂,因此通常转运呼吸机可供选择的模式也就不多。但是根据转运患儿的特点,可以将一些特殊的设备临时装备到转运车上,以备一时之需。

(1)早产儿、低出生体重儿呼吸困难的主要原因是呼吸窘迫以及早产儿呼吸肌的力量薄弱。对于呼吸窘迫综合征新生儿,可以选用IMV、SIMV和AC等模式,但必须保持一定的PEEP值,一般为6~8cmH$_2$O。对于呼吸窘迫综合征患儿,若家属经济条件许可,应该使用肺表面活性物质,最好在一出生就用;如果依赖转运小组携带的药物,则在使用肺表面活性物质后,再进行转运;如果是单纯的呼吸肌力量薄弱,则选择用SIMV或者AC模式,根据患者呼吸强弱而定。

(2)肺出血新生儿在转运途中可能会有持续出血,必须进行正压通气,选择比较高的峰压和PEEP,同时可给予一定的镇静剂或者肌松剂,避免呼吸机与自主呼吸的对抗。

(3)先天性膈疝患儿需要有一定的压力与腹部压力进行对抗,才能保证肺的膨胀。

(4)窒息新生儿转运一般在复苏后进行,复苏后的患儿呼吸表现各异,根据病情选用AC或SIMV。由于窒息后的患儿一般伴有呼吸性和代谢性酸中毒,在转运过程中可以适当给予较高的通气参数。

(5)对于先天性心脏病患儿,可以进行简单的评估,如果心功能正常,出生后数天内生命体征没有明显的波动,这类患者需要转运到上一级医院进行进一步心脏病的救治,转运过程中可能对通气的要求不高。但先天性青紫性心脏病患儿,在刚出生时,病情不稳定,在血流动力学改变大的情况下,转运过程中的风险比较大,可以预防性的进行气管插管,以免在转运途中处理。

(6)对于持续肺动脉高压的患儿,转运过程中应给予高浓度氧气吸入,常规通气对于这类患儿效果不好。国外的转运小组有将高频喷射通气(HFV)、高频振荡通气(HFOV)或NO吸入等通气方式应用于该类患儿转运,有一定的效果。但国内由于设备条件的限制,目前难以在新生儿转运过程中使用这些手段。

7.呼吸机参数的初调,由于转运患者决策时间较短,呼吸机参数的调节不可能开始就十分满意和合理,需要在转运的过程中进行调节。

8.通气及氧合功能监护:可应用无创呼气末二氧化碳监护仪、经皮氧饱和度监护及便携式动脉血气分析仪进行监护。

9.循环功能的监护:可通过无创心功能、心率、心律、末梢搏动、毛细血管再充盈时间(CRT)和尿量等进行。若是留置动脉及深静脉导管还可以通过压力传感器进行有创血压及中心静脉压监护。

10.中枢功能监护:意识状态、严重颅内高压三联征(昏迷加深、血压升高／心率减慢、呼吸减慢)、惊厥状态等。

11.其他系统:血糖监测、血气监测、高热处理或保温、液体维持、药物维持等。

转运小组应熟悉并做好上述情况发生危急症状时的急救措施。尤其发生意外心跳呼吸骤停的医护配合复苏。

二、危急处理

1.心搏骤停、张力性气胸、脑疝等危急状态,应及时决定联系就近医院,进行抢救。

2.患儿在离开转出医院最好能获得当时血气分析及床旁胸片信息,这对途中病情的判断很有帮助。

3..对于循环功能不稳定经复苏后平稳的患者,建议复苏及血管活性药物应用方可实施转运。

4.可能出现与患儿病情、医疗人员、车辆、医疗设施、抢救技术、家属等各个环节有关的意外事件。

5.一旦出现病情危急通过快速救治无效应就近入院救治。

6.出现交通意外事件(车辆碰撞、交通拥堵)等应及时联系当地交警,如配置车载交通信息系统更好。

第四节 转运实施

一、转诊方式

转诊可在上下级医院间进行纵向转诊,也可在同等级医院间进行横向转诊。双向转诊是以区域卫生资源分布和社区首诊为基础的转诊制度。

转运交通工具首选救护车进行陆地转诊,远距离转运可创造条件开展空中转运。危重患儿需就地抢救先稳定后转运。转运要综合考虑患儿的疾病特征、转运缓急、转运距离、转运环境、转运人员、携带设备、路况、天气及患儿的经济承受能力等。

救护车应当符合卫生行业标准,医疗救护员应当按照国家有关规定经培训考试合格取得国家职业资格证书,医师和护士上岗前应当培训考核合格。

二、转运设备及用品

1.救护车与救护设备:符合卫生行业标准并配备车载儿童和婴儿床等装置。

2.急救箱:内装有不同型号的喉镜和气管导管或各种型号气管插管包、气管插管、气管插管芯、吸痰管、牙垫、复苏气囊、面罩、输液器材(包括注射器、糖盐水)、血压计(包括不同规格的袖带)、体温表、碘伏、固定用胶带、听诊器、胃管、备用电池等。

3.常用抢救药物:包括肾上腺素、去甲肾上腺素、多巴胺、碳酸氢钠、葡萄糖酸钙、毛花苷丙(西地兰)、甘露醇、呋塞米(速尿)、阿托品、利多卡因、胺碘酮、地塞米松、地西泮、生理盐水、退热药等。

三、转运措施

(一)转运前的准备

1.转诊医院:

(1)主管医师根据患儿疾病情况及救治条件决定是否转运,联络接收医院,报告患儿初步诊断及处理、目前生命体征状况。

(2)根据接收医院医师的建议对患儿做好转运前病情稳定的相关处理。

(3)与患儿家长谈话,告知转运的必要性和潜在风险,需要承担的大致费用,征得家长理解和知情同意,填写转运申请单后签字。

2.接收医院:

(1)设立24小时转运急救电话,由专人接听。

(2)接到转诊医院的转运电话后记录转诊医院地址、患儿姓名、年龄、病情、转诊原因、联系电话等。

(3)通知转诊值班的医护人员和司机,及时赶到。

(4)检查转运设备和药品,重点查看医用气体是否充足,调试各种医疗设施至正常工作状态;司机进行临行前车辆安全检查,油箱的油量(不能载有病人时加油)。核对后在登记表上打勾后尽快出发。

3.转运出发前的处理:

(1)转运人员到达转诊医院后先详细检查评估患儿,可进行转运儿童早期预警评分系统评分(transport pediatric early warningScores,TPEWS)。保持好两条通畅的静脉通路。

(2)采用STABLE模式对患儿进行处理。维持血糖正常(S,sugar,血糖);保持体温稳定(T,temperature,体温);确保呼吸道通畅(A,airway,气道);维持血压稳定(B,bloodpressure,血压);稳定内环境(L,lab work,基本实验室检查);向法定监护人解释(E,emotional support,情感支持)。

(3)将患儿病情及转运途中可能会发生的各种意外情况,征得家长同意签字及交接后携带好各种病历及影像学资料及时转运。

(二)转运途中监护

1.体温管理:保温,保持车厢温度适当,确保患儿转运途中的体温稳定。

2.呼吸管理:维持好体位,固定患儿头部,保持气道开放。持续呼吸及经皮血氧饱和度监测。气管插管者注意防止气管导管脱出,如病情突然恶化应考虑导管移位或堵塞、发生气胸或仪器故障,尽快作出相应处理。

3.循环管理:心电监护,监测脉搏血氧饱和度、心率及血压,观察肤色、体温和毛细血管再充盈时间,了解循环灌注情况,调节适当的输液速度,防止静脉通道堵塞和滑脱。

4.其他管理:与接收医院的医师保持联系,观察并记录患儿转运途中的各种情况、突发事件及处理措施等。司机、医务人员和患儿陪人均应系好安全带,严格固定患儿,处理好各类身体管道。不超速行驶,谨防急刹车,遇到交通严重堵塞或交通事故时,请求交通警察协助。

(三)到达接收医院的处理

1.到达接收医院后,患儿通过急诊绿色通道直接进入PICU或相关科室。与值班人员进行交接,包括转运记录和本地病历资料。

2.转运人员与PICU详细介绍患儿转运全过程情况,并再次应用"STABLE"程序进行评估。交接后应书面签字确认。

3.指导家长办理入院手续,收集整理好全程转运资料,评估转运效果。有条件者建立信息化档案和转运信息化体系,全程管理患儿救治情况,患儿出院后向转诊医院反馈诊疗情况和效果。

四、转运要求

1.转运存在风险,转运前应该充分评估转运的必要性和可行性。儿童重症具有相对性与可变性,需动态观察患儿病情变化。经积极处理后血流动力学仍不稳定、不能维持有效气道开放、通气及氧合严重障碍、生命体征不稳定的I级濒危患儿不宜转运。需立即外科手术干预的重症儿童,创造条件积极转运。

2.制定转运的相关制度和质控标准,以保证重症患儿的转运质量,包括建立转诊流程、值班调度与审查制度、不良事件报告制度等。转运人员需接受临床培训和定期复训,评估考核合格才能独立转运。

3.转运设施定期维护,包括急救车辆及车内设备维护。每次转诊完成后应及时检修和补充消耗物品,以备下次使用。转运过程中保持通讯畅通和随时联系。

4.传染性疾病重症患儿的转运除遵守上述一般原则外,还必须遵守传染性疾病的相关法规及原则。

5.实施转运的各类人员在转运过程中均存在人身安全风险,需为所有参与院际转运的相关人员购买相应的保险。

6.原则上各系统重症超出所在医院救治能力或对救治缺乏经验时应转诊至上一级医院,还要注意识别潜在重症或可能发展为重症的患儿。

7.转运禁忌证

(1)中枢神经系统:

①严重颅内高压,有发生脑疝可能。

②癫痫持续状态未控制。

(2)心血管系统:

①休克未纠正。

②严重心力衰竭、心源性休克。

③室速、室颤(扑)未控制。

(3)呼吸系统:

①严重哮喘发作。

②张力性气胸未置闭式引流。

③机械通气后血氧不能改善。

(4)其他:经评估,途中可能发生致死性问题的状况。

8.转运前准备

(1)转运车:院内转运系统应采用可移动的转运床,采用整床转运(移动抢救系统);禁止采用人抬、人抱等方式。

(2)转运设备:适合儿童转运需求的便携式呼吸机、气管插管包、加压皮囊、微量泵、移动监护设备、便携式吸痰器、除颤仪等;根据病情沟通准备特殊的设备。

(3)药品:不同疾病患儿所需要的药物及设备不尽相同,但院内转运距离短,只需要常规抢救药品即可。

(4)院外转运禁忌证

①生命指征不稳定无法耐受转运。

②预计途中可能发生极危重事件包括死亡。

③恶性肿瘤、慢性疾病等疾病终末期。

9.宫内转运与出生后转运:如果医疗条件欠佳的医院预计将有 VLBW 或 ELBW 儿出生,最佳方案为宫内转运,将孕母转运到具有良好接产条件有 NICU 的高层次医院去分娩,这是对 VLBW 和 ELBW 儿的最好保护。出生后的转运,即使拥有良好的转运系统,仍难保证如宫内一样的良好环境。孕母临产如已迫近,可先与专科医院联系,专科医院应配备技术优良的医护人员和完善的转运设施,及时赶到待转医院协助抢救,待婴儿稳定后转运到专科医院。

10.做好预案:这是产前处理相当重要的一环,根据年龄、胎儿宫内状况、父母亲的愿望和医院的救治条件做一个详细的预案,包括产房复苏的人员、特殊设备、转运等。

第五节　院内转运

在医院内部转运危重症患儿的最基本原因是患儿需要特别的照护,但这些照护所需要的技术或专家不在目前患儿所在的科室。这就需要院内转运将患儿送至诊断性检查所在的部门、手术室或ICU。由于转运会引发潜在的风险,所以要确保转运过程的有序和高效性。院内转运不总是好的,危重症患儿在转运途中会出现不良的生理变化。安全转运危重症患儿需要做好协调、沟通工作,提供合适的设备和监护以确保患儿病情稳定,防范临床情况出现恶化。

(一)院内转运前的沟通和协调

在患儿转运之前和转运完成之后,医师对医师和护士对护士就患儿的病情和治疗进行交接。无论是改由另一团队承担患儿的治疗和管理,还是从一个病区转至另一个病区,或者在病区外做检查和治疗,都必须进行详细的交接班。

转运前,须与转运目的地(比如放射科、手术室和医学部门)确认这些部门已做好接收患儿的准备,并随时可以开始进行具体的操作和检查。后勤服务及其他医疗团队的成员(保安、呼吸治疗师及陪同人员)应告知转运的时间及所需的设备及监护。主管医师应该陪同在患儿身边,或在患儿离开监护室、在医院的其他部门可能面临不良事件风险时应通知主管医师。转运时应配备与ICU相当的监护和复苏设备,必要时,配备额外的监护设备,以确保患儿转运安全。在病历上记录患儿转运适应证、转运途中的患儿情况及所采取的干预措施等。

(二)院内转运的陪同人员

危重症患儿要求至少有两名医务人员一起陪同,其中二名陪同人员为已经完成基本能力培训且符合儿科重症监护室护士规定标准的护士;另一名陪同人员,根据需要,可以是呼吸治疗师、注册护士、急救技术人员等。当需要转运一名插管和病情不稳定的危重症患儿时,最好由接受过气道管理、高级生命支持、重症监护或相应培训的医务人员(专科医师、护理职业师、医师、医师助理)陪同。若预计一项操作的耗时会比较长,而接收部门配备有接受过专业训练的人员,则在两组达到共识之后可由接收部门负责患儿的照护,以最大限度地利用人力和物力资源。如果照护职责无法转移,则转运陪同人员应一直陪同患儿直至回到ICU。

(三)院内转运途中的监护和设备

在转运患儿途中,建议使用尽可能少的设备和监护。所有危重症患儿需要一个血压监测仪、脉搏血氧饱和度仪及心脏监护仪/除颤仪。建议转运途中的监护水平应保持与ICU相当,至少应该包括持续心电监测、脉搏血氧饱和度监测,并定时测量血压、脉搏、呼吸。对特殊患儿,可能还需要监测呼气末CO_2、连续动脉内血压、中心静脉压和颅内压。

如果可能,选择有存储和能重现床旁数据功能的监护仪,可以对操作和转运途中所搜集的数据进行回顾性分析。转运途中监护所需的最低设备配置见表9-5-1。

在转运途中,应配备与患儿年龄相匹配的气道管理设备,包括尺寸合适的复苏皮囊和面罩。同时,充足的氧气供应也是很重要的,除了准备转运期间项目所需的氧气外,还需要另外再准备半个小时的氧气量。

表9-5-1　转运监护所需最低设备配置

序号	监护设备
1	心肺监护仪
2	脉搏血氧饱和度仪
3	具有备用电池和经皮起搏功能的除颤仪
4	氧气分析仪和氧气袋
5	婴儿、儿童和成年人的呼吸机
6	输液泵
7	无创血压监护仪
8	手提式吸引装置